JN249291

系統看護学講座

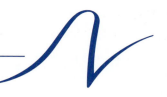

専門基礎分野

社会保障・社会福祉

健康支援と社会保障制度 ③

福田　素生	埼玉県立大学教授
稲沢　公一	東洋大学教授
岡部　　卓	明治大学公共政策大学院教授
尾形　裕也	九州大学名誉教授
駒村　康平	慶應義塾大学教授
石渡　和実	東洋英和女学院大学名誉教授
小林　　理	東海大学准教授
伊藤　正子	法政大学教授
野口友紀子	武蔵野大学教授

医学書院

発行履歴

1968 年 2 月 1 日	第 1 版第 1 刷			2003 年 2 月 1 日	第 9 版第 4 刷
1971 年 9 月 1 日	第 1 版第 7 刷			2004 年 2 月 1 日	第 10 版第 1 刷
1972 年 2 月 1 日	第 2 版第 1 刷			2007 年 2 月 1 日	第 10 版第 6 刷
1978 年 3 月 1 日	第 2 版第 9 刷			2008 年 2 月 1 日	第 11 版第 1 刷
1979 年 3 月 1 日	第 3 版第 1 刷			2009 年 2 月 15 日	第 12 版第 1 刷
1982 年 2 月 1 日	第 3 版第 4 刷			2011 年 2 月 1 日	第 12 版第 5 刷
1983 年 1 月 6 日	第 4 版第 1 刷			2012 年 3 月 1 日	第 13 版第 1 刷
1987 年 2 月 1 日	第 4 版第 5 刷			2013 年 2 月 15 日	第 14 版第 1 刷
1988 年 1 月 6 日	第 5 版第 1 刷			2013 年 9 月 1 日	第 14 版第 2 刷
1991 年 9 月 1 日	第 5 版第 6 刷			2014 年 2 月 15 日	第 15 版第 1 刷
1992 年 1 月 6 日	第 6 版第 1 刷			2015 年 2 月 15 日	第 16 版第 1 刷
1993 年 2 月 1 日	第 6 版第 2 刷			2016 年 2 月 15 日	第 17 版第 1 刷
1994 年 1 月 6 日	第 7 版第 1 刷			2017 年 2 月 15 日	第 18 版第 1 刷
1997 年 2 月 1 日	第 7 版第 5 刷			2018 年 2 月 15 日	第 19 版第 1 刷
1998 年 1 月 6 日	第 8 版第 1 刷			2019 年 2 月 15 日	第 20 版第 1 刷
2001 年 2 月 1 日	第 8 版第 4 刷			2020 年 2 月 15 日	第 21 版第 1 刷
2002 年 1 月 6 日	第 9 版第 1 刷			2021 年 2 月 15 日	第 22 版第 1 刷

系統看護学講座　専門基礎分野
健康支援と社会保障制度[3]　社会保障・社会福祉

発　　　行　2022 年 2 月 15 日　第 23 版第 1 刷©

著者代表　福田素生（ふくだもとお）

発 行 者　株式会社　医学書院
　　　　　代表取締役　金原　俊
　　　　　〒113-8719　東京都文京区本郷 1-28-23
　　　　　電話　03-3817-5600（社内案内）
　　　　　　　　03-3817-5781（編集部）
　　　　　　　　03-3817-5657（販売部）

印刷・製本　アイワード

本書の複製権・翻訳権・上映権・譲渡権・貸与権・公衆送信権（送信可能化権
を含む）は株式会社医学書院が保有します.

ISBN978-4-260-04859-0

本書を無断で複製する行為（複写，スキャン，デジタルデータ化など）は，「私
的使用のための複製」など著作権法上の限られた例外を除き禁じられています.
大学，病院，診療所，企業などにおいて，業務上使用する目的（診療，研究活
動を含む）で上記の行為を行うことは，その使用範囲が内部的であっても，私的
使用には該当せず，違法です．また私的使用に該当する場合であっても，代行
業者等の第三者に依頼して上記の行為を行うことは違法となります.

JCOPY　〈出版者著作権管理機構 委託出版物〉
本書の無断複製は著作権法上での例外を除き禁じられています.
複製される場合は，そのつど事前に，出版者著作権管理機構
（電話 03-5244-5088，FAX 03-5244-5089，info@jcopy.or.jp）の
許諾を得てください.

＊「系統看護学講座／系看」は株式会社医学書院の登録商標です.

はしがき

　私たちは，生まれてから死ぬまでの生活において，個人の努力だけでは対応がむずかしいさまざまな困難に直面する。そうした困難に対し，生活の安定化をはかるとともに国民の最低生活を保障する公的な制度を社会保障制度という。また，社会福祉の制度とは，障害者や要介護高齢者など社会的な援護を要する者が自立した生活を送れるよう生活面でさまざまな支援を行うものである。

　傷病者に対する看護は，病気やけがに苦しむ者を支えるために不可欠のものであるが，看護だけで，そうした困難に直面する者を支えることはできない。傷病のために職を失い，あるいは休職を余儀なくされれば，その間，失うことになる所得をどうするか，治療費をどう捻出するかが大きな悩みになることを考えれば明らかであろう。また，多くの障害者や高齢者は，高い医療ニーズに加え，総合的な存在である1人の人間として，所得を必要とし，衣食住に関する生活面での基本的なニーズや教育，就労などを含む幅広いニーズをもっており，彼らの支援にかかわる制度の全体を知らずに，障害者や高齢者を支えることに不可能になっている。

　社会保障や社会福祉の各制度は，年金，医療，福祉と制度別に分かれ，医療，福祉などのサービスは，相互に連携することなくばらばらに行われることが，かつては少なくなかった。しかし，各サービスを担う専門職の側が一方的に守備範囲と内容を決めるのではなく，1人の人間というトータルな存在である利用者のために，それぞれの専門職が連携し，主人公たる利用者を総合的に支えていくべきだとする認識がようやく高まり，保健，医療，福祉サービスの連携も進められるようになった。そうした状況のなか，看護師にとって「病気ではなく，病人をみる」ためには，社会保障や社会福祉の制度の理解が必須のものの1つになっている。一方，逆に社会保障，社会福祉の専門職にとっても医学や看護の基礎知識が不可欠になっていることは言うまでもない。

　かつて，社会保障や社会福祉の制度は，ともすれば支援を要する特定の者を対象とする選別的な制度であり，多くの人にとって，自分とはあまり関係のないものとしてとらえられがちであった。しかし，高齢化の急速な進行と年金制度の成熟化，介護保険制度の創設などにより，社会保障や社会福祉は，次第に誰もが必ずかかわりをもつ普遍的な制度として意識されるようになった。他方，このままのペースで少子高齢化が進めば，社会保障や社会福祉の負担が急増することから，制度の持続可能性を危ぶむ声もあがっており，社会保障や社会福祉の制度が将来的にも国民生活を支えるものとして機能するかどうかは，いまや国民の最大の関心事の1つとなっている。また，社会保障・社会福祉の内容も，従来の保護を要する児童の保護から一般児童の子育ち・子育て支援へ，要介護高齢者の介護から健康な高齢者の介護予防，生きがい対策へ，傷病の治療から疾病の予防，健康づくりへと拡大，深化しつつある。

　そうしたなかで，人間の健康にかかわる事項に社会のさまざまな立場からかかわることが期待される看護師にとって，社会保障，社会福祉の制度に関する知識，素養は，今後ますます求められるようになる，最も重要なものの1つになってくると思われる。

本書は，そうした基本認識に立ち，社会保障や社会福祉の制度や政策についての教育や研究に従事している者が集い，協力して改訂，執筆した看護師養成課程のテキストである。最新の動向や知見を盛り込むとともに，執筆にあたってとくに留意したのは以下の諸点である。

　まず，内容的に看護師ととくにかかわりが深く，専門的な知識が求められる医療保障，介護保障の制度については，多くのページを割き，詳しく，かつわかりやすい説明を加えた。また，年金制度をはじめとする所得保障制度についても，その重要性に鑑み多くのページ数を確保し，わかりやすく解説することに腐心した。社会福祉の諸制度などについても，看護師が身につけておくべき素養という観点から内容を吟味し，理解しやすいよう記述することに努めた。

　さらに，読者が本書を第1章から通読しても，また特定の章だけを選んで読んでも十分理解することができるよう，各章間で関連する事項については，相互に連携した記述にするように努め，仮に若干の重複が生じることはあっても，必須の事項が落ちてしまうことがないようとくに意を用いた。

　第23版では，こうした内容構成を維持しながら，統計データの更新とともに，「高齢者の医療の確保に関する法律」の改正など医療制度改正，介護報酬改定など介護保険関連の制度改正，育児・介護休業法の改正などについて加筆した。また，「保健師助産師看護師国家試験出題基準　平成30年版」にあわせ，必要な内容を網羅することを目ざした。なお，新型コロナウイルスの感染拡大に伴い，現在，医療・介護・雇用などの分野でさまざまな特例的・臨時的な措置がとられているが，本書では原則として通常の取り扱いについて説明する。

　こうしてできあがった本書が期待に十分こたえるものになっているかどうかは，読者の評価を待つしかないが，今後とも，いたらない点があれば忌憚のないご指摘をいただき，よりよいテキストにしていければと願っている。

　本書が看護師をめざす方々に十分活用され，わが国の社会保障・社会福祉の発展に多少なりとも貢献することができるとすれば，それは私たち執筆者にとって，望外の幸せである。

　2022年1月

著者ら

目次

第1章 社会保障制度と社会福祉

福田素生

A 社会保障制度 ……………………… 2
  1 社会保障の概念 ………………… 2
  2 社会保障の目的 ………………… 4
  3 社会保障の機能 ………………… 4
  4 社会保障の体系 ………………… 5
    1 社会保険 …………………… 5
    2 公的扶助 …………………… 6
    3 社会福祉 …………………… 7
    4 公衆衛生および医療 ……… 7
  5 社会保障の内容 ………………… 8
    1 所得保障 …………………… 8
    2 医療保障 …………………… 8
    3 社会福祉サービス ………… 9
  6 社会保障給付費 ………………… 9
  7 少子高齢化と社会保障制度 …… 11
B 社会福祉の法制度 ……………… 11
  1 社会福祉の法制度の歴史的展開 … 11
  2 社会福祉サービスの内容とサービス
    提供のしくみ …………………… 15
    1 施設サービス ……………… 15

    2 在宅サービス ……………… 16
    3 サービス提供のしくみ …… 16
  3 社会福祉法と福祉6法 ………… 17
    1 社会福祉法 ………………… 17
    2 福祉6法 …………………… 19
      ◆生活保護法 ……………… 19
      ◆児童福祉法 ……………… 20
      ◆身体障害者福祉法 ……… 20
      ◆知的障害者福祉法 ……… 21
      ◆老人福祉法 ……………… 21
      ◆母子及び父子並びに寡婦福祉法 … 22
  4 社会福祉の財政 ………………… 22
    1 在宅福祉サービスの費用 … 22
    2 施設サービスの費用 ……… 22
  5 社会福祉の組織と実施体制 …… 23
    1 社会福祉行政 ……………… 23
    2 社会福祉協議会 …………… 23
    3 社会福祉法人 ……………… 25
  6 社会福祉の従事者と担い手 …… 25

第2章 現代社会の変化と社会保障・社会福祉の動向

尾形裕也

A 現代社会の変化 ………………… 28
  1 人口の変化 ……………………… 28
    1 総人口の変化 ……………… 28
    2 人口動態および人口構成の変化 … 29
      ◆出生数の動向 …………… 29
      ◆死亡数の動向 …………… 30
      ◆少子高齢化の進展 ……… 30
      ◆将来推計人口 …………… 31
  2 地域社会の変化 ………………… 32
    1 人口移動——都市化・過疎化 … 32

    2 地域差 ……………………… 34
    3 地方分権の動向 …………… 34
  3 家族・個人の変化 ……………… 34
    1 世帯の変化 ………………… 34
    2 家族の機能と役割の変化 … 35
  4 経済状況の変化 ………………… 36
    1 全般的経済状況の変化 …… 36
    2 産業構造の変化 …………… 37
    3 所得分配の状況の変化 …… 37
  5 雇用状況の変化 ………………… 38

4　目次

■1 年齢階級別・男女別労働力率 ………… 38
■2 失業率の変化 ………… 38
■3 近年の雇用問題 ………… 40
■4 仕事と余暇——ワーク・ライフ・
バランス，働き方改革 ………… 41

B 社会保障・社会福祉の動向 ………… 41
1 わが国の社会保障制度の動向 ………… 41
■1 わが国の社会保障制度の大きな流れ … 41
■2 社会保険方式を主軸とした展開 ………… 42

■3 課題と改革の方向——社会保障と
税の一体改革 ………… 42
2 保健医療の動向 ………… 46
■1 医療提供体制の特色と課題 ………… 46
■2 健康づくり対策の展開 ………… 46
■3 地域保健対策の展開 ………… 47
3 社会福祉の動向 ………… 47
■1 社会福祉基礎構造改革 ………… 47
■2 近年の社会福祉政策の動向
——ナショナルミニマムの保障 ………… 48

第3章 **医療保障**

福田素生

A 医療保障制度の沿革 ………… 52
B 医療保障制度の構造と体系 ………… 56
1 医療保障制度の類型 ………… 56
2 わが国の医療保障制度の特徴 ………… 56
■1 医療保険制度の種類 ………… 57
■2 皆保険を支えるしくみ ………… 57
■3 独自の特色をもつ医療保障制度 ………… 59
C 健康保険と国民健康保険 ………… 60
1 保険者と対象者 ………… 60
■1 健康保険の適用と対象 ………… 60
■2 健康保険の保険者 ………… 61
■3 公営の国民健康保険の保険者と対象 … 61
2 給付と患者負担 ………… 65
■1 療養の給付など ………… 65
■2 入院時の食事など ………… 66
■3 訪問看護療養費 ………… 66
■4 保険外併用療養費 ………… 66
■5 高額療養費 ………… 67
■6 現金給付 ………… 68
■7 付加給付 ………… 68
3 費用負担 ………… 68
■1 被用者保険の費用負担 ………… 68

■2 公営の国民健康保険の費用負担 ………… 69
D 高齢者医療制度 ………… 70
1 制度創設の経緯と目的 ………… 70
2 医療費の適正化と特定健康診査など … 71
■1 医療費の適正化 ………… 71
■2 特定健康診査・特定保健指導 ………… 72
3 前期高齢者医療費の財政調整 ………… 72
4 後期高齢者(長寿)医療制度 ………… 72
■1 後期高齢者医療広域連合と被保険者 … 72
■2 給付と患者負担 ………… 73
■3 費用負担 ………… 74
E 保険診療のしくみ ………… 75
1 保険医療機関と保険医 ………… 75
2 診療報酬と薬価基準 ………… 76
■1 診療報酬のしくみ ………… 76
■2 薬価基準 ………… 76
3 診療報酬の審査支払 ………… 77
F 公費負担医療 ………… 77
G 国民医療費 ………… 79
■1 国民医療費の動向など ………… 79
■2 国民医療費の構造 ………… 80
■3 地域差 ………… 81

第4章 介護保障

福田素生

A 介護保険制度創設の背景と介護保障の歴史 84

1 介護保険制度創設の背景 84
2 介護保障の歴史 84
3 介護保険制度の実施状況とその後の制度改正 86

B 介護保険制度の概要 89

1 制度の基本理念 89
2 保険者 89
3 被保険者 90
4 要介護・要支援の認定 91
5 保険給付 92
　1 給付の概要 92
　2 施設サービス 93
　3 居宅サービス 94
　4 介護予防サービス 95

5 地域密着型サービス 95
6 居宅介護支援と介護予防支援 95
7 利用者負担 96
8 指定居宅サービス事業者と介護保険施設 97
9 介護報酬 99
10 地域支援事業 100
6 介護保険の財政 102
　1 費用負担の概要 102
　2 公費負担 103
　3 保険料とその徴収 104
7 介護保険事業計画など 106
8 利用者の権利擁護 107

C 介護保険制度の課題と展望 108

1 被保険者の範囲の見直し 109
2 その他の課題 109

第5章 所得保障

駒村康平

A 所得保障制度のしくみ 112

1 所得保障制度の役割 112
2 各所得保障制度の特徴 113
　1 給付額 113
　2 受給資格と所得制限・資産制限 114
　3 受給期間 114
　4 スライド 114

B 年金保険制度 115

1 年金保険制度の概要と役割 115
2 年金の財政方式──積立方式と賦課方式 116
3 わが国の年金保険制度のしくみ 116
　1 国民年金・基礎年金の給付と保険料 117
　　◆国民年金保険料 117
　　◆給付の種類 118
　2 厚生年金の給付と保険料 120
　　◆厚生年金保険料 120

　　◆給付の種類 120
4 年金保険制度の歴史 124
　1 国民皆年金までの道のり 124
　2 年金制度改正の歩み 124
　3 2004年以降の年金改正 125
5 年金保険制度の課題 126

C 社会手当 126

1 児童手当 127
2 児童扶養手当・特別児童扶養手当 127
3 障害者手当 128

D 労働保険制度 129

1 雇用保険制度 129
　1 保険者と被保険者 129
　2 給付の種類 129
2 労働者災害補償保険制度 132
　1 労災保険のしくみ 132
　2 給付の種類 133

第 6 章 公的扶助

岡部　卓

A 貧困・低所得問題と公的扶助制度 … 138
1 貧困・低所得の概念 ……………………… 138
2 貧困・低所得者の生活問題 …………… 138
3 貧困・低所得者と社会福祉制度 …… 139
B 生活保護制度のしくみ …………………… 139
1 生活保護制度の目的・原理・原則 …… 139
1 目的 ………………………………………… 139
2 基本原理 ………………………………… 140
3 生活保護実施上の原則 ……………… 141
2 生活保護の種類と方法 ……………… 142
1 保護の種類・方法 …………………… 142
2 各扶助の内容 ………………………… 142
◆ 生活扶助 …………………………………… 142
◆ 教育扶助 …………………………………… 144
◆ 住宅扶助 …………………………………… 145
◆ 医療扶助 …………………………………… 145
◆ 介護扶助 …………………………………… 145
◆ 出産扶助 …………………………………… 146
◆ 生業扶助 …………………………………… 146
◆ 葬祭扶助 …………………………………… 146
3 生活保護基準 …………………………… 146

1 生活保護基準の考え方 ……………… 146
2 生活保護基準の算定方式 …………… 147
4 生活保護の費用 ………………………… 147
5 生活保護の実施 ………………………… 147
1 被保護者の権利と義務 ……………… 147
2 費用の返還と徴収 …………………… 149
3 不服の申し立て ……………………… 149
4 生活保護の実施過程 ………………… 149
事例❶ 生活保護を受けるアルコール
依存症者 …………………………………… 150
C 低所得者対策 ……………………………… 152
1 社会手当制度 …………………………… 152
2 生活福祉資金貸付制度 ……………… 152
3 公営住宅制度 …………………………… 154
4 生活困窮者自立支援制度 …………… 154
D 近年の動向 ………………………………… 154
1 貧困・低所得者をめぐる問題 ……… 154
2 貧困・低所得者対策の見直し ……… 155
3 生活保護制度および低所得者対策
の動向 …………………………………………… 155

第 7 章 社会福祉の分野とサービス

福田素生・石渡和実・小林　理

A 高齢者福祉 ……………………… 福田素生 158
1 高齢者の状況 …………………………… 158
1 長寿化の進展 ………………………… 158
2 高齢者の健康 ………………………… 158
3 高齢者のいる世帯 …………………… 159
4 高齢者の所得 ………………………… 159
2 高齢者福祉の施策 …………………… 159
1 高齢者福祉の基本的方向性 ……… 159
2 在宅福祉事業 ………………………… 160
3 施設福祉等 …………………………… 160
4 認知症高齢者対策 …………………… 161
5 高齢者虐待の対策 …………………… 162

6 高齢者の健康増進と社会参加促進
対策 …………………………………………… 162
3 老人保健事業 …………………………… 163
事例❷ ひとり暮らしの高齢者 ……… 163
B 障害者福祉 ……………………… 石渡和実 165
1 障害者の定義と実態 ………………… 165
1 障害者の定義と分類 ………………… 165
2 身体障害者の特徴 …………………… 165
3 知的障害者の特徴 …………………… 167
4 精神障害者の特徴 …………………… 167
5 障害の国際分類 ……………………… 168
◆ 国際障害分類（ICIDH） ……………… 168
◆ 国際生活機能分類（ICF） …………… 169

２ 障害者福祉の理念 ……… 170

1 ノーマライゼーション ……… 170
2 リハビリテーション ……… 171
3 自立生活運動（IL 運動） ……… 172
4 インクルージョン ……… 172
5 障害者の権利に関する条約 ……… 173

３ 障害者福祉制度の変遷 ……… 173

1 障害者福祉制度の成立と障害種別の格差 ……… 173
2 社会福祉基礎構造改革と支援費制度 ……… 174
3 障害者基本計画 ……… 175
4 障害者基本法の改正 ……… 175
5 発達障害者支援法の成立 ……… 176
6 グランドデザイン案の登場 ……… 176
7 障害者自立支援法の成立 ……… 176

４ 新たな法体系の整備 ……… 177

1 障害者基本法の抜本的改正 ……… 177
2 障害者虐待防止法の成立 ……… 178
3 障害者総合支援法の成立 ……… 178
　◆障害者総合支援法による支援 ……… 178
　◆新しい施設体系・事業体系 ……… 181
　◆障害者総合支援法の検討課題と法改正 ……… 181
4 障害者差別解消法の成立 ……… 181

５ 障害者福祉の関連施策 ……… 182

1 特別支援教育 ……… 182
2 就労支援 ……… 184
3 ケアマネジメントと地域づくり ……… 188
事例❸　家族ぐるみの支援（知的障害者の息子と身体障害者の父） ……… 191

C 児童家庭福祉 ……… 小林　理 192

１ 児童と育ちの環境としての家庭生活の現状 ……… 192

1 児童の定義と現状 ……… 192
2 育ちの環境としての家庭の現状 ……… 193

２ 児童にかかわる法と施策 ……… 194

1 児童福祉法 ……… 194
2 母子保健法と母子保健施策 ……… 195
　◆母子保健法 ……… 195
　◆健やか親子 21 ……… 197
　◆小児慢性特定疾病 ……… 197
3 ひとり親家庭の支援 ……… 198
　◆母子及び父子並びに寡婦福祉法 ……… 198
　◆児童扶養手当法 ……… 198
4 DV 対策 ……… 198
5 児童買春，児童ポルノに係る行為等の規制及び処罰並びに児童の保護等に関する法律 ……… 199
6 少年法 ……… 200

３ 少子化対策と子育て支援 ……… 200

1 少子化の課題と家族 ……… 200
2 少子化対策から次世代育成支援へ ……… 201
3 子ども・子育て支援 ……… 202
4 保育施策 ……… 203

４ 児童虐待対策 ……… 204

1 児童虐待の防止等に関する法律 ……… 204
2 児童虐待の現状と対応 ……… 205
事例❹　児童虐待 ……… 207

５ 子どもの人権と貧困対策 ……… 208

1 児童の権利に関する条約 ……… 208
2 子どもの貧困への対応 ……… 209

第8章　社会福祉実践と医療・看護

稲沢公一・伊藤正子

A 社会福祉援助とは ……… 稲沢公一 212

1 援助とは ……… 212
2 社会福祉援助の法的規定 ……… 213
3 「生活（ライフ）」の三側面 ……… 214
4 社会福祉援助技術の分類 ……… 215

B 個別援助技術（ケースワーク） ……… 216

1 生活支援の特徴 ……… 216
2 生活支援の展開過程 ……… 217
1 開始段階 ……… 218
2 アセスメント（事前評価） ……… 218
3 援助計画の策定 ……… 219
4 援助計画の実施 ……… 220

5 モニタリング（経過評価） ……… 220

6 終結段階 ……………………… 220

3 ナラティブ・アプローチ ………… 221

1 援助対象としての物語 ………… 221

2 物語の特徴 …………………… 222

C 集団援助技術（グループワーク） **224**

1 集団の特性 ………………………… 224

1 メンバー間の相互作用 ………… 224

2 目的に応じた形成 …………… 225

3 個別性の尊重 ………………… 225

2 集団援助の独自性 ……………… 226

3 集団援助の展開過程 …………… 226

1 準備期 ………………………… 227

2 開始期 ………………………… 227

3 作業期 ………………………… 228

4 終結期 ………………………… 229

D 間接援助技術と関連援助技術 **229**

1 間接援助技術 …………………… 229

1 地域援助技術
（コミュニティワーク） ……… 229

2 社会福祉調査法（ソーシャルワーク・
リサーチ） …………………… 230

3 社会福祉運営管理（ソーシャル・
アドミニストレーション） …… 230

4 社会活動法
（ソーシャル・アクション） … 230

5 社会福祉計画法
（ソーシャル・プランニング） … 230

2 関連援助技術 …………………… 230

1 ネットワーク ………………… 231

2 ケアマネジメント …………… 231

3 スーパービジョン …………… 231

4 コンサルテーション ………… 231

E 社会福祉援助の検討課題 **232**

1 倫理上のディレンマ …………… 232

2 エンパワメント ………………… 233

1 エンパワメントとは ………… 233

2 エンパワメントと援助活動 … 233

3 アドボカシー …………………… 234

1 アドボカシーとは …………… 234

2 アドボカシーと援助活動 …… 234

4 セルフヘルプ・グループ ………… 235

1 セルフヘルプ・グループとは … 235

2 セルフヘルプ・グループの効用 …… 235

F 連携の重要性 　　　　　　伊藤正子 **236**

1 戦後医療を取り巻く変化と社会福祉
との関係 ………………………… 236

1 医療保障としての社会福祉実践 … 236

2 疾病構造の変化とキュアからケアの
医療へ ………………………… 237

3 疾病の社会化 ………………… 237

4 長寿社会における要介護・認知症
高齢者の増加 ………………… 238

2 医療提供システムの変化と新たな連携
の課題 …………………………… 238

1 医療法の改正と医療機能の分化 … 238

2 連携型医療の実際 …………… 239

3 地域医療連携時代の課題 …… 239

G 社会福祉実践と医療・看護との連携 **240**

1 医療ソーシャルワーカーとは ……… 240

1 医療ソーシャルワークのはじまり … 240

2 わが国における医療ソーシャル
ワーカー ……………………… 240

3 医療ソーシャルワーク業務の範囲 … 241

2 医療・看護・福祉の連携の実際 … 241

事例**5**　生活保護が必要な肺がん患者 … 241

1 援助をするうえでの留意点 … 244

2 傷病に伴う患者・家族の生活問題 … 244

◆疾病の要因としての生活問題 ……… 244

◆療養に伴う生活問題 ………… 245

◆疾病・障害に伴う生活設計の
再構成をめぐる問題 ………… 246

H 連携の場面とその方法 **246**

1 多職種連携とは ………………… 246

2 医療機関における連携 ………… 247

1 問題発見の機能 ……………… 247

2 退院・転院にかかわる業務での連携 … 248

3 地域包括ケアシステムにおける他機関
との連携 ………………………… 248

4 連携の方法 ……………………… 250

1 連携を支えるコミュニケーション … 250

2 情報伝達の方法 ……………… 250

第9章 社会福祉の歴史

野口友紀子

A 社会福祉の歴史の見方 ……………… 254

B イギリスの社会福祉の歴史 ………… 255

  1 イギリスの社会福祉の時期区分 ……… 255

  2 救貧法による自助と治安対策の時代
    （1601 年〜1830 年代）…………… 256

  3 自助の強化と国家干渉の時代
    （1830 年代〜1940 年代）………… 256

  4 社会保障の確立と転回の時代
    （1940 年代〜1980 年代）………… 259

C 日本の社会福祉の歴史 ……………… 260

  1 日本の社会福祉の時期区分 …………… 260

  2 自助と慈善事業の時代：救貧事業の
    はじまり（1870 年代〜1910 年代）…… 262

  3 防貧の視点の登場：公的な整備が
    始まり，対象が拡大する時期
    （1910 年代〜1945 年）…………… 265

  4 社会保障の確立：社会福祉の登場
    （1945 年〜1973 年）……………… 268

  5 自助と自己責任の時代：国家の役割
    の縮小（1974 年〜2000 年）……… 272

• 巻末資料　日本社会福祉近現代史年表 ……………………………… 275

• 索引 ……………………………………………………………………… 283

― 社会保障・社会福祉 ―

第 1 章

社会保障制度と社会福祉

> **本章の目標**
> - 社会保障は，国民の生活の安定をはかり，最低水準の生活を保障する公的な制度である。本章では，社会保障と社会福祉の概要を体系的に理解し，具体的にどのような保障内容があるのかを学ぶ。
> - また，社会福祉を支える法制度について学習し，現在の社会福祉制度の背景を理解するとともに，社会福祉を実際に担う組織や従事者について理解する。
> - 社会保障・社会福祉の制度やそれを担う体制を知ることで，臨床現場で必要とされる，他職種との連携に役だてることができる。

A 社会保障制度

1 社会保障の概念

　私たちは，生まれてから死ぬまで生活をしていくにあたって，個人や家族の努力だけでは対応がむずかしい，さまざまな困難に直面する。そうした困難に対し，生活の安定化をはかるとともに，国民の最低生活を保障する公的な制度を**社会保障制度**という。

　◯図 1-1 は，誕生から死までの生活にかかわる社会保障制度を，保健・医療，社会福祉，所得保障，労災・雇用，公衆衛生の 5 つに分けて整理したものである。病気，障害，失業など具体的な困難に対し，どんな制度が利用できるのかみてみよう。

● **社会保障制度をめぐる国際的な動向**　社会保障制度は，それぞれの社会において歴史的に形成されてきた制度であり，その意味は時代や社会によって異なる。この言葉がはじめて公式に使われたのは，大恐慌への対応の一環として制定された，1935 年のアメリカの「社会保障法 Social Security act」であったとされる。しかし，その意味するところは，老齢年金や失業手当などの所得保障が中心であり，医療保障は含まれていなかった。

　また，わが国をはじめ，その後の福祉国家の発展に大きな影響を与えた 1942 年のイギリスの「ベヴァリッジ報告(社会保険および関連サービス)」(◯259 ページ)でも，国民保健サービス(医療)，児童手当などは，完全雇用とならんで，所得保障としての社会保障の前提または関連制度として位置づけられており，今日でも英米を中心に社会保障という言葉を所得保障という狭い意味で用いる場合が少なくない。なお，ベヴァリッジ報告では，貧困，病気，不潔，無知，怠惰を社会の進歩をはばむ五悪と位置づけ，基本的なニーズに対する均一負担，均一給付の国民保険を中心に，特別な場合に対する国民扶助，付加的なニーズに対する任意保険の 3 つを組み合わせた社会保障制度を計画した。

　一方，国際労働機関 International Labour Organization (ILO)は，第二次世界大戦中の 1942 年に『社会保障への途』という報告書を発表し，社会保障を

A. 社会保障制度　3

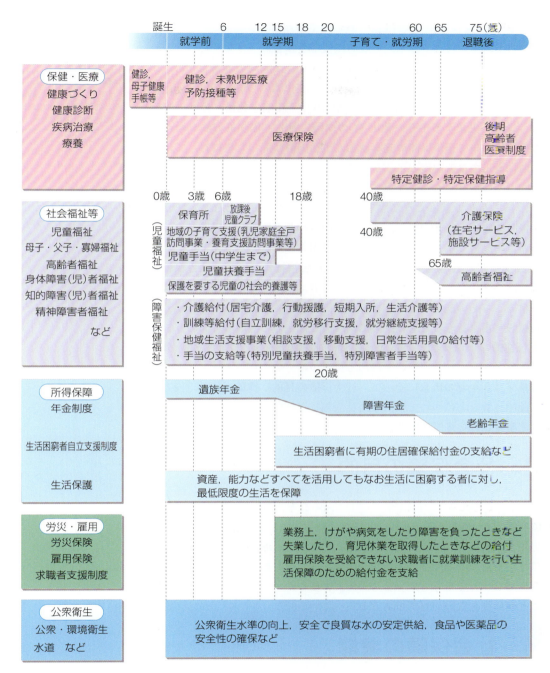

○図1-1　社会保障制度の概要
（厚生労働省資料による，一部改変）

社会保険と社会扶助を統合したものとして位置づけていたが，戦後も社会保障に関する多数の条約を採択してきた．1952年に採択されたILO102号条約（社会保障の最低基準に関する条約）では，疾病や疾病による休業，出産，労災，老齢，障害，遺族，児童扶養，失業を社会保障の対象として例示しており，社会保障の範囲をより広くとらえている．

● わが国の社会保障制度の確立　わが国では，日本国憲法第 25 条第 2 項でこの言葉が用いられて以来，一般的に使用されるようになった。その後，社会保障の内容を具体化するものとして，社会保障制度審議会❶が，1950（昭和 25）年に社会保障制度の確立について勧告した。

　それによれば，「いわゆる社会保障制度とは，疾病，負傷，分娩，廃疾，死亡，老齢，失業，多子その他困窮の原因に対し，保険的方法または直接公の負担において経済保障の途を講じ，生活困窮に陥った者に対しては，国家扶助によって最低限度の生活を保障するとともに，公衆衛生および社会福祉の向上をはかり，もってすべての国民が文化的社会の成員たるに値する生活を営むことができるようにすることをいうのである」として，ILO 同様，社会保障を広くとらえている。なお，その後のわが国の社会保障制度は，おおむねこの勧告で示された方向にそって整備されてきたと考えてよい。

● 社会保障と社会福祉　上記勧告では，**社会福祉**について「社会福祉とは，国家扶助の適用を受けている者，身体障害者，児童，その他援護を要する者が，自立してその能力を発揮できるよう，必要な生活指導，更生補導，その他の援護育成を行うことをいうのである」と限定して定義しており，社会保障を包括的な上位概念ととらえ，社会福祉を社会保険，公的扶助，公衆衛生・医療とならぶ社会保障の一部門と位置づけている（● 5 ページ，図 1-2）。

　本章では，上記の概念にそって，社会保障の目的，機能，体系，内容，社会保障給付費などについて概観し，社会福祉との関係をみたうえで，社会福祉の法制度について説明する。

> **NOTE**
> ❶省庁再編により，2001（平成 13）年から新設された内閣府経済財政諮問会議に統合された。

2　社会保障の目的

　『平成 24 年版厚生労働白書──社会保障を考える』は，前述の社会保障制度審議会が 1993（平成 5 ）年に出した「社会保障将来像委員会第一次報告」を引用し，社会保障について，「国民の生活の安定が損なわれた場合に，国民にすこやかで安心できる生活を保障することを目的として，公的責任で生活を支える給付を行うもの」とし，国民に健やかで安心できる生活を保障することが，社会保障の目的であると述べている。

3　社会保障の機能

　生活の安定化を目的とする社会保障の主たる機能として，相互に重複があることを前提に，① 生活の安定・向上，② 所得再分配，③ 経済の安定の 3 つをあげることができる。

● 生活の安定・向上　社会保障制度により，病気や失業など生活の安定をそこなうさまざまな事態に対し，生活の安定がはかられることになり，必要以上に危険（リスク）を恐れず，目標に挑みながら日常生活を送ることが可能になる。ひいては，社会全体の活力につながっていくとされる。

● 所得再分配　市場経済においては，個々人の所得は，原則として生産活

動に対応するかたちで得られることになるが，それが公平・公正な分配になるという保証はない。しかし，たとえば健康で文化的な最低限度の生活を保障するために生活保護制度を設ければ，租税制度を通じて所得の多い者から少ない者への移転が発生する。このように社会保障制度は，個人や世帯の間で所得を移転させることにより，生活の安定化をはかる**所得再分配**の機能を有する場合がある。

● **経済の安定** 社会保障制度は，たとえば景気の後退期に失業給付を通じて消費を下支えするなど，景気変動を緩和し経済成長を支える経済安定機能を有するため，**自動安定化装置** built-in stabilizer とよばれる場合がある。

4 社会保障の体系

従来の社会保障制度審議会による分類によれば，社会保障を制度別にみると，社会保険，公的扶助，社会福祉，公衆衛生および医療が狭義の社会保障とされ，それに恩給と戦争犠牲者援護を加えたものが広義の社会保障とされる（◯図1-2）。さらに，住宅対策と雇用対策が社会保障関連制度として位置づけられる。以下，狭義の社会保障とされる4分野について概観する。

なお，従来は40歳以上の住民を対象にした市町村による保健事業と，各医療保険制度に加入する75歳以上の高齢者（65歳以上の障害者を含む）に対する医療からなる老人保健が5つ目の柱として位置づけられたが，2008（平成20）年度から廃止され，新しい高齢者医療制度が導入された（◯70ページ）。同制度の性格については議論があるが，一応，医療保険の一部として社会保険制度に位置づけられよう。

1 社会保険

● **社会保険とは** **社会保険**とは，生活上の困難をもたらす一定の事由（保険事故）に対して，保険の技術を用い，被保険者があらかじめ保険料を拠出し，保険事故が生じた場合に保険者が定められた給付を行う公的なしくみである。

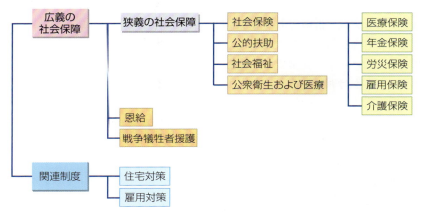

◯図1-2 社会保障の体系

逆選択(ここでは、リスクの低い者が加入を避け、リスクの高い者だけが加入する現象をさす)を防止するため、法律に基づき加入が強制される点に最大の特徴があり、リスクの分散、共有化により加入者の生活の安定を保障する制度であるが、結果的に所得の再分配機能を伴う場合もある。自立した個人を前提に、その連帯により生活をまもろうとする制度と考えることもでき、被保険者個人について給付(権利)と負担(義務)の関係が明確になる点が長所とされている。

● **社会保険の5分野**　歴史的には、ビスマルクによって1883年に導入されたドイツの疾病保険を起源に、各国において**医療、年金、労災、雇用**の4つの分野で採用されてきた。わが国でも、前述の1950(昭和25)年の社会保障制度審議会勧告で、「社会保障の中心をなすものは自らをしてそれに必要な経費を拠出せしめるところの社会保険制度でなければならない」とされて以来、社会保険は社会保障制度の中心として整備されてきた。さらに、1995年にはドイツにおいて公的介護保険制度が創設され、その影響のもと、わが国も5番目の社会保険として、2000(平成12)年度から**介護保険制度**を導入した。

　医療保険は、業務外の傷病について、主として医療サービス、または、その費用を保障するものであり、第3章で詳述する。介護保険は、主として高齢者の介護サービスの費用を保障するもので、第4章で説明する。また、年金保険は高齢・障害・死亡について所得を、労災保険は業務上の疾病・障害・死亡などについて医療サービスの費用や所得などを、雇用保険は失業などについて所得を、それぞれ保障するものである。年金保険、労災および雇用保険(両者あわせて労働保険とよばれる)については、第5章で説明する。

2 公的扶助

● **公的扶助とは**　**公的扶助**とは、生活に困窮し、最低限度の生活を維持できなくなった者に対し、最低限度の生活を保障するため、国家が一般租税を財源として、最低生活費に足りない部分の金品を支給する制度である。一般に、本人の資産やほかの制度による給付、親族の扶養があればそれが優先され、公的扶助は、それらでは国が定める最低生活費に足りない場合に、足りない部分について給付を行う。たとえば、貯蓄があったり、自動車を所有している場合は、原則としてまずそれらを解約または処分し、現金化して生活費にあてるように求められる。また、年金を受給できる場合は、まず年金を受給し、年金額が最低生活費に足りなければ、その差額について給付を受けることになる。

　こうした原理のため、本人の所得や資産などだけでは、最低生活水準に満たないことを示すための資力調査(ミーンズテスト)が行われる。しかし、そのために受給者にスティグマ(恥辱感)を与え、受給が抑制される場合があることが指摘される。

● **生活保護制度**　わが国では、具体的には、**生活保護制度**がこれに該当する。国民生活の向上や年金、医療保険などの防貧的な制度の充実に伴い、救

貧的な制度であり，国民生活の最後の砦としての役割を果たす公的扶助の比重は相対的に低下する傾向にあった。しかし近年，再び貧困が大きな問題として取り上げられており，就労による自立の促進や不正受給対策の強化などをはかるとする「生活保護法」の改正などが実施された。

公的扶助については，第6章で詳述する。

3 社会福祉

● **社会福祉とは**　社会福祉の制度とは，障害者，（保護を要する）児童，要援護の高齢者など，社会的な援護を要する者が自立した生活を送ることができるよう，生活面でのさまざまな支援を行うための制度である。社会福祉の制度による支援のおもなものとしては，対象者ごとに，**児童福祉**の事業，**障害者福祉**の事業，**高齢者福祉**の事業，**母子および父子ならびに寡婦福祉**の事業などがある。

● **社会福祉制度の多様化**　従来は，たとえば，児童福祉は家庭環境に恵まれない児童など特別な援護を要する者に対する制度であったが，今日では，一般児童の子育ち・子育てを社会的に支援することが児童福祉としてとらえられるなど，社会福祉の範囲や内容は変化している。国民生活の向上などに伴い，経済的な支援の比重が低下し，個別のニーズに対応して対面的にサービスを提供する保育や介護などの**対人社会サービス** personal social service が社会福祉の中心になってきている。

対人社会サービスは，戦後長らく，いわゆる**措置（委託）制度**を通じて行政が職権により独占的なサービスの供給決定主体となって，租税と利用者の負担能力に応じた負担（**応能負担**）を財源として提供されてきたため，社会保険とも公的扶助とも異なる制度として，別に分類することが可能であった。しかし，2000（平成12）年度から高齢者の介護サービスが介護保険を通じて提供されるようになり，社会福祉サービスの一部が社会保険を通じて提供されることとなって，従来の分類の仕方に修正を迫りつつある。

また2003（平成15）年度からは，障害者関係のサービスについても，いわゆる社会福祉基礎構造改革によって，支援費の支給を通じて利用者とサービス提供者の直接契約により提供されるよう，制度が改革された。支援費制度の財源は，従来どおり租税と利用者の応能負担であったが，2006（平成18）年度からは，税方式による制度のまま，障害者の福祉サービスの一元化と利用者の原則1割の**応益負担❶**などを内容とする「障害者自立支援法」が施行された。その後，2012（平成24）年度から応能負担に戻す法改正が施行され，2013（平成25）年度からは「障害者の日常生活及び社会生活を総合的に支援するための法律」（障害者総合支援法）に改正され，施行されている（● 178ページ）。

4 公衆衛生および医療

● **公衆衛生とは**　疾病を予防し，健康を増進するための地域社会の組織的支援の体系が，**公衆衛生**の制度である。具体的には，疾病予防や保健指導な

NOTE

❶応益負担
　負担能力に応じた応能負担に対し，定率負担など受益に応じた負担を応益負担という。応益負担では，受けたサービスが同じであれば，原則として負担は同じになる。

ど直接地域住民にはたらきかけるものと，上下水道・ごみ処理など生活環境を整備し，地域住民の健康の維持向上をはかるものに大別される。

● **医療とは**　**医療**は，傷病者を医学に基づき治療するサービスであり，医師・看護師・薬剤師など医療従事者の養成，医療機関の設置や病床数など医療供給側について，供給主体の規制基準の設定，適正配置など，良質な医療サービスが効率的に提供されるための制度である。

5 社会保障の内容

　社会保障をその主たる内容から理解する場合，所得保障・医療保障・社会福祉サービスの3つに分けて理解するのが一般的である。

1 所得保障

　所得保障制度は，疾病，障害，老齢，失業などにより，所得が失われたり，減少したりした場合に，現金を給付することにより，所得を補塡し，生活の安定化をはかる制度である。所得保障制度の内容については第5章および第6章で説明するので，ここではその概略を示すことにとどめる。

　現在，社会保障制度における所得保障は，① **社会保険方式による所得保障給付**，② 児童手当，子ども手当などの**社会手当**，③ 最低生活費保障のための**公的扶助**（**生活保護**），という3つの類型に分けることができる。

　公的扶助については前述したが，社会保険制度による所得保障としては，年金保険制度が代表的である。年金保険制度では，現役時代に被保険者として保険料を納付し，障害を負ったり，高齢になったりしたときに，障害年金，老齢（退職）年金などの給付を受けることになる。このほか，失業時に雇用保険から給付される求職者給付としての基本手当や，労働者が業務上，通勤途上の事故にあった場合に給付される労災保険の障害（補償）年金なども，社会保険制度による所得保障である。

　社会保険は，将来の生活上の事故に対して，事前に被保険者が保険料を拠出して対処する。しかし社会手当は，事後的で公費を主たる財源とする無拠出の給付である。おもな社会手当としては，児童手当（● 127ページ，一般の児童養育世帯が対象），児童扶養手当（● 127ページ，離婚など主として生別のひとり親世帯が対象），特別児童扶養手当（● 128ページ，障害児を養育する世帯が対象）の児童に関する手当と，特別障害者手当（● 128ページ，常時特別の介護を要する在宅の重度障害者が対象）などの障害児・者に対する手当がある。事前の拠出を求めず，主として国・地方公共団体の公費による負担で給付されるので，財源面は公的扶助に類似しているが，たとえ所得制限があるとしても資力調査（ミーンズテスト）がない点が異なっている。

2 医療保障

　医療保障とは，健康の維持，回復や傷病の治療のために，医療機関などによる必要な保健・医療サービスを受けることが保障される制度のことである。

医療保障制度については，第3章で詳しく説明する。

3 社会福祉サービス

社会福祉サービスとは，個人による解決が困難な生活上の諸問題に対し，社会的に提供されるさまざまなサービスをさす。前述のように，従来は，保護を要する児童，障害者，介護を要する高齢者など社会的な援護を要する者に対する保護や介護などの選別的なサービスを意味していたが，一般児童の子育ち，子育て支援や健康な高齢者の生きがい対策なども社会福祉サービスとして位置づけられるようになった。

また，それらに伴い，保健・医療と福祉サービスとの連携も進められている。福祉サービスが救貧的なものから，誰もがかかわりをもつ普遍的なものとしての性格を強めるなかで，健康の回復・維持のためのサービスと，自立した生活を送ることができるよう生活面でのさまざまな支援を行う福祉サービスを連携して提供するほうが，利用者にとって効果的であるとの認識が広がり，制度的にも両者の連携が進んでいった。こうした背景により，看護職にとっても社会福祉サービスの理解は必須である。

社会福祉サービスについては，第7章で高齢者，障害者，児童家庭福祉に分けて説明する。

6 社会保障給付費

社会保障給付費[1]とは，医療，年金，福祉，労働災害，雇用保険などの社会保障制度の給付総額を，ILO が国際比較のために定めた社会保障の定義にそって推計したものである。わが国の社会保障給付費は，給付水準の改善，高齢化の進行などに伴い急激に増加し，2019（令和元）年度では，123兆9241億円に達した。これは，国民所得の約30.9%に相当し，国民1人あたりで約98万円となっている。

●**3部門による概観**　社会保障給付費を「医療」「年金」「福祉その他」の3つの部門に分けてみてみよう。「医療」には，医療保険，生活保護の医療扶助，労災保険の医療給付，難病，精神疾患その他の公費負担医療，保健所などが行う公衆衛生サービスにかかわる費用などが含まれる。「年金」には，厚生年金，国民年金などの公的年金，恩給および労災保険の年金給付などが含まれ，「福祉その他」には，医療扶助以外の生活保護，児童手当などの各種手当，介護保険給付，施設の運営費など社会福祉サービスにかかわる費用，医療保険の傷病手当金，労災保険の休業補償給付，雇用保険の失業給付などが含まれる。

最も大きいのが「年金」で，約55兆4500億円と全体の半分近く（44.7%）を占め，ついで「医療」が約40兆7200億円で32.9%，「福祉その他」は，約27兆7500億円で22.4%となっている（●表1-1）。歴史的には，1974（昭和49）年度までは「医療」が半分以上を占めていたが，当初全体の1/4にも満たなかった「年金」の占める割合がしだいに増加し，1981（昭和56）年度に

NOTE

[1]国立社会保障・人口問題研究所は，2010（平成22）年度から，ILO基準の社会保障給付費とOECD基準の社会支出の総称である「社会保障費用統計」として公表している。

10　第 1 章　社会保障制度と社会福祉

● 表 1-1　社会保障給付費の部門別推移

| 年度 | 社会保障給付費 | | | | | | | 国民所得
（億円） |
| | 計
（億円） | 医療 | | 年金 | | 福祉その他 | | |
		給付費 （億円）	構成 割合 （%）	給付費 （億円）	構成 割合 （%）	給付費 （億円）	構成 割合 （%）	
1965（昭和 40）	16,037	9,137	57.0	3,508	21.9	3,392	21.2	268,270
1970（昭和 45）	35,239	20,758	58.9	8,562	24.3	5,920	16.8	610,297
1975（昭和 50）	118,192	57,321	48.5	38,047	32.2	22,825	19.3	1,239,907
1980（昭和 55）	249,290	107,598	43.2	103,330	41.4	38,362	15.4	2,038,787
1985（昭和 60）	356,894	143,595	40.2	167,193	46.8	46,106	12.9	2,605,599
1990（平成　2）	474,238	186,254	39.3	237,772	50.1	50,212	10.6	3,468,929
1995（平成　7）	649,918	246,608	37.9	330,614	50.9	72,695	11.2	3,801,581
2000（平成 12）	784,062	266,049	33.9	405,367	51.7	112,646	14.4	3,901,638
2005（平成 17）	888,529	287,444	32.4	461,194	51.9	139,891	15.7	3,881,164
2010（平成 22）	1,053,647	336,440	31.9	522,286	49.6	194,921	18.5	3,646,882
2015（平成 27）	1,168,113	385,640	33.0	540,929	46.3	241,564	20.7	3,926,293
2016（平成 28）	1,183,115	388,162	32.8	543,800	46.0	251,154	21.2	3,922,939
2017（平成 29）	1,200,677	394,230	32.8	548,349	45.7	258,098	21.5	4,006,881
2018（平成 30）	1,213,987	397,480	32.7	552,581	45.5	263,926	21.7	4,022,290
2019（令和　元）	1,239,241	407,266	32.9	554,520	44.7	277,494	22.4	4,012,870

＊ 四捨五入の関係で総数が一致しない場合がある。
（国立社会保障・人口問題研究所資料をもとに作成）

「医療」を逆転したあとも増大し，現在では半分弱を占めるにいたっている。一方，生活保護の比重の大きさなどから，1965（昭和 40）年度まで 2 割以上を占めていた「福祉その他」はその後漸減し，10% 強の規模となっていたが，2000（平成 12）年度から老人医療からの移行分を含めた介護保険給付が加えられたため，現在では 20% をこえるまでに上昇した。

　また，年金保険給付費，高齢者医療給付費（老人保健〔医療分〕給付費），老人福祉サービス給付費および高年齢雇用継続給付費をあわせた高齢者関係給付費は，社会保障給付費全体の約 2/3 を占め，社会保障制度による給付のきわめて大きな部分が高齢者向けのものであることを示しているのに対し，子どもや家族向けの給付は，8% 程度にすぎず限定されたものとなっている。

　社会保障の財源をみると，「社会保険料」が 55.9%，ついで国・地方を合わせた「公費負担」が 39.2% を占めている。

● わが国の特徴　社会保障給付費が国民所得に占める割合を国際的にみると，従来わが国は，ヨーロッパの主要国と比べると大幅に低い 10% 台で，自己責任の考え方が強く，一般向けの公的な医療保障制度がないアメリカと比べても若干低い水準となっていたが，高齢化の進展とともに上昇して 20% を突破し，ヨーロッパの主要国よりは低いが，約 30% に達している。

　部門別にみると，定義の問題などから単純な比較には注意を要するが，ヨーロッパでは「医療」よりも「福祉その他」のほうが大きくなっているのに対し，わが国はとくに「福祉その他」の比重が小さいことが特徴的である。その原因として，わが国では従来失業率が低く，失業関連給付の割合が小さかったことや児童手当などの家族給付がきわめて限定的なものにとどまって

いることなどが指摘できよう。

7 少子高齢化と社会保障制度

わが国では，2065年に65歳以上人口が38.4%に達することが予測されるなど，諸外国にも例のない速さで**少子高齢化**が進行し，高齢独居世帯が増加するなど家族のあり方も変容している。

前述のように，社会保障給付費の大部分が高齢者向けの給付で占められているが，社会保障の費用は今後急増することが予想される。たとえば1人あたり高齢者医療費はすでに高齢者以外の人の5倍に達し，3倍程度とされる諸外国と比べても高いとされる。高齢者向けの給付がこのままの水準で推移すると，いわゆる団塊の世代(1947〜1949年のベビーブーム時代に生まれた世代)が後期高齢者となることで，さらに増大することになる。

一方，わが国の経済基調は低成長へと移行し，国・地方を通じた財政もきわめて深刻な状況にあり，社会保障制度の負担が活力ある経済社会を維持するうえで制約要因になるおそれが指摘されている。また，非正規雇用が全体の1/3をこえるなど，雇用環境も大きく変化している。

そうしたなかで，国民の不安を解消し，成熟した社会経済において安定的かつ効果的に機能する社会保障制度を構築するため，制度の効率化，利用者本位のしくみづくり，公私の適切な役割分担，世代間などの公平の確保，子育ち・子育て支援の強化といった方向で，社会保障制度の構造を見直すことが課題となっている。

皆が自分のこととして考え，参加するものとして社会保障制度を改革し，生活の安定化をはかることができれば，それは人々に安心感をもたらし，経済社会の安定と発展にも寄与するものとなろう。

なお，2012(平成24)年に関連8法案が成立した社会保障と税の一体改革やその後の動向については，第2章を参照されたい。

B 社会福祉の法制度

1 社会福祉の法制度の歴史的展開

● **戦後の確立期**　戦前の社会福祉制度は，生活に困った障害者や高齢者に対し，「救護法」や「社会事業法」に基づき，救貧対策として社会福祉のサービスを行う場合がほとんどであった(◎図1-3)。戦後，多数の孤児や傷痍軍人の存在をふまえ，1947(昭和22)年に「**児童福祉法**」が，1949(昭和24)年に「**身体障害者福祉法**」が制定されたものの，実質的に対象となったのは，生活のために保育サービスを利用して働かざるをえない親など，主として低所得の人々であった。「児童福祉法」と「身体障害者福祉法」は，「**生**

発展段階	社会福祉制度	社会の情勢
0　戦前の社会福祉制度		
	1874（明治7）恤救規則（社会福祉の萌芽）（▶262 ページ） 1929（昭和4）救護法（公的扶助の原型）（▶267 ページ） 1938（昭和13）**社会事業法（社会福祉事業法の前身）** 　　　　　　・救貧事業，養老院，育児院など私設社会事業に助成と規制	世界恐慌により貧困者増大 戦時体制 昭和不況により，私設社会事業 の資金が枯渇 第二次世界大戦
1　戦後社会福祉制度の確立期		
	○福祉3法体制（戦後急増した貧困者対策） 1946（昭和21）(旧)生活保護法（引揚者等貧困者対策） 1947　　　　児童福祉法（浮浪児，孤児対策） 1949　　　　身体障害者福祉法（戦争による身体障害者対策） 1950　　　　生活保護法（貧困者全般を対象，生存権保障を明確化） 1951　　　　**社会福祉事業法（社会福祉事業の範囲，社会福祉法人，福祉 　　　　　　事務所などの基盤制度を規定）**	引揚者，戦災孤児，戦争による 身体障害者が多数生じた
2　拡充期		
	○福祉6法体制（一般的なハンディキャップを有する者に対象を拡大） 1960（昭和35）精神薄弱者福祉法（1998年知的障害者福祉法に改正） 1963　　　　老人福祉法 1964　　　　母子福祉法（1982年母子及び寡婦福祉法に改正） 1971　　　　児童手当法 1973　　　　老人医療無料化（福祉元年）	高度成長の実現による国民の生 活水準の向上 国民皆保険・皆年金の達成 　　　　　　　　　　（1961年） ⎰高齢化，核家族化，サラリーマ⎱ ⎱ン化，女性の社会進出　　　　⎰
3　見直し期		
	○第2臨時調査会に基づく福祉の見直し 1980（昭和55）第2臨設置，社会福祉を含む行財政改革を提言 1982　　　　老人保健法	石油ショックの勃発 赤字国債が財政を圧迫 基礎年金制度の導入（1986年）
4　改革期		
	1989（平成元）福祉関係三審議会合同企画分科会意見具申 　　　　　　ゴールドプラン策定 1990　　　　福祉関係8法改正 　　　　　　・在宅福祉サービスの積極的推進 　　　　　　・福祉サービスを市町村に一元化 1994　　　　エンゼルプラン策定 1995　　　　障害者プラン策定 1997　　　　児童福祉法改正法成立 　　　　　　介護保険法成立 　　　　　　**社会福祉基礎構造改革** 2000　　　　社会福祉法制定，介護保険法施行 2003　　　　身体・知的障害者の支援費制度 2005　　　　介護保険法改正法成立及び一部施行（10月〜） 2006　　　　介護保険法改正法施行 　　　　　　障害者自立支援法施行 2011　　　　介護保険法改正法成立 2012　　　　子ども・子育て関連三法成立 2013　　　　障害者総合支援法施行 2014　　　　生活保護法改正法施行 　　　　　　介護保険法改正法成立 　　　　　　母子及び父子並びに寡婦福祉法施行 2016　　　　社会福祉法改正法成立 　　　　　　児童福祉法等改正法成立 　　　　　　障害者総合支援法等改正法成立 2017　　　　介護保険法等改正法成立 2018　　　　生活困窮者自立支援法改正法成立 2019　　　　子ども・子育て支援法改正法成立 2020　　　　社会福祉法等改正法成立	少子高齢社会の本格化に伴う福 祉需要の増大・多様化 消費税創設（税率3%，1989年） 消費税率引上げ（3%→5%） 世界金融危機（2008年） 東日本大震災 消費税率引上げ（5%→8%） 働き方改革 消費税率引上げ（8%→10%） 新型コロナウイルス感染症流行

◯図1-3　社会福祉制度の発展過程

（厚生労働省資料による，一部改変）

活保護法」とあわせて**福祉3法**とよばれる。

　また，1951（昭和26）年には，「社会福祉法」の前身である「**社会福祉事業法**」が制定され，社会福祉事業，社会福祉法人，福祉事務所など，社会福祉の制度に共通する基本的な事項を定めるとともに，戦後，福祉サービス提供の共通のしくみとなってきた措置（委託）制度の基盤が整備された。

● **拡張期～見直し期**　高度成長期には，国民生活の水準の向上を背景に，たとえばそれまで「生活保護法」に位置づけられていた養老施設が「老人福祉法」の制定に伴い（特別）養護老人ホームとして移管され，入所の経済的な要件も徐々に緩和されるなど，社会福祉サービスの対象者が低所得者からしだいに拡大されていった。前述の福祉3法に，この時期に整備された「**知的障害者福祉法**」，「**母子及び父子並びに寡婦福祉法**」（いずれも現在の名称），「**老人福祉法**」をあわせて，**福祉6法**という。

　しかし，福祉サービスの内容をみると，昭和40年代後半以降，公立施設を中心に急激な整備が進んだ保育所以外は，ほとんどが入所施設におけるサービスの提供であり，この時期までのわが国の福祉サービスは，対象者を行政主導のしくみで入所施設に収容することであったと言っても過言ではない。とくに（知的）障害者福祉の分野では，先進諸国が施設福祉偏重への反省から脱施設化へと向かうなかで，全国的にコロニーとよばれる大規模な施設の整備が進められるなど，入所施設中心の性格をますます強めていくことになった。

　昭和50年代の後半以降，障害の有無にかかわらず，一般社会に対等に参加する機会が保障されるとする**ノーマライゼーション**の理念などの流入を背景に，ようやく在宅福祉，地域福祉が重視されるようになり，在宅福祉サービスなども徐々に整備されていったが，きわめて限定的なものであった。なお，1987（昭和62）年には，高齢化社会における福祉サービスの人材面からの基盤整備策として，「**社会福祉士及び介護福祉士法**」が制定された。

● **改革期の幕開け**　少子高齢化が本格的に進行するなか，ようやく福祉の分野にも改革の波が及ぶようになった。消費税の導入に合わせ，1989（平成元）年に策定された「**ゴールドプラン（高齢者保健福祉推進10か年戦略）**」は，国，地方の財政当局も合意した福祉サービスの整備計画で，それまでの福祉関係の計画よりはるかに信頼性の高いものであった。ゴールドプランは，特別養護老人ホーム建設に伴う厚生省（現在の厚生労働省）官僚の汚職など副作用も伴うものであったが，高齢者の保健福祉サービスの量を飛躍的に増加させ，これまでの「特別な人がお世話になるもの」というイメージの強かった高齢者福祉を，一般の人も利用できる身近なものにしたという意味で，福祉の普遍化を進めたと考えてよいように思われる。

● **福祉関係8法改正など**　それを受けた1990（平成2）年のいわゆる**福祉関係8法改正**は，在宅サービスの優先を明記し，基礎的な自治体である市町村を高齢者および身体障害者福祉サービスの一元的な供給の決定主体として位置づけ，市町村および都道府県に老人保健福祉計画の策定を義務づけるなど，福祉の分権化，計画化などを進めたものであった。

1995（平成7）年には，「精神保健法」が改正されて「**精神保健及び精神障害者福祉に関する法律**」となり，ようやく精神障害者に対する「福祉」が法定された。1998（平成10）年には，精神障害者の社会復帰を支える精神保健福祉士の資格も創設されたが，多数の長期入院など医療面が中心になっている精神障害者への対応に大きな変化は生じていない。

● **介護保険法制定**　高齢者の介護サービスについては，前述のゴールドプランによりサービスの基盤整備が進められる一方，1973（昭和48）年の老人医療無料化を契機に激増した社会的入院などのかたちで，医療が肩がわりしてきた。1997（平成9）年には，それらを横断的に再編成するかたちで「**介護保険法**」が制定され，2000（平成12）年度から施行された。この結果，これまで行政主導の措置（委託）制度により提供されてきた高齢者の介護サービスは，介護保険制度を通じ，利用者とサービス提供者の相対の契約により提供されることとなった。

● **社会福祉基礎構造改革と障害者総合支援法**　2000年には，障害者に対する福祉サービスについて，① 措置（委託）制度を廃止し，相対の契約により利用者が選択して利用できる支援費制度への変更，② 利用者の権利擁護，③ 福祉サービスの質の向上や事業経営の透明化，④ 地域福祉の推進などを内容とする社会福祉基礎構造改革の関連法が成立した。2003（平成15）年度から完全実施され，あわせて知的障害者福祉の援護の実施主体も，都道府県から市町村に委譲された。さらに，2006（平成18）年度から「**障害者自立支援法**」に基づき，身体，知的，精神の3障害に対する福祉サービスおよび公費負担医療制度が，一元的に提供されることになった。

その後，2012（平成24）年に「地域社会における共生の実現に向けて新たな障害保健福祉施策を講ずるための関係法律の整理に関する法律」が成立し，「障害者自立支援法」の名称の変更（**障害者の日常生活及び社会生活を総合的に支援するための法律〔障害者総合支援法〕**），障害者の範囲の変更（難病等の追加）などが，原則として2013（平成25）年度から施行された。

● **児童福祉の改革**　さらに，最も改革が遅れていた児童福祉の分野でも，幼児教育を含め地域における子ども・子育て支援を総合的に推進するためとして，社会保障と税の一体改革の一環で「子ども・子育て支援法」などが成立し，2015（平成27）年度から子ども・子育て支援の新制度が本格施行された。また，消費税率の10％への引上げによる税収増を財源に，幼児教育・保育の無償化を進める「子ども・子育て支援法」の改正法が2019（令和元）年に成立し，同年10月から実施された（● 203ページ）。

● **社会福祉の潮流**　このように社会福祉の法制度の歴史的展開をみると，その方向として，① 選別的福祉から普遍的福祉へ，② 施設福祉中心から在宅，地域福祉優先へ，③ 行政主導の措置の福祉から利用者の主体的選択による福祉へ，④ 公的部門による独占的，画一的な供給から公私の多元的な主体による参加型の供給へ，⑤ 中央統制型の福祉から地方分権型の福祉へ，などの潮流が指摘できる。

B. 社会福祉の法制度　**15**

2　社会福祉サービスの内容とサービス提供のしくみ

福祉サービスは，**施設サービス**と**在宅サービス**に大別される。

1　施設サービス

施設サービスにおける施設は，**入所施設，通所施設，利用施設**の3つに分類できる。

入所施設は，（特別）養護老人ホームや児童養護施設のように生活の本拠となる施設であり，衣食住のサービスに加え，介護，生活指導などのサービスが提供される。入所施設は，不適正な経営が行われれば入所者の人権を侵害するおそれが大きいため，「社会福祉法」上の第1種社会福祉事業（○図1-4）とされ，その設置，経営の主体は，原則として地方公共団体または社会福祉

第1種社会福祉事業	第2種社会福祉事業
・「生活保護法」に規定する救護施設，更生施設 ・生計困難者を無料または低額な料金で入所させ生活の扶助を行う施設 ・生計困難者に対して助葬を行う事業 ・「児童福祉法」に規定する乳児院，母子生活支援施設，児童養護施設，障害児入所施設，児童心理治療施設，児童自立支援施設 ・「老人福祉法」に規定する養護老人ホーム，特別養護老人ホーム，軽費老人ホーム ・「障害者総合支援法」に規定する障害者支援施設 ・「売春防止法」に規定する婦人保護施設 ・授産施設 ・生計困難者に無利子または低利で資金を融通する事業 ・共同募金を行う事業	・生計困難者に対して日常生活必需品・金銭を与える事業 ・生計困難者生活相談事業 ・「生活困窮者自立支援法」に規定する認定生活困窮者就労訓練事業 ・「児童福祉法」に規定する障害児通所支援事業，障害児相談支援事業，児童自立生活援助事業，放課後児童健全育成事業，子育て短期支援事業，乳児家庭全戸訪問事業，養育支援訪問事業，地域子育て支援拠点事業，一時預かり事業，小規模住居型児童養育事業，小規模保育事業，病児保育事業，子育て援助活動支援事業 ・「児童福祉法」に規定する助産施設，保育所，児童厚生施設，児童家庭支援センター ・児童福祉増進相談事業（利用者支援事業など） ・「就学前の子どもに関する教育，保育等の総合的な提供の推進に関する法律」に規定する幼保連携型認定こども園 ・「母子及び父子並びに寡婦福祉法」に規定する母子家庭・父子家庭・寡婦日常生活支援事業 ・「母子及び父子並びに寡婦福祉法」に規定する母子・父子福祉施設 ・「老人福祉法」に規定する老人居宅介護等事業，老人デイサービス事業，老人短期入所事業，小規模多機能型居宅介護事業，認知症対応型老人共同生活援助事業，複合型サービス福祉事業 ・「老人福祉法」に規定する老人デイサービスセンター（日帰り介護施設），老人短期入所施設，老人福祉センター，老人介護支援センター ・「障害者総合支援法」に規定する障害福祉サービス事業，一般相談支援事業，特定相談支援事業，移動支援事業，地域活動支援センター，福祉ホーム
・「身体障害者福祉法」に規定する身体障害者生活訓練等事業，手話通訳事業または介助犬訓練事業もしくは聴導犬訓練事業 ・「身体障害者福祉法」に規定する身体障害者福祉センター，補装具製作施設，盲導犬訓練施設，視聴覚障害者情報提供施設 ・身体障害者更生相談事業 ・知的障害者更生相談事業 ・生計困難者に無料または低額な料金で簡易住宅を貸し付け，または宿泊所等を利用させる事業 ・生計困難者に無料または低額な料金で診療を行う事業 ・生計困難者に無料または低額な費用で介護老人保健施設，介護医療院を利用させる事業 ・隣保事業 ・福祉サービス利用援助事業 ・各社会福祉事業に関する連絡・助成	

○**図1-4　社会福祉事業**
（「厚生労働白書」令和3年版による，一部改変）

法人に限定されている。

　通所施設は，自宅で生活しながら定期的に通う施設で，保育所，障害者の通所施設，高齢者のデイサービスセンターなどが代表的なものである。

　利用施設は，対象となっている人ならば，誰でも随時利用できる施設で，児童館，老人福祉センターなどがある。

　社会福祉施設については，設備，職員配置，運営などについて（最低）基準が定められており，その設置には都道府県知事の許認可や届出が必要である。

2 在宅サービス

　在宅サービスは，**ホームヘルプサービス❶**，**デイサービス❷**，**ショートステイ❸**のいわゆる在宅3本柱のほか，車椅子など福祉用具の給付や貸与などのサービスもある。在宅福祉事業は，「社会福祉法」上の第2種社会福祉事業（❍図1-4）とされ，設置，経営の主体に制限はなく，株式会社などの営利法人も参入できる。

　わが国では入所施設によるサービスが中心となってきたため，在宅サービスは全体として整備が遅れている。また，入所施設と併設で整備される場合が多く，利用者が住み慣れた地域で在宅生活を続けるのを支援するという，本来期待される役割が十分に果たせていないという指摘があり，介護保険制度の改正で，地域密着型サービスとして，小規模多機能のサービス拠点の整備や定期巡回・随時対応サービスなども開始された。また，ようやく脱施設化の流れが出てきた（知的）障害者福祉の分野でも，地域の受け皿として，グループホームなど在宅サービスの整備が重要な課題になっている。

3 サービス提供のしくみ

　前述のように，わが国では，行政主導のいわゆる措置（委託）制度が，高齢者，障害者，児童，生活困窮者といった対象者および在宅，施設を通じたサービス内容の多様性にもかかわらず，福祉サービス供給のための統一的システムとして，戦後半世紀にわたり基本的な変更がなされることなく続いてきた。その後，高齢者の介護サービスは介護保険制度を通じて，障害児・者に対するサービスは支援費，自立支援および総合支援の制度を通じて，保育サービスは子ども・子育て支援の新制度を通じて，それぞれ利用者とサービスの提供者の相対の契約により提供されるようになり，原則として措置（委託）制度から離脱した。したがって，現在は，要保護児童に対するサービス，「老人福祉法」に基づく養護老人ホームへの入所，「生活保護法」に基づく保護施設の入所が，従来どおり措置（委託）制度により提供されていることになる。

　❍図1-5-aは，措置（委託）制度のしくみを示したものである。サービスの提供は，利用者との関係において行政が独占的に決定し，行政がみずからサービスを提供するか，社会福祉法人などの事業者にサービスの提供を委託する。サービスの提供に要する費用は，全額が委託費として行政から事業者に支払われ，利用者の自己負担は，その負担能力に応じて行政が徴収する

NOTE

❶ホームヘルプサービス
　訪問介護員（ホームヘルパー）が居宅を訪問して，入浴・排泄などの介護，調理などの家事，生活に関する相談などを行う。

❷デイサービス
　デイサービスセンターなどにおいて，介護，相談，機能訓練などを行う。

❸ショートステイ
　短期入所施設などに短期間入所させ，介護，機能訓練などを行う。

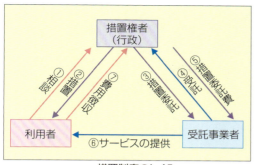
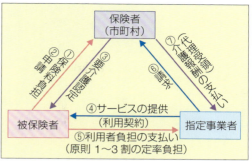

> **図 1-5 サービス提供のしくみ**
> わが国の社会福祉サービスの提供においては，措置制度(a)が長く続いてきた。近年の介護保険制度や障害者総合支援法に基づく制度では，(b)のように利用者とサービス提供者が直接契約する方式をとっている。
> （厚生労働省資料による，一部改変）

（応能負担）。

　これに対し，介護保険制度は，利用者とサービス提供者の契約をベースに，保険者が利用者に対し，利用料の助成を行うものである。介護保険の給付は利用者に対するものであるが，利用者にかわってサービスの提供者が受け取る代理受領のしくみにより，実際には利用者負担の分だけをサービスの提供者に支払うだけでサービスを利用でき，実質的に現物給付化されている（○図 1-5-b）。利用者負担は，原則 1〜3 割の定率負担である（応益負担）。介護給付の費用の半分は保険料によりまかなわれるが，措置（委託）制度，障害者の総合支援制度の給付費用は，応能による利用者負担を除き公費（租税など）から調達される。

3 社会福祉法と福祉 6 法

　社会福祉の制度は，対象者ごとに定められた法律を根拠に対象者ごとの制度として実施されており，土台としての「社会福祉法」が各社会福祉制度に共通する事項を定めている（○図 1-6）。以下，「社会福祉法」と各社会福祉法について，概説する。

1 社会福祉法

● **福祉サービスの基本理念**　「**社会福祉法**」は，福祉サービスの基本的理念について，個人の尊厳の保持を旨とし，利用者の自立を支援するものとして，良質，適切なものでなければならないとしている。福祉サービスは，保健医療サービスなどと連携をはかり，総合的に利用者本位で提供されなければならないと定めるとともに，地域生活課題の解決など，地域福祉の推進を社会福祉の理念として掲げている。

● **社会福祉制度の共通事項**　社会福祉制度に共通する事項として，社会福祉事業の定義や範囲，福祉事務所，社会福祉主事といった実施体制に関する

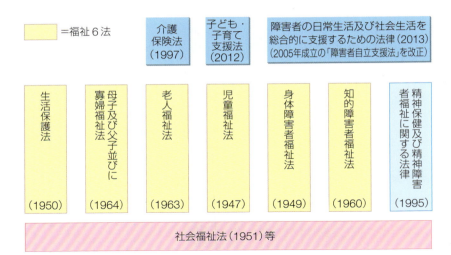

●図1-6　社会福祉に関連する法律
（厚生労働省資料による，一部改変）

このほか，社会福祉事業を行うための特別な法人として社会福祉法人制度について定めている。社会福祉法人を，設立の認可や運営の監督などにより「公の支配」に属させることで，「公の支配に属しない」慈善事業などに対する公金の支出を禁じた憲法第89条に抵触することなく，施設整備などへの助成が可能になったとされる。

●**福祉サービスの適切な利用**　社会福祉基礎構造改革で新たに「社会福祉法」に加えられた「第8章　福祉サービスの適切な利用」では，社会福祉事業の経営者に情報の提供，利用者への説明，適切な契約の締結を求めるとともに，都道府県社会福祉協議会に運営適正化委員会をおき，福祉サービス利用援助事業の適正な運営確保，適切な苦情解決を行うなど，利用者保護のしくみを導入している。福祉サービス利用援助事業とは，認知症の高齢者など判断能力が不十分な者に対して，福祉サービスの利用契約の代行，利用料の支払い，日常的な金銭管理などの生活支援を行うもので，民法の成年後見制度（○108ページ）を補完するものである。

さらに，都道府県福祉人材センターの設置など社会福祉事業に従事する人材の確保，市町村および都道府県の地域福祉計画の策定や，社会福祉協議会や共同募金会を主要な担い手とする地域福祉の推進などが，おもな内容として定められている。

●**社会福祉法人の改革**　特別養護老人ホームを経営する社会福祉法人の多額の内部留保などの問題をふまえ，評議員会の必置など社会福祉法人制度のガバナンス（組織を統治する体制）の強化，役員報酬基準の作成・公表など透明性の向上，内部留保の明確化と計画的な再投資など財務規律の強化などをはかる「社会福祉法」の改正法が成立し，原則として2017（平成29）年度から施行された。

●**地域福祉の推進**　また，「介護保険法」等の改正法が成立し，地域の生活課題を解決する地域福祉の推進や市町村による包括的な支援体制の整備，市

町村および都道府県による地域福祉（支援）計画策定の努力義務化と高齢者・障害者・児童等の福祉に共通する事項の盛り込みなどに関する規定が2018（平成30）年度から施行された。

さらに，包括的なサービス提供体制を整備するため，重層的支援体制整備事業を新設するとともに，社会福祉連携推進法人を創設する改正法が2020（令和2）年に成立し，2021（令和3）年度以降順次施行されている。

2 福祉6法

福祉6法は，公的扶助制度を具現化した「生活保護法」と，各福祉サービスの実施体制，内容やその供給システムを規定する福祉各法に分けられる。福祉各法は，児童，障害者，老人など対象者別に立法されており，目的，実施体制などを定めた総則，福祉の保障，（在宅サービスの）事業および施設，費用といった共通の構成となっている。

ここでは，代表的なものとして福祉6法を取り上げるが，ほかに「**精神保健及び精神障害者福祉に関する法律**」（**精神保健福祉法**），高齢者に対する介護サービス，保育サービスおよび身体，知的，精神の3障害に対する福祉サービスならびに公費負担医療について，それぞれその財政と供給を定める「**介護保険法**」，「**子ども・子育て支援法**」，「**障害者の日常生活及び社会生活を総合的に支援するための法律**」（**障害者総合支援法**）も，重要な役割を果たしている。

◆ 生活保護法

「生活保護法」は，**生活保護制度**を規律する❶。

同法は，基本原理として，①「国家責任による最低生活保障の原理」，②社会的な身分はもとより，生活困窮に陥った原因のいかんは問わず（かつての「救護法」などでは，素行不良者などは保護の対象から除外されていた），もっぱら経済状態だけに着目して保護を行う「保護請求権無差別平等の原理」，③健康で文化的な生活水準を維持できる「健康で文化的な最低生活保障の原理」，④本人の資産，扶養義務者による扶養やほかの制度による給付があればそれが優先され，それらでは最低生活費に足りない場合に，足りない部分について給付を行う「保護の補足性の原理」の，4つの原理を定めている。

また，運用の原則として，①要保護者らの申請を前提に保護を行う申請保護の原則（ただし，緊急の場合は職権で保護を行うことができる旨も規定されている），②厚生労働大臣の定める基準により測定した需要を基準に，そのうち被保護者自身で満たすことのできない不足分を補う程度において保護を行う基準および程度の原則，③保護は被保護者の年齢などその実情に応じて行われなければならない必要即応の原則，④保護は世帯単位で判定して行う世帯単位の原則，の4つの原則をもつ。

NOTE

❶ **生活困窮者自立支援法**

生活保護制度に隣接するものとして，生活困窮者（困窮し，最低限度の生活を維持できなくなるおそれのある者）に，福祉事務所設置自治体が有期の住宅確保給付金の支給などを行い自立を支援する制度が，2015（平成27）年度から施行されている（ 154ページ）。

◆ 児童福祉法

　福祉6法のなかで最も古いこの法律は，児童（満18歳に満たない者と定義されている）に関するすべての法令の施行にあたって尊重すべき原理（「児童福祉法」第3条）をもち，専門的な相談支援機関としての**児童相談所**を都道府県，指定都市などに設置し，**児童福祉司**をおくなど，児童福祉の実施体制を定める。

　児童福祉の2本柱は，一般児童の健全育成と要援護児童の保護であるが，実際には，児童館の設置など一般児童に対するものよりも，特別なニーズをもつ児童の発達や保護に重点がおかれている。具体的には，被虐待児を児童相談所などにおかれる一時保護所で保護することや，要保護児童の児童養護施設など児童福祉施設への入所などである。2019（令和元）年には，悲惨な虐待死の事例があとをたたないことを受け，虐待防止対策の強化をはかるための「児童福祉法」の改正が行われた（**◉** 205ページ）。

　また，量的に大きな比重を占める**保育所**については，しだいに設置当初の救貧的な性格が薄れ，保護者の選択的就労と育児の両立を支援する制度となったが，2015（平成27）年度以降，保育サービスの供給は，原則として前述の「子ども・子育て支援法」に基づき行われることになり，保育サービス供給法としての役割は縮小した。

　さらに，「障害者自立支援法」の制定に伴い，2006（平成18）年度からは，障害児に対する訪問介護等の在宅福祉サービスや育成医療の給付に関する規定が削除され，両者は同法，2013（平成25）年度からは同法が改正された「障害者総合支援法」に基づき提供されることとなった。また，2012（平成24）年度から障害児入所施設が一元化されるとともに障害児の通所サービスを行う施設を児童発達支援センターに一元化し，支援の実施主体を市町村とした。

◆ 身体障害者福祉法

　身体障害者更生相談所，**身体障害者福祉司**の設置などの実施体制を定めるほか，**身体障害者手帳**の交付などの事項を規定している。従来，在宅サービスの提供，施設入所などは，この法律で措置（委託）制度に基づき行政の決定により実施され，さらに福祉関係8法改正により，措置の実施は基礎自治体である市町村が行っていた。

　その後，社会福祉基礎構造改革により，措置（委託）制度を原則的に廃止して，在宅サービス事業者および施設と利用者の契約による利用に改め，知事が指定したサービスの利用者に市町村が支援費を支給（国・都道府県が一定割合を負担）し，事業者および施設に代理受領を認めるといういわゆる**支援費制度**が，2003（平成15）年度から導入された。さらに，2006（平成18）年度からは，従来この法律により提供されてきた福祉サービスや公費負担医療である更生医療が，「障害者自立支援法」（2013年度からは「障害者総合支援法」）に基づき提供されることになり，サービス供給法としてのこの法律の役

割は大幅に縮小した。

◆ 知的障害者福祉法

　知的障害者の援護の法律であるが，「児童福祉法」の対象とされてきた知的障害児の年齢超過の問題に対応して，制定された歴史がある。身体障害者と異なり，知的障害者の定義や手帳の交付の規定はない。従来，知的障害者の福祉は，市（市部）または都道府県（郡部）が実施主体となり，前述のように施設への入所を中心に行われてきたが，ようやく在宅で生活するための環境づくりの面でも，グループホームの法制化などが徐々に行われるようになった。

　社会福祉基礎構造改革により，「身体障害者福祉法」と同様，従来の措置（委託）制度が原則として廃止され，市町村から支援費の支給を受けた利用者が，事業者・施設と直接契約して利用する方式が2003（平成15）年度から導入された。さらに，2006（平成18）年度からは，従来この法律により提供されてきた福祉サービスが原則として「障害者自立支援法」（2013年度からは「障害者総合支援法」）に基づき給付されることになり，サービス供給法としての役割は大幅に縮小した。

　なお，1998（平成10）年改正の法律で，従来の「精神薄弱」という用語が「知的障害」に改められた。

◆ 老人福祉法

　「老人」の定義を定めていない法律であるが，老人ホームへの入所などは，原則として65歳以上の者を対象として行われている。老人は敬愛され，生きがいをもてる健全で安らかな生活を保障されることが，基本理念となっている。

　市町村は，要援護老人支援のための体制整備を求められるとともに，養護老人ホームへの入所措置などを行う。また，市町村および都道府県は，老人福祉サービスの供給体制の確保に関し，介護保険事業（支援）計画（● 106ページ）と一体のものとして老人福祉計画を策定しなければならない。一方，いわゆる元気老人対策として，各種レクリエーション事業の実施や老人クラブの支援なども，自治体に期待される。

　また，有料老人ホームについても，設置に際し都道府県知事への事前届出を求めるなど一定の規制を加え，低利融資などの支援策もとられている。2011（平成23）年の「介護保険法」などの改正により，2012（平成24）年度からサービス費用以外の権利金などの受領禁止と前払金の返還ルールが明確化され，利用者保護がはかられていた[1]が，「介護保険法」などの改正で2018（平成30）年度から，その強化がはかられた（● 161ページ）。

　なお，介護保険制度の施行に伴い，ホームヘルプサービスや特別養護老人ホームへの入所などの介護サービスは，原則として介護保険制度を通じて提供されることになり，サービス供給法としての「老人福祉法」の役割は縮小した。

NOTE

[1] 認知症高齢者グループホームについても，同様の利用者保護の規定が定められた。

◆ 母子及び父子並びに寡婦福祉法

「母子及び父子並びに寡婦福祉法」の対象は，母子家庭・父子家庭と，かつて母子家庭の母であった寡婦である。2002（平成14）年に「母子及び寡婦福祉法」が改正され，母子家庭の母の就労支援策などが盛り込まれるとともに，ホームヘルプサービスや保育所の優先入所については，この法律に基づき例外的に父子家庭についても対象となることになった。さらに2014（平成26）年には法律の名称に「父子」が明記され，父子福祉資金の創設など支援の充実がはかられた。

都道府県知事，市長および福祉事務所を設置する町村長は，**母子・父子自立支援員**（旧母子相談員）を委嘱し，支援員は相談，求職活動の支援などを行う。また，都道府県などは，母子家庭などの自立を支援するため，自立促進計画を策定する。福祉の措置としては，無利子または低利の母子・父子・寡婦福祉資金の貸付け，公営住宅の供給に関する配慮，母子・父子家庭自立支援給付金の支給などの就労支援などがある。また母子・父子福祉施設として，生活支援を行う母子・父子福祉センターやレクリエーション施設としての母子・父子休養ホームが設置されている。

4 社会福祉の財政

1 在宅福祉サービスの費用

高齢者に対するホームヘルプサービスやデイサービスなどの在宅福祉サービスについては，2000（平成12）年度から原則として介護保険制度を通じて提供されることとなり，その費用については，食費などの原則実費負担と原則1割の利用者負担に加え，介護報酬として介護保険から事業者に支払われることとなった。

障害児・者に対する在宅サービスについては，「障害者総合支援法」によりサービスの利用者には食費などの原則実費負担と負担能力に応じた利用者負担❶が求められるとともに，残りは市町村が負担している。市町村負担分の半分を国が，その1/4を都道府県がそれぞれ「補助」していた従来のしくみが義務的に「負担」するしくみに改められ，財源不足が生じないよう国の財政責任が明確化されている。

保育サービスの費用についても，子ども・子育て支援の新制度などにより，応能による利用者負担と公費負担でまかなわれていたが，2019（令和元）年10月から原則無償化が行われた（ 203ページ）。

2 施設サービスの費用

特別養護老人ホーム（介護老人福祉施設）の入所費用は，利用者負担を除き介護保険から負担されるほか，社会福祉施設の運営のための費用は，施設への入所（委託）の措置をとった者，または市町村などの給付の支給者と国（お

NOTE

❶自立支援法施行当初は，原則1割の応益負担になったが，2012（平成24）年度から応能負担による利用者負担が原則となった。

および・都道府県）が，利用者負担分を除き公費から負担することとなっている。

　社会福祉施設・設備の整備のための費用は，三位一体改革などにより，近年大幅に変更された。民間の保育所や障害児・者関連施設，高齢者関連施設などに対する国および都道府県の負担金・補助金，交付金，基金のほか，民間の補助制度，設置者の自己負担分に関する独立行政法人福祉医療機構からの融資制度などによりその費用がまかなわれており，設置者の負担は原則1/4となっている。

5 社会福祉の組織と実施体制

1 社会福祉行政

　社会福祉の行政は，国，都道府県，市町村がそれぞれ役割を分担しながら実施されている（●図1-7）。

　国は，厚生労働省の社会・援護局（社会福祉全般や生活保護を担当），子ども家庭局（児童家庭福祉などを担当），老健局（介護など高齢者福祉を担当），障害保健福祉部（障害者福祉を担当）などに分かれて，制度の企画・立案，統一的な基準の作成などを行っている。都道府県は，要保護児童の福祉や郡部の生活保護などを直接担当するほか，市町村の支援，人材の養成・確保や施設などの基盤整備に携わっている。市町村は，多くの場合，福祉サービスの直接の実施決定主体となっているほか，介護保険では保険者として介護保険の運営，管理を担当している。

　前述の福祉関係8法改正などで，従来，都道府県が行っていた業務が市町村へ移譲されるなど，市町村への分権化が進んでいるが，これは，利用者のニーズにそったきめ細かなサービスを行うためには，住民に最も身近な行政主体である市町村が実施決定主体などになることが望ましいとする考え方によるものである。ひとことで市町村といっても，100万人をこえる人口を有する大都市から人口が1,000人にも満たない村まで，その実態に大きな違いがあることにも注意が必要であるが，地域福祉の充実に果たす市町村の役割はますます重要になってきている。

　都道府県などにおかれている専門機関としては，**福祉事務所**，**児童相談所**，**身体・知的障害者更生相談所**などがある。福祉事務所は，福祉6法に定める業務を行う事務所で，都道府県および市に設置が義務づけられている。

2 社会福祉協議会

　社会福祉協議会は，地域住民や福祉関係者により組織された民間組織（社会福祉法人）であり，市町村，都道府県および全国レベルで結成されている。地域社会において，社会福祉活動の企画，調整，普及宣伝，人材育成，ボランティア活動の推進などの業務を行うほか，在宅福祉サービスなどをみずから実施する場合もある。

　都道府県社会福祉協議会には市町村社会福祉協議会の支援のほか，広域的

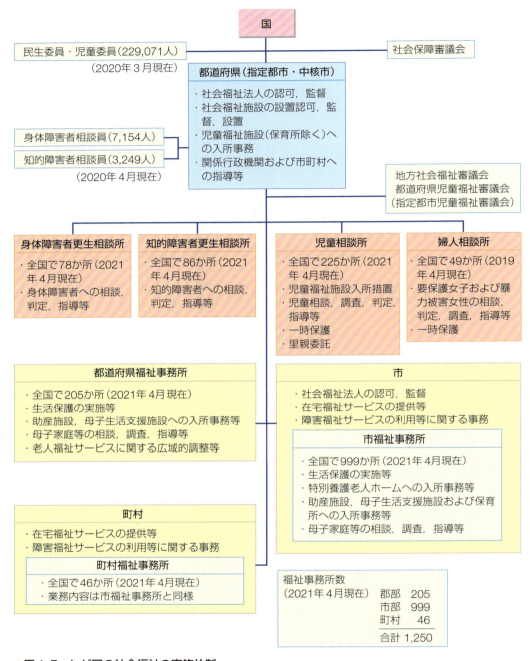

図1-7 わが国の社会福祉の実施体制
(「厚生労働白書」令和3年版による)

な立場からの業務が求められており、運営適正化委員会もおかれている。全国レベルの全国社会福祉協議会(全社協)は、福祉関係者の意見集約や福祉サービスの第三者評価事業の実施主体などの役割も果たしている。

社会福祉協議会には、行政の下請け機関になっているとの批判もあり、地域の民間福祉の先導役としての自主的な活動が期待されている。

B. 社会福祉の法制度　　**25**

3　社会福祉法人

　社会福祉法人は，社会福祉事業を行うことを目的として，「社会福祉法」に基づき設立される法人であり，社会福祉施設の設置，経営を中心に民間福祉の担い手の中心になっている。その公益性に鑑み，行政の指導監督に服する一方，税制上の優遇措置なども認められている。なお，前述のように，ガバナンスの強化，透明性の向上，財務規律の強化をはかるための制度改革が行われた。

6　社会福祉の従事者と担い手

　社会福祉の従事者，担い手としては，専門機関を含め社会福祉行政に携わる職員のほか，社会福祉施設や在宅サービス事業者の職員として福祉サービスの提供や事務処理に携わる者，社会福祉協議会の職員などがいる。

　社会福祉行政の第一線機関である福祉事務所には，所長のほか，査察指導員，生活保護などを担当する現業員，身体および知的障害者福祉司などが配置されており，専門機関である児童相談所などには児童福祉司などの専門職員がおかれる。社会福祉施設や在宅サービス事業者では，生活支援員，介護職員，児童指導員，保育士，医師，看護師，ホームヘルパーなどの職員が従事している。

●**民生委員**　社会福祉の分野には，**民生委員**という独特の民間奉仕者の制度がある。民生委員（「児童福祉法」に基づく**児童委員**も兼ねる）は，厚生労働大臣の委嘱を受けて，地域福祉の向上のため，地域住民の生活状態を把握し，相談，援助などの活動を行う。

●**社会福祉分野の資格**　福祉ニーズの増大，多様化が進むなか，専門的な知識，技能を有する人材の養成・確保の必要性を背景に，従来から資格化されていた**社会福祉主事**（福祉事務所において福祉6法などの業務を行う），**保育士**（保育所などにおいて保育および保護者に対する保育に関する指導を行う）に加え，名称独占❶の資格として**社会福祉士**，**介護福祉士**，**精神保健福祉士**が法制化されている。

　1 社会福祉士　心身の障害や環境上の理由により日常生活に支障がある者に対し，専門的知識・技術をもって，相談，助言，指導などの援助を行うことを業とする者である。

　2 介護福祉士　心身の障害や環境上の理由により日常生活に支障がある者に対し，専門的知識・技術をもって入浴，排泄，食事そのほかの介護を行い，または介護者などに対する指導を行うことを業とする❷。

　3 精神保健福祉士　医療機関や社会復帰施設を利用している精神障害者の社会復帰に関する相談に応じ，助言，指導，日常生活への適応のために必要な訓練，そのほかの援助を行うことを業とする者である。

NOTE

❶たとえば医師以外は医業をできない（「医師法」第17条）とする業務独占に対し，業務自体ができないわけではないが，その資格の有資格者以外は，その肩書きを名のることを禁止することを名称独占という。

❷2011（平成23）年の「介護保険法」等の改正により，2012（平成24）年度から一定の研修を受け，認定された介護福祉士等による痰の吸引と経管栄養が業務として実施できるようになった。

26 第1章　社会保障制度と社会福祉

✐ work 復習と課題

❶ 社会保障制度の目的と機能について，まとめてみよう。

❷ 社会保障の制度体系の4分野，内容の3分野をあげ，それぞれについて制度の内容と保障の方法を整理してみよう。

❸ 社会福祉に関連する法律をあげてみよう。

❹ 社会福祉の制度を実施する機関や従事者について，まとめてみよう。

❺ 社会保障・社会福祉と看護の関係について考えてみよう。また，実際に看護をするうえで，どのような場面で社会保障・社会福祉との関連が出てくるか話し合ってみよう。

参考文献
1. 厚生労働省編：厚生労働白書，平成24年版. 2012.
2. 厚生労働省編：厚生労働白書，令和3年版. 2021.
3. 堤修三：社会保険の政策原理. 国際商業出版，2018.

― 社会保障・社会福祉 ―

第 2 章

現代社会の変化と
社会保障・社会福祉の動向

第2章 現代社会の変化と社会保障・社会福祉の動向

本章の目標
- 現代社会においては，少子高齢化や人口の減少，経済成長率の低下，雇用の流動化などのさまざまな変化がおこっており，それらのなかには国全体の基盤を揺るがすような大きな問題も含まれている。社会保障・社会福祉は，こういった国民が直面する諸問題に対応するための社会的なしくみである。
- 本章では，近年のわが国における社会や経済の変化を理解し，今後の社会保障・社会福祉がどのような方向を目ざしているのか，その基本的な動向について学ぶ。

A 現代社会の変化

1 人口の変化

1 総人口の変化

　わが国の総人口は，2019（令和元）年10月1日現在，約1億2616万7000人である。その推移をみてみると，明治のはじめ（1872〔明治5〕年）には3480万人程度であったのが，急速な増加を続け，1967（昭和42）年に，はじめて1億人をこえるにいたった。

● **人口減少社会**　その後の少子化の進展のなかで，近年のわが国は，**人口減少社会**へ突入している。2005（平成17）年には，出生数約106万人に対して，死亡数は約108万人となり，両者の差である自然増加数がはじめてマイナスに転じた。その後も同様の傾向が続いており，わが国の人口は減少局面に入っている（◎図2-1）。

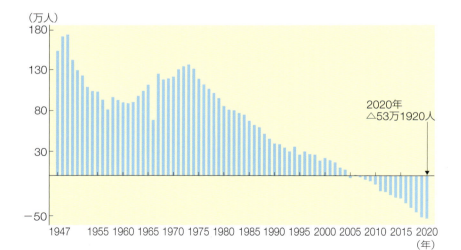

◎図2-1　人口の自然増減数の年次推移
（厚生労働省「令和2年人口動態統計」による，一部改変）

2 人口動態および人口構成の変化

◆ 出生数の動向

　出生数については，第二次世界大戦後，1947（昭和22）年から1949（昭和24）年のいわゆる第1次ベビーブームの時期には毎年260万人以上が生まれ，また第1次ベビーブームの世代が親となった1971（昭和46）年から1974（昭和49）年の第2次ベビーブームの時期には，毎年200万人以上が生まれている。しかし，その後は減少傾向が続いており，近年の出生数は毎年100万人を下まわる水準となっている（○図2-2）。

●**合計特殊出生率の低下**　出生数の減少の背景には，**合計特殊出生率**の低下がある。合計特殊出生率とは，1人の女性が生涯に産むと推計される平均子ども数のことである。合計特殊出生率は，第1次ベビーブームの時代には4をこえる高い水準にあったが，その後長期低下傾向が続いている。合計特殊出生率が2.1以下になると現在の人口水準を維持できなくなるとされているが，わが国では，1974年以降，この水準を下まわり続けている。合計特殊出生率は，2005（平成17）年には1.26まで低下し，その後若干改善傾向にあるが，2020（令和2）年時点で1.34という低い水準にある（○図2-2）。

●**出生数減少の背景**　2017（平成29）年に発表された国立社会保障・人口問題研究所「日本の将来推計人口」によると，現在の傾向が続けば，わが国の人口は2053年には1億人を割り込み，2065年には8808万人になるものと推計されている。そうしたなかで高齢化率は一貫して上昇し，2065年には38.4％にまで増加する見込みである。

●**晩婚化・未婚化**　出生数の減少や合計特殊出生率の低下の背景には，晩

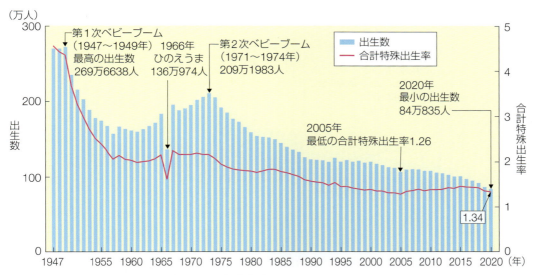

○図2-2　出生数および合計特殊出生率の年次推移
（厚生労働省「令和2年人口動態統計」による，一部改変）

婚化や未婚化があると考えられる。晩婚化については，1970(昭和45)年の平均初婚年齢は，夫26.9歳，妻24.2歳だったのが，2019(令和元)年には夫31.2歳，妻29.6歳となっており，いずれも4〜5年以上遅くなっていることがわかる。また，未婚については，生涯未婚率が，1970年には男性1.70％，女性3.34％だったのが，2015(平成27)年には男性23.37％，女性14.06％と急激に上昇している。

◆ 死亡数の動向

戦後，保健医療水準の向上と栄養状態の改善等による乳児死亡率の低下と平均寿命の伸長により，死亡率は低下しつづけた。しかしながら，1980(昭和55)年以降は，高齢者の増加により，死亡率は増加に転じ，死亡数も増加してきている。2020年には，死亡数は137万2755人と11年ぶりの減少となっている(図2-3)。

◆ 少子高齢化の進展

以上述べてきたような人口動態の結果，わが国においては，いわゆる**少子高齢化**が急速に進んでいる。表2-1には，年齢3区分別人口の推移を示した。これをみると，年少人口(0〜14歳)の減少および老年人口(65歳以上)の増加が明らかである。また，**生産年齢人口**(15〜64歳)は，第二次世界大戦後一貫して増加してきたが，1995(平成7)年の8726万人をピークに減少してきていることがわかる。

● **高齢化率の上昇** 高齢化率(総人口に占める65歳以上人口の割合)が7〜14％の社会を「高齢化社会」，14〜21％の社会を「高齢社会」，21％以上の社会を「超高齢社会」とよぶことがある。この基準に従えば，わが国は，1970年に高齢化社会に，1994(平成6)年に高齢社会に，そして2007(平成19)年

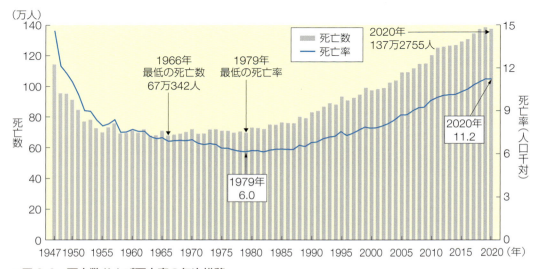

図2-3 死亡数および死亡率の年次推移
(厚生労働省「令和2年人口動態統計」による，一部改変)

A. 現代社会の変化　31

● 表 2-1　年齢 3 区分別人口の推移

（各年 10 月 1 日現在）

	年齢 3 区分別人口（千人）				年齢 3 区分別構成割合（%）			
	総数	年少人口 （0〜14 歳）	生産年齢人口 （15〜64 歳）	老年人口 （65 歳以上）	総数	年少人口 （0〜14 歳）	生産年齢人口 （15〜64 歳）	老年人口 （65 歳以上）
1950（昭 25）年	83,200	29,430	49,661	4,109	100.0	35.4	59.7	4.9
1960（昭 35）年	93,419	28,067	60,002	5,350	100.0	30.0	64.2	5.7
1970（昭 45）年	103,720	24,823	71,566	7,331	100.0	23.9	69.0	7.1
1980（昭 55）年	117,060	27,524	78,884	10,653	100.0	23.5	67.4	9.1
1990（平　2）年	123,611	22,544	86,140	14,928	100.0	18.2	69.7	12.1
1995（平　7）年	125,570	20,033	87,260	18,277	100.0	16.0	69.5	14.6
2000（平 12）年	126,926	18,505	86,380	22,041	100.0	14.6	68.1	17.4
2005（平 17）年	127,768	17,585	84,422	25,761	100.0	13.8	66.1	20.2
2010（平 22）年	128,057	16,839	81,735	29,484	100.0	13.1	63.8	23.0
2015（平 27）年	127,110	15,864	75,918	33,422	100.0	12.7	60.6	26.7

＊ 各年 10 月 1 日現在。1970 年までは沖縄県を含まない。
（総務省統計局「国勢調査」をもとに作成）

に超高齢社会に突入したことになる。とくに，第 1 次ベビーブームの世代が 2012（平成 24）年以降 65 歳をこえて高齢者となってきていることから，高齢化率は当分の間上昇しつづけ，社会・経済や雇用の面で大きな影響を及ぼすことが予想されている。

◆ 将来推計人口

　将来の人口の推移について，2017 年に国立社会保障・人口問題研究所が推計した「日本の将来推計人口」（中位推計）でみてみよう。

● **総人口・高齢者人口の推計**　わが国の総人口は，今後，長期の人口減少過程に入り，2053 年には 1 億人を割って 9924 万人となり，2065 年には 8808 万人になると推計されている。一方で，65 歳以上の高齢者人口は，2012 年には 3000 万人をこえ，「団塊の世代」が 75 歳以上となる 2025 年には 3677 万人に達すると見込まれている。その後も高齢者人口は増加を続け，2042 年に 3935 万人でピークを迎え，その後は減少に転じると推計されている。

● **高齢化率の推計**　総人口が減少するなかで高齢者が増加することにより高齢化率は上昇を続け，2013（平成 25）年には高齢化率が 25.1%で国民の 4 人に 1 人が高齢者となった。2036 年には，33.3%で 3 人に 1 人となることが予測されている。2042 年以降は高齢者人口が減少に転じても高齢化率は上昇を続け，2065 年には 38.4%に達して，国民の 2.6 人に 1 人が 65 歳以上の高齢者となる社会が到来すると推計されている（● 図 2-4）。

● **高齢化の国際比較**　こうした高齢化の状況を国際比較してみたのが● 図 2-5 である。これをみると，世界各国のなかでも，わが国の高齢化のスピードがきわめて速く，すでに世界一の高齢国となっていることがわかる。高齢化率が 7%をこえ高齢化社会となってから，その倍の 14%に達し高齢社会になるまでに要する年数を比較してみると，フランスの 115 年やスウェーデンの 85 年に対し，わが国は 24 年という短い期間であった。

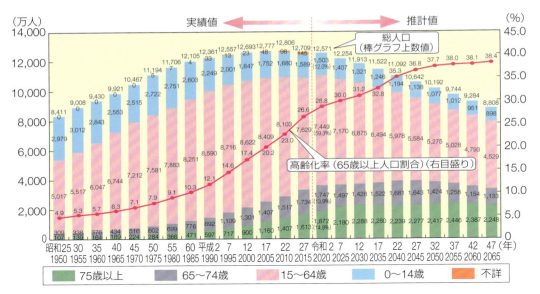

[資料] 2015年までは総務省「国勢調査」，2020年は総務省「人口推計（令和2年10月1日現在〔平成27年国勢調査を基準とする推計〕）」，2025年以降は国立社会保障・人口問題研究所「日本の将来推計人口」（平成29年推計）の出生中位・死亡中位仮定による推計結果。

*1 2020年以降の年齢階級別人口は，総務省統計局「平成27年国勢調査 年齢・国籍不詳をあん分した人口（参考表）」による年齢不詳をあん分した人口に基づいて算出されていることから，年齢不詳は存在しない。なお，1950年〜2015年の高齢化率の算出には分母から年齢不詳を除いている。ただし，1950年および1955年において割合を算出する際には，*2における沖縄県の一部の人口を不詳には含めないものとする。

*2 沖縄県の1950年70歳以上の外国人136人（男55人，女81人）および1955年70歳以上23,328人（男8,090人，女15,238人）は65〜74歳，75歳以上の人口から除き，不詳に含めている。

*3 将来人口推計とは，基準時点までに得られた人口学的データに基づき，それまでの傾向，趨勢を将来に向けて投影するものである。基準時点以降の構造的な変化等により，推計以降に得られる実績や新たな将来推計との間には乖離が生じうるものであり，将来推計人口はこのような実績等をふまえて定期的に見直すこととしている。

◯図 2-4　高齢化の推移と将来推計
（「高齢社会白書」令和3年版による，一部改変）

こうした急速な高齢化は，わが国の社会・経済に対して非常に大きな影響を及ぼしてきている。

2 地域社会の変化

1 人口移動──都市化・過疎化

　第二次世界大戦後の経済復興と発展のなかで，人口の都市部への集中がおこった。その一方で，地方では人口が流出し，過疎化や高齢化が進んだ結果，共同体の維持が困難になる，いわゆる限界集落とよばれるようなところも出てきている。今後の地域ブロック別人口推計によると，東京都を中心とする南関東ブロックが占める割合が高まっていくのに対し，その他の地域の割合は減少ないしは横ばい傾向にある（◯表2-2）。

A. 現代社会の変化

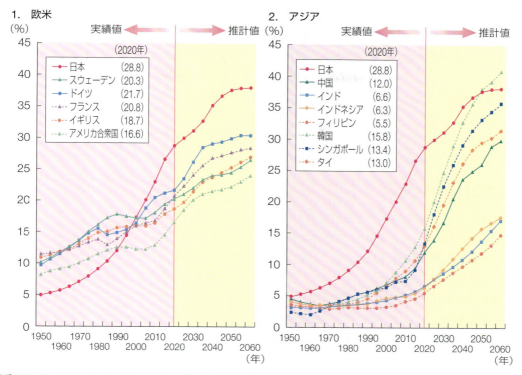

[資料] UN, World Population Prospects : The 2019 Revision
＊ただし日本は、2015年までは総務省「国勢調査」、2020年は総務省「人口推計」(令和2年10月1日現在〔平成27年国勢調査を基準とする推計〕)、2025年以降は国立社会保障・人口問題研究所「日本の将来推計人口(平成29年推計)」の出生中位・死亡中位仮定による推計結果による。

◯図2-5　世界の高齢化率の推移
(「高齢社会白書」令和3年版による)

◯表2-2　地域ブロック別の人口の割合(%)

ブロック	2015年(平成27)	2020年	2025年	2030年	2035年	2040年	2045年
北海道	4.2	4.2	4.1	4.0	3.9	3.9	3.8
東北	7.1	6.9	6.7	6.5	6.3	6.1	5.8
関東	33.8	34.4	34.9	35.4	35.8	36.4	36.9
北関東	5.4	5.3	5.3	5.2	5.2	5.1	5.0
南関東	28.4	29.0	29.6	30.1	30.7	31.3	31.9
中部	16.9	16.8	16.8	16.7	16.7	16.7	16.6
近畿	17.7	17.7	17.6	17.5	17.4	17.3	17.3
中国	5.9	5.8	5.8	5.7	5.7	5.7	5.7
四国	3.0	3.0	2.9	2.8	2.8	2.7	2.7
九州・沖縄	11.3	11.3	11.3	11.3	11.3	11.3	11.3

[地域区分]
北海道：北海道　　東北：青森県、岩手県、宮城県、秋田県、山形県、福島県　　北関東：茨城県、栃木県、群馬県　南関東：埼玉県、千葉県、東京都、神奈川県　　中部：新潟県、富山県、石川県、福井県、山梨県、長野県、岐阜県、静岡県、愛知県　　近畿：三重県、滋賀県、京都府、大阪府、兵庫県、奈良県、和歌山県　　中国：鳥取県、島根県、岡山県、広島県、山口県　　四国：徳島県、香川県、愛媛県、高知県　　九州・沖縄：福岡県、佐賀県、長崎県、熊本県、大分県、宮崎県、鹿児島県、沖縄県
(国立社会保障・人口問題研究所「日本の地域別将来推計人口(平成30年推計)」による)

2 地域差

こうした変化のなかで，さまざまな社会経済指標について，大きな地域差が生じている。たとえば，都道府県別の高齢化率をみてみると，2019（令和元）年の全国平均は 28.4％であったが，最も高い秋田県は 37.2％，最も低い沖縄県は 22.2％と大きな差がある。こうした人口指標のほか，所得水準等の指標についても大きな地域差が存在しており，さまざまな社会保障政策を企画立案・実施するにあたっては，地域の特色を十分ふまえていく必要がある。

3 地方分権の動向

人口減少・少子高齢化等の社会経済情勢の変化や，地方分権の担い手となる基礎自治体にふさわしい行財政基盤の確立を目的として，1999（平成 11）年以来，全国的に**市町村合併**が積極的に推進されてきた。その結果，かつては 3,200 以上あった市町村の合併（平成の大合併）が進み，現在は 1,700 程度にまで集約化されてきている。

合併による効果としては，専門職員の配置など住民サービス提供体制の充実強化，少子高齢化への対応，広域的なまちづくりなどがあげられる。その一方で問題点としては，周辺部の旧市町村の活力喪失，住民の声が届きにくくなっているなどの課題が指摘されている。

なお，2015（平成 27）年には，国から地方公共団体または都道府県から指定都市への事務・権限の移譲などについて関係法律の整備を行う「**地域の自主性及び自立性を高めるための改革の推進を図るための関係法律の整備に関する法律**」（**第 5 次地方分権一括法**）が成立し，「麻薬及び向精神薬取締法」や「医薬品医療機器法」などの改正が行われている。

3 家族・個人の変化

1 世帯の変化

● **世帯の小規模化**　世帯の変化をみてみると，総世帯数は「国民生活基礎調査」によれば 2019（令和元）年には 5178 万 5000 世帯となっている。一般世帯 1 世帯あたりの平均世帯人員は，1960（昭和 35）年には 4.14 人であったのが減少の一途をたどり，2019 年には 2.39 人となっており，世帯の小規模化が顕著である。

● **現代の世帯の特徴**　また，2019 年の一般世帯の家族類型別世帯数をみてみると，核家族世帯が 59.8％，単独世帯が 28.8％を占めている（ ●図 2-6）。とくに，高齢者夫婦のみの世帯や高齢者単身世帯，子どもがいる世帯のうちひとり親世帯が増加しており，今後の社会保障政策を考えるうえでは，こうした世帯の状況の変化に十分留意する必要がある。

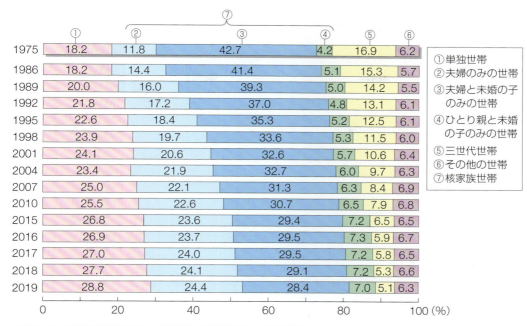

▶図 2-6　世帯構造別にみた世帯数の構成割合の年次推移
(厚生労働省「令和元年国民生活基礎調査」による)

2 家族の機能と役割の変化

● **ライフスタイルの変化**　個人のライフスタイルも，従来とは変化してきている。たとえば，前述のように生涯未婚率は男女ともに上昇しており，2030年には男性で約30％，女性では約23％になることが見込まれている。また，結婚後の世帯についても，共働き世帯と専業主婦世帯(男性雇用者と無業の妻からなる世帯)とを比べると，1997(平成9)年にはすでに共働き世帯が専業主婦世帯の数を上まわり，その後も両者の差は拡大している状況にある(▶図2-7)。

● **男女の役割の変化**　一方，男女の役割分担についての意識も変化してきている。たとえば，「夫は外で働き，妻は家庭をまもるべきである」という伝統的な考え方についての評価は，1992(平成4)年には賛成が60.1％，反対が34.0％だったのに対し，2016(平成28)年には賛成が40.6％，反対が54.3％と逆転している(内閣府「男女共同参画社会に関する世論調査」)。

● **希望を実現できる環境整備**　こうした状況の変化のなかでも，結婚し子どもを生み育てたい，あるいは子どもを産んでも働きつづけたいなどの希望は，依然として多くの人々がもっていると考えられる。その希望がかなえられず，結果的に少子化が進んでいる現在の状況をふまえ，希望する人が結婚や出産を実現しやすい環境を整えていく必要がある。

なお，2015(平成27)年11月の「一億総活躍社会の実現に向けて緊急に実施すべき対策」においては，希望出生率(国民の希望がかなった場合の出生率)1.8の実現が目標として掲げられている。

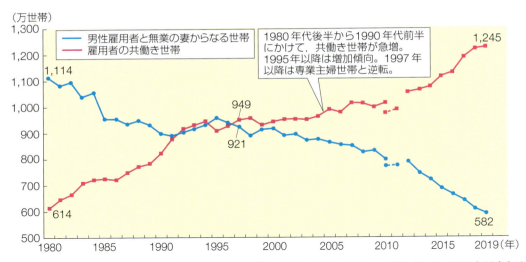

*1 1980年から2001年までは総務庁「労働力調査特別調査」(各年2月。ただし，1980年から1982年は各年3月)，2002年以降は総務省「労働力調査(詳細集計)」より作成。「労働力調査特別調査」と「労働力調査(詳細集計)」とでは，調査方法，調査月等が相違することから，時系列比較には注意を要する。
*2「男性雇用者と無業の妻からなる世帯」とは，2017年までは，夫が非農林業雇用者で，妻が非就業者(非労働力人口および完全失業者)の世帯。2018年以降は，就業状態の分類区分の変更に伴い，夫が非農林業雇用者で，妻が非就業者(非労働力人口および失業者)の世帯。
*3「雇用者の共働き世帯」とは，夫婦ともに非農林業雇用者(非正規の職員，従業員を含む)の世帯。
*4 2010年および2011年の値は，岩手県，宮城県および福島県を除く全国の結果。

◯図2-7　共働き世帯数の推移
(「男女共同参画白書」令和2年版による，一部改変)

● **育児および介護の「社会化」**　これまで述べてきたような世帯状況やライフスタイルの変化などに伴い，従来，主として家族の中で提供されてきた育児や介護を，家族の中だけで完結することはもはや困難になってきている。こうしたサービスについては，外部の社会資源を活用しながら社会全体として対応すること(育児および介護の「社会化」)が求められる。介護保険制度の創設や，さまざまな子育て支援施策の展開は，こうした社会の基本的な要請に基づくものであると考えられる。

4 経済状況の変化

1 全般的経済状況の変化

● **GDPの推移**　一国の経済活動の規模をあらわす指標としてよく使われるのが，**GDP**(国内総生産)である。わが国のGDPは500兆円をこえる規模であったが，2008(平成20)年9月のリーマンショック後，急速な景気の悪化を経験し，2008〜2009(平成21)年度には大幅に落ち込んでいる。その後，回復基調にあったが，新型コロナウイルス感染症(COVID-19)の感染拡大の影響で，2020(令和2)年度の名目GDP❶額は前年度比で落ち込み，536.6兆円となっている(◯図2-8)。

2011(平成23)年3月11日におこった東日本大震災の結果，名目GDP額

□ NOTE
❶名目GDP
　名目GDPとは，生産された財やサービスの数量に市場価格を乗じて得られた総額のことである。これに対して，ある基準年の物価に基づき物価の変動の影響を除いたデータが実質GDPとよばれている。

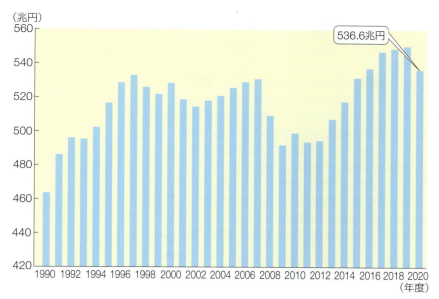

◎図2-8　名目GDP実額の推移
(「国民経済計算」をもとに作成)

は一時的に落ち込んだが，2012（平成24）年度以降は増加基調にあるといえる。

● **経済成長率の推移**　わが国におけるGDPの増加率（**経済成長率**）は，1960年代の高度成長期には年率10％をこえる高いのび率を示していたが，1973（昭和48）年のいわゆるオイルショックを境にいったんマイナス成長に転じ，その後3～6％台の安定成長期が続いた。しかし，1990年代に入ると，いわゆるバブル経済の崩壊後，経済成長率は3％に達しない，ときにはマイナス成長すらある低成長時代が20年にわたって続いている。

わが国の社会保障制度の多くは，オイルショック以前の高度成長の時代に整備されており，その後の安定成長，低成長のなかで，これをいかにして持続可能なものにかえていくかが大きな課題となっている。

2　産業構造の変化

第二次世界大戦後，わが国の産業構造は大きく変化してきた。GDPのうち，第一次産業が占める割合は，1955（昭和30）年の21.0％から2010（平成22）年の1.2％まで継続して低下している。その一方で，第二次産業が占める割合は，1955年の36.8％から1970（昭和45）年の46.4％まで上昇したのち，漸減傾向にあり，2015年には24.9％となっている。これに対して，第三次産業が占める割合は1955年の42.2％から一貫して増えつづけ，2015年には73.9％となっている（◎図2-9）。

3　所得分配の状況の変化

毎年の経済活動によって生み出された生産物の価値が生産にかかわった経済主体の間でどのように分配されるかを，所得分配とよんでいる。所得分配

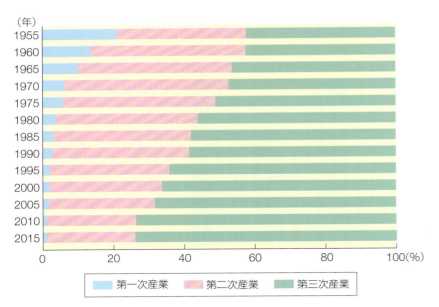

[資料]内閣府「国民経済計算」
*1 数値は，国内総生産のうち各産業が占める割合。
*2 第一次産業は農林水産業，第二次産業は製造業＋鉱業＋建設業，第三次産業はその他として算出。

◉図 2-9　産業の構成割合の推移
(厚生労働省「平成 27 年版労働経済の分析」などによる，一部改変)

の平等度を測定する指標として，**ジニ係数**がよく用いられる。ジニ係数は 0 から 1 の間の値をとり，ジニ係数の値が大きいほど不平等の度合いが大きいということになる。

　税や社会保障はその所得再分配機能（◉4 ページ）によって，当初の所得分配に比べ平等度を高める（ジニ係数が小さくなる）効果を持つのがふつうである。◉図 2-10 に示したように，わが国においては，社会保障による所得分配の改善効果は非常に大きいことがわかる。

5　雇用状況の変化

1　年齢階級別・男女別労働力率

　◉図 2-11 に年齢階級別・男女別の労働力率の推移を示した。これをみると，男性についてはグラフに大きな変化はみられないが，女性については，25〜29 歳の労働力率が，1985（昭和 60）年の 54％ から 2015（平成 27）年には 80.9％ へと大幅に上昇していることがわかる。また，30 歳代の落ち込みの程度も小さくなっているが，依然として，男性とは異なるいわゆる **M 字型雇用カーブ**（出産や育児等による離職を示す）が維持されている。

2　失業率の変化

　わが国は，戦後の混乱期を除いて失業率が低い国であったが，バブル経済

A. 現代社会の変化

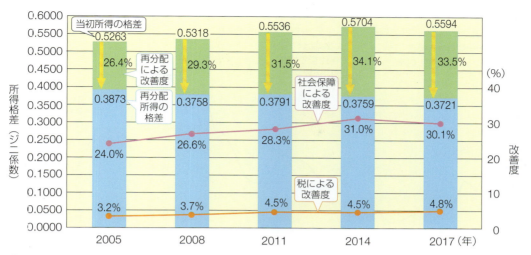

*1 ジニ係数：分布の均等度を示す指標
*2 当初所得：雇用者所得，事業所得，農耕所得，畜産所得，財産所得，家内労働所得および雑収入ならびに私的給付（仕送り，企業年金，生命保険等の合計額）の合計額。
*3 再分配所得：当初所得から税金，社会保険料を控除し，社会保障給付を加えたもの。

図2-10 所得再分配によるジニ係数の変化
（厚生労働省「平成29年所得再分配調査報告書」による，一部改変）

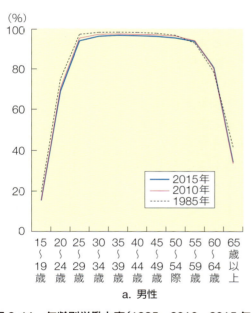

a. 男性

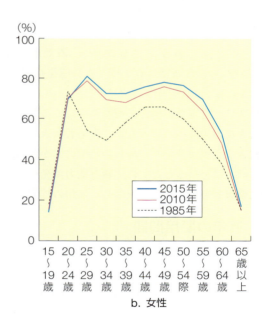

b. 女性

図2-11 年齢別労働力率（1985，2010，2015年）
（総務省「国勢調査」による）

の崩壊後は完全失業率は3％を上まわるようになり，2002（平成14）～2003（平成15）年に5％台のピークを迎えた。その後，景気の回復とともに，完全失業率は低下しつづけ，2007（平成19）年には3.6％まで下がった。その後，リーマンショック等の影響で，再び4～5％台の水準になったが，近年また低下傾向にある（2020〔令和2〕年には新型コロナウイルス感染症流行の影響

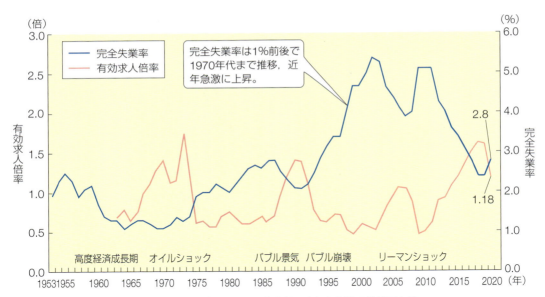

*1 有効求人倍率は，新規学卒者を除きパートタイムを含む。また年平均の数値である。
*2 完全失業率の 2011 年の数値は総務省統計局による補完推計値である。

◯図 2-12　完全失業率と有効求人倍率の動向
（総務省統計局「労働力調査」，厚生労働省職業安定局「職業安定業務統計」をもとに作成）

で若干上がっている）。これに伴い，有効求人倍率は近年改善してきているが，2020 年には新型コロナウイルス感染症流行の影響で低下している（◯図 2-12）。

　失業は，貴重な労働力が使われずにいる状況であり，社会経済全体にとって大きな損失であるとともに，失業者個人にとっても，経済的にも精神的にも大きな負担がかかり，厳しい状態におかれる。経済政策全体を通じて失業率の低下に努めるとともに，職業能力開発や職業紹介事業による労働力需給の調整などをきめ細かく展開し，雇用の拡大を支援していく必要がある。

3　近年の雇用問題

● **非正規雇用の増加**　近年の高失業率のなかでも，とくに 29 歳以下の若年層の失業率が相対的に高い水準となっている。また，雇用形態については，パート，アルバイト，派遣社員などの非正規雇用が 1990 年代以降増加し，ほぼ 1/3 を占めるにいたっている。パートタイム労働者等の待遇がその働きや貢献に見合ったものになっていない場合もあり，正社員との不合理な待遇の格差を解消し，働きや貢献に見合った公正な待遇を確保することが課題となっている。

● **フリーター・ニート**　近年，比較的若年層の雇用問題として，フリーターやニートの問題が出てきている。フリーターとは，15～34 歳の男性または未婚の女性（学生を除く）で，パートやアルバイトをして働く者またはこれを希望する者のことをいう。フリーターの数は，2003（平成 15）年に 217万人でピークに達したのち，減少傾向にあるが，2020（令和 2）年時点でもな

お136万人の水準にある。一方，ニートは，わが国では15〜34歳の非労働力人口のうち，通学，家事を行っていない若年無業者のことをさしている。ニート状態の若者の数は2014（平成26）年以降2019（令和元）年まで50万人台で推移してきたが，2020年には前年比で13万人増の69万人となっている。

　人生において勤労の貴重な体験を積むべき若い時代に，フリーターにせよ，ニートにせよ，不安定な雇用や無業の状態を続けることは決して望ましいことではない。全体としての失業問題とあわせ，こうした個別の雇用問題についても取り組む必要がある。

4 仕事と余暇 ──ワーク・ライフ・バランス，働き方改革

　少子化対策や労働力の確保が社会全体の課題として認識されるいま，仕事と家事・育児・介護などの生活との調和，すなわち**ワーク・ライフ・バランス**の必要性が見直されてきている。そうした流れのなか，2010（平成22）年に，「仕事と生活の調和（ワーク・ライフ・バランス）憲章」および「仕事と生活の調和推進のための行動指針」の改定案について，政府・労働者・使用者（事業主など）のトップによる合意が結ばれた。政府は，この合意をふまえて，長時間労働の抑制や年次有給休暇の取得促進などに向けた企業の取り組みを促進している。また，育児・介護休業制度の周知など，仕事と家庭の両立支援などに積極的に取り組み，社会全体としてワーク・ライフ・バランスを実現することを推進している。

　近年，長時間労働に伴う健康問題や過労死，また非正規雇用労働者の待遇などが大きな社会問題となるなかで，「働き方改革」を推進するため，政府は働き方改革実現会議を開催し，2017（平成29）年3月に働き方改革実行計画が策定された。同計画においては，同一労働同一賃金など非正規雇用の処遇改善，賃金引き上げと労働生産性向上，罰則つき時間外労働の上限規制の導入など長時間労働の是正といった事項が取り上げられている。また，病気の治療と仕事の両立に向け，産業医・産業保健機能の強化についても指摘されている。これをふまえ，2018（平成30）年には「働き方改革を推進するための関係法律の整備に関する法律」（働き方改革関連法）が成立している。

B 社会保障・社会福祉の動向

1 わが国の社会保障制度の動向

1 わが国の社会保障制度の大きな流れ

　わが国の社会保障制度は，年金や医療保険を中心に，第二次世界大戦以前

から一定の発達をとげていた。その際，手本とされたのは，早くから社会保険方式を導入していたドイツであった。健康保険や国民健康保険，厚生年金保険といった制度は戦前ないしは戦中に創設されている。

そして，敗戦後には，新憲法のもとで社会保障制度の再建がはかられた。戦後の混乱期を経て，1961（昭和36）年には，国民皆保険（● 54ページ）・皆年金（● 124ページ）体制が確立された。さらに，1973（昭和48）年は，「福祉元年」とよばれているように，年金や医療保険の給付の大幅な改善が行われた。しかし，同年はたまたまオイルショックと重なった年であり，この年を境にわが国は経済の高度成長期を終え，安定成長，さらには低成長期へと移行した。

そうしたなかで，社会保障制度についても累次の制度改革を通じ，給付と負担の関係について大きな見直しがはかられてきた。全体として，急速に進む少子高齢化，低成長経済という前提のもとで，長期的に持続可能な制度の設計を目ざしてきているといえる。

2 社会保険方式を主軸とした展開

わが国の社会保障制度は，社会保険方式（● 5ページ）を主軸として展開されている。2019（令和元）年度の社会保障財源をみてみると，社会保険料が55.9％，公費負担が39.2％，他の収入（年金積立金からの受入等）が4.9％となっている。社会保障の財源としては，かなりの公費が投入されている一方，その5割以上が事業主および被保険者が拠出する社会保険料を財源としていることがわかる。年金，医療保険という両輪に加えて，2000（平成12）年度から導入された介護保険も，基本的にこのような社会保険方式を採用している。

3 課題と改革の方向──社会保障と税の一体改革

2011（平成23）年6月，「社会保障と税の一体改革」について，政府・与党社会保障改革検討本部決定というかたちで「成案」がとりまとめられた。

そのなかで，医療・介護については「医療・介護に係る長期推計」（いわゆる「2025年ビジョン」）が公表されており，今後の医療・介護提供体制のあり方を考えるうえで参考になる。また，これらの改革を実現する裏づけとなる財源については，国民が広く受益する社会保障の費用をあらゆる世代が広く公平に分かち合う観点などから，社会保障給付に要する公費負担の費用は消費税収を主要な財源として確保するとしている。

そして，いわゆる社会保障と税の一体改革関連法が2012（平成24）年8月に成立し，5％の消費税率は，2014（平成26）年4月に8％，2015（平成27）年10月に10％へと2段階で引き上げられることとなった❶。また，「社会保障制度改革国民会議」が設置され，今後の社会保障制度改革について検討が行われ，2013（平成25）年8月に報告書が取りまとめられた。同報告は，福田・麻生政権時の社会保障国民会議以来の制度改革の流れをふまえたものとなっている。社会保障制度改革の方向性としては，①「1970年代モデル」か

NOTE

❶ 2014年末の衆議院解散・総選挙に伴い，消費税10％への引き上げは2017（平成29）年4月まで延期された。さらに，2016（平成28）年には2019（令和元）年10月に延期され，実施に移された。

ら「21世紀(2025年)日本モデル」へ，②すべての世代を対象とし，すべての世代が相互に支え合うしくみ，③女性，若者，高齢者，障害者などすべての人々が働きつづけられる社会，④すべての世代の夢や希望につながる子ども・子育て支援の充実，⑤低所得者・不安定雇用の労働者への対応，⑥地域づくりとしての医療・介護・福祉・子育て，⑦国と地方が協働して支える社会保障制度改革，⑧成熟社会の構築へのチャレンジの8つがあげられている。

この報告をふまえ，「持続可能な社会保障制度の確立を図るための改革の推進に関する法律」が2013(平成25)年12月に成立している。この，いわゆる社会保障制度改革プログラム法に基づき，2014(平成26)年6月に「**地域における医療及び介護の総合的な確保を推進するための関係法律の整備等に関する法律**」(**医療介護総合確保推進法**)が成立し，各都道府県による地域医療構想の策定が始まった。2017(平成29)年3月末には，すべての都道府県で策定が完了している。

● **地域医療構想**　地域医療構想は，当面の目標年次である2025(令和7)年に向け，病床の機能分化・連携を進めるために，医療機能ごとに2025年における医療需要と病床の必要量を推計し，定めるものである。地域医療構想は，2次医療圏単位での策定が原則とされている(構想区域)。

○図2-13に示したように，病院および有床診療所は，自院の有する病床

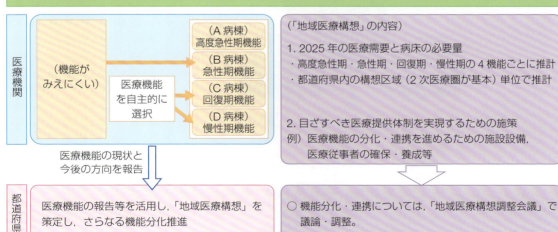

▶図2-13　地域医療構想について
(厚生労働省資料による)

の機能について，病棟単位で高度急性期・急性期・回復期・慢性期の4つの機能のうちから1つを選び，現状および今後の方向について毎年報告する。報告は2014年から始まり，すでに8回行われているが，これまでの報告をみると，現状および将来のすがたともに高度急性期と急性期がかなり多く報告されているのに比べ，回復期が非常に少ない結果となっている。そして，4つの機能ごとの2025年における病床の必要量および上述の報告結果をふまえ，今後，各構想区域単位で，アンバランスを是正するための所要の調整が実施されていくことになる。

　一方，慢性期病床（療養病床）については，その大きな地域差の存在を前提として考えることは適当でないことから，一定の地域差縮小措置がとられることとなった。その結果，療養病床は2025年に向け，相当数の削減および新たに創設された介護医療院などの介護施設などへの転換が見込まれている。

● **地域包括ケアシステムと自助・互助・共助・公助**　高齢者の尊厳の保持と自立生活の支援の目的のもとで，可能な限り住み慣れた地域で生活を継続することができるような包括的な支援・サービス提供体制の構築を目ざすのが **地域包括ケアシステム** である。

　地域包括ケアシステムは，●図2-14に示したような5つの構成要素からなっているとされる。全体の基礎となるのが「本人の選択と本人・家族の心構え」であり，単身・高齢者のみ世帯が主流になるなかで，在宅生活を選択することの意味を，本人・家族が理解し，そのための心構えをもつことが重要である。その基礎の上にまず「すまいとすまい方」があり，生活の基盤として必要な住まいが整備され，本人の希望と経済力にかなった住まい方が確保されていることが地域包括ケアシステムの前提となる。とくに，高齢者のプライバシーと尊厳が十分にまもられた住環境が必要である。さらにその上に「介護予防・生活支援」がある。介護予防とともに，心身の能力の低下，

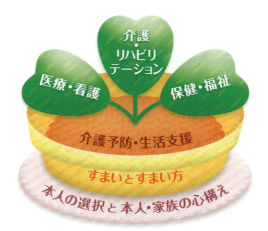

● **図2-14　地域包括ケアシステムにおける「5つの構成要素」**
（三菱UFJリサーチ&コンサルティング：〈地域包括ケア研究会〉地域包括ケアシステムと地域マネジメント〔地域包括ケアシステム構築に向けた制度及びサービスのあり方に関する研究事業〕．平成27年度厚生労働省老人保健健康増進等事業，2016による）

経済的理由，家族関係の変化などのなかでも尊厳ある生活が継続できるよう生活支援を行うことが重要である。生活支援は，食事の準備などサービス化できる支援から，近隣住民の声かけや見まもりなどのインフォーマルな支援まで幅広く，担い手も多様であり，生活困窮者などには福祉サービスの提供も必要となる。こうした基盤の上に，介護，医療，保健・福祉などの必要なサービスが展開する。個々人のかかえる課題に合わせて「介護・リハビリテーション」，「医療・看護」，「保健・福祉」といった各種のサービスが専門職によって提供されるが，その際には相互に有機的に連携し，一体的にサービスが提供される必要がある。また，ケアマネジメントに基づき，必要に応じて生活支援と一体的に提供される場合もある。

　地域包括ケアシステムを**自助・互助・共助・公助**からみたのが●**図2-15**である。費用負担からみると，「公助」は税による公の負担，「共助」は介護保険などリスクを共有する仲間（被保険者）の負担である。一方，「自助」には「自分のことは自分でする」ことに加え，市場からサービスを購入することも含まれる。これに対して，「互助」は相互に支え合っているという意味で「共助」と共通点があるが，費用負担は制度的に裏づけられていない自発的なものであるという相違がある。これらを時代や地域に応じてどのように適切に組み合わせていくかが，社会保障政策上の大きな課題である。

● **社会保障・税番号制度**　マイナンバー（社会保障・税番号制度）は，① 公平・公正な社会の実現（給付金などの不正受給の防止），② 国民の利便性の向上（行政手続きの簡便化），③ 行政の効率化という3つの目的のもとに社会保障，税，災害対策などの法令で定められた手続きのために，2016（平成28）年から，マイナンバーカードの交付および利用が始まっている。導入に伴う混乱などもあり，2021（令和3）年10月現在，マイナンバーカードの普及率は38.4%にとどまっている。

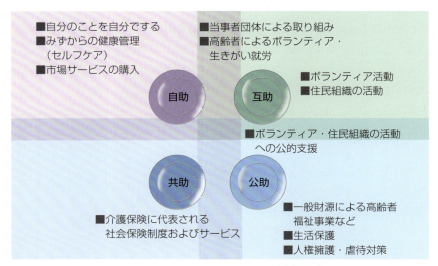

●図2-15　自助・互助・共助・公助からみた地域包括ケアシステム
（厚生労働省資料による，一部改変）

2 保健医療の動向

1 医療提供体制の特色と課題

わが国の医療提供体制については，第二次世界大戦後，民間（医療法人など）が主導して急速にその整備が進んだ。皆保険体制のもとで，「需要が供給を引っぱる」かたちで，病床や医療機器等が整備されてきたといえる。

● **医療提供体制の現状**　わが国の医療提供体制の特色としては，国際的にみて人口あたりの病床数が多く，在院日数が長い一方で，病床あたりの医師数や看護職員数が少ないことがあげられる（▶ 80 ページ，表3-5）。わが国では，医療機関の機能分化が十分進んでおらず，急性期病床と慢性期病床の区分や，病院と診療所の機能分担が不十分であるとされている。

● **地域完結型医療へ**　そうしたなかで，2008（平成20）年には，**医療計画**が見直され，地域における医療機関相互の機能分担と連携を促進し，「地域完結型医療」を目ざしていく方向が打ち出された。今後，「医療・介護に係る長期推計」に示されているような「選択と集中」「機能分化の推進」をさらにはかり，効率的で効果的な医療提供体制を築いていくことが大きな課題となっている。

2 健康づくり対策の展開

疾病構造が大きく変化するなかで，日本人の死因も大きくさまがわりし，現在では，悪性新生物，心疾患，肺炎，脳血管疾患の順に多くなっている。それに伴い，健康に関する政策も，感染症対策から疾病予防，生活習慣に着目した健康づくりへと変化してきた。一方，2020年における世界的な新型コロナウイルス感染症（COVID-19）の感染拡大に伴い，感染症対策のあり方があらためて問い直され，検討が行われている。

● **健康日本 21**　わが国では，1978（昭和53）年の第一次国民健康づくり対策，1988（昭和63）年の第二次国民健康づくり対策に続き，2000（平成12）年から第三次の国民健康づくり対策として「21世紀における国民健康づくり運動（**健康日本 21**）」が推進されてきた。健康日本21は，健康を増進し疾病の発病を予防する一次予防に重点をおき，すべての国民が健やかで心ゆたかに生活できる活力ある社会とするため，壮年期死亡の減少，健康寿命の延伸および生活の質（QOL）の向上を実現することを目的とした。また，その取り組むべき具体的目標として，「栄養・食生活」「身体活動・運動」「休養・こころの健康づくり」などの9分野について掲げた。

2003（平成15）年には，「健康日本21」を中核とする国民の健康づくりをさらに積極的に推進する法的基盤を整備するために「**健康増進法**」が施行された。その後，2007（平成19）年に「健康日本21中間評価報告書」，2011（平成23）年に「健康日本21最終評価」が公表され，目標全体の約6割に一定の改善がみられたとしている。2013（平成25）年度からは，「健康日本21（第二

次）」が2022（令和4）年度までの予定で推進されている。

● **特定健康診査・特定保健指導**　医療構造改革の一環として，メタボリックシンドロームに着目した保険者による**特定健康診査・特定保健指導**が実施されている。これら健診データやレセプト（● 77ページ）のデータを活用して，健康保険組合などの保険者が加入者の健康保持増進を目ざす**データヘルス計画**も，2015（平成27）年度より本格的に実施されている。こうした制度を利用し，生活習慣病予防と健康の維持・増進の一層の推進がはかられている。

3　地域保健対策の展開

● **地域保健法の誕生**　上述したような疾病構造の変化などをふまえ，健康に関する政策が大きく変化していくなかで，1994（平成6）年には，従来の「保健所法」が全面的に改正され，「**地域保健法**」に衣がえされた。「地域保健法」は，地域保健対策の推進に関する基本指針，保健所の設置その他地域保健対策の推進に関し基本となる事項を定めることにより，「母子保健法」その他の地域保健対策に関する法律による対策が地域において総合的に推進されることを確保し，もって地域住民の健康の保持および増進に寄与することを目的としている。

● **地域保健対策検討会**　その後の市町村合併の進展や，新型インフルエンザなどの健康危機管理事案の発生など，近年の地域保健を取り巻く状況の変化に対応し，地域住民の健康の保持・増進，そして地域住民が安心して暮らせる地域保健の確保に向け，地域保健対策検討会が設置され，検討が行われた。同検討会の報告書は2012（平成24）年3月にとりまとめられ，① 住民主体の健康なまちづくりに向けた地域保健体制の構築，② 医療や介護福祉等の関連施策連携を推進するための体制の強化，③ 健康危機管理体制の強化，④ 地域保健対策における PDCA サイクル（Plan〔計画〕-Do〔実行〕-Check〔評価〕-Act〔改善〕の一連の循環）の確立，⑤ これからの地域保健基盤のあり方が提言されている。

3　社会福祉の動向

1　社会福祉基礎構造改革

　介護保険制度の実施，成年後見制度の導入（いずれも2000〔平成12〕年），規制緩和および地方分権の推進などの流れのなかで，1951（昭和26）年の「社会福祉事業法」制定以来大きな改正が行われていない社会福祉事業，社会福祉法人，措置制度等社会福祉の共通基盤制度について，増加が見込まれる国民の福祉需要に対応するため，基本的な見直しが行われた。2000年から2003（平成15）年にかけて実施された諸改革は，**社会福祉基礎構造改革**とよばれている。

　社会福祉基礎構造改革においては，個人が尊厳をもってその人らしい自立

○表 2-3　社会福祉基礎構造改革の内容

1. 利用者の立場にたった社会福祉制度の構築

①福祉サービスの利用制度化

| 行政が行政処分によりサービス内容を決定する措置制度 | → | 利用者が事業者と対等な関係に基づきサービスを選択する利用制度 |

②利用者保護制度の創設

2. サービスの質の向上

①良質なサービスを支える人材の養成・確保
②サービスの質の向上
③事業の透明性の確保

3. 社会福祉事業の充実・活性化

①社会福祉事業の範囲の拡充
②社会福祉法人の設立要件の緩和
③多様な事業主体の参入促進
④福祉サービスの提供体制の充実
⑤社会福祉法人の運営の弾力化

4. 地域福祉の推進

① 地域福祉計画の策定
② 知的障害者福祉等に関する事務の市町村への委譲
③ 社会福祉協議会，共同募金，民生委員・児童委員の活性化

（厚生省「社会福祉基礎構造改革について」〔1999 年 4 月 15 日〕をもとに作成）

した生活が送れるよう支えるという社会福祉の理念に基づいて改革を推進することが基本的な理念とされている。具体的な改革の方向としては，① 個人の自立を基本とし，その選択を尊重した制度の確立，② 質の高い福祉サービスの拡充，③ 地域での生活を総合的に支援するための地域福祉の充実，があげられる。その主要な内容は○表 2-3 に掲げたとおりである。

2　近年の社会福祉政策の動向
──ナショナルミニマムの保障

● **相対的貧困率**　近年の経済の不振や失業者の増大，雇用の流動化などのなかで，貧困の問題に関心が高まってきている。2009（平成 21）年には，はじめて**相対的貧困率❶**が公表された。2018（平成 30）年の相対的貧困率は，全体で 15.4%，子どもで 13.5% となっている。一方，子どもがいる現役世帯の相対的貧困率は，12.6% であり，そのうち，大人が 1 人いる世帯の相対的貧困率は 48.1%，大人が 2 人以上いる世帯の相対的貧困率は 10.7% となっている。全体の相対的貧困率は長期的に上昇傾向となっており，わが国の相対的貧困率は，OECD 加盟国のなかでも高い水準となっている。

● **ナショナルミニマム**　憲法第 25 条第 1 項には「すべて国民は，健康で文化的な最低限度の生活を営む権利を有する」と規定されている。この「最低限度の生活」すなわち**ナショナルミニマム**は，すべての社会保障の出発点とも考えられるが，これまでナショナルミニマムとはなにかが必ずしも明確にされてこなかった。そこで，ナショナルミニマムの考え方を整理するととも

NOTE

❶相対的貧困率

相対的貧困率とは，所得中央値の一定割合（50% が一般的。いわゆる「貧困線」）を下まわる所得しか得ていない者の割合のことである。

に，その基準・指標の研究を行うことを目的に「ナショナルミニマム研究会」が開催され，2010（平成22）年に中間報告が取りまとめられた。

中間報告では，① ナショナルミニマムとは，国が憲法第25条に基づき全国民に対し保障する「健康で文化的な最低限度の生活」水準であること，② これまでおもに所得や資産等の経済的指標でとらえられてきたが，人間関係や社会参加等の社会的指標との関連をみることが重要であること，③ 生活ニーズは多様であり，実態を正確に把握するためには，複数の指標を複合的に参照することが必要であること，などが示されている。

こうしたナショナルミニマムの保障のため，生活保護のみならず，年金，最低賃金，雇用保険，医療保険などの社会保障・雇用政策が総合的に推進されていく必要がある。

✎ work 復習と課題

❶ わが国の人口の変化にはどのような特徴があるか，あげてみよう。

❷ 家族や個人のライフスタイルは，どのように変化しているか，考えてみよう。

❸ 上記の❶や❷の変化によって，社会保障や社会福祉にはどのような影響があるか，話し合ってみよう。

❹ 近年の雇用問題をあげ，その解決のためにはどのような対策が必要か，考えてみよう。

❺ わが国の社会保障制度・保健医療制度・社会福祉の動向をまとめてみよう。

参考文献
1. 秋元美世ほか編：社会保障の制度と行財政，第2版．有斐閣，2006．
2. 井部俊子・中西睦子監修：看護制度・政策論，第2版（看護管理学習テキスト 7）．日本看護協会出版会，2011．
3. 尾形裕也：看護管理者のための医療経営学，第2版．日本看護協会出版会，2017．
4. 厚生労働省編：厚生労働白書，令和3年版．2021．
5. 三菱 UFJ リサーチ＆コンサルティング：〈地域包括ケア研究会〉地域包括ケアシステムと地域マネジメント（地域包括ケアシステム構築に向けた制度及びサービスのあり方に関する研究事業）．平成27年度厚生労働省老人保健健康増進等事業，2016．

― 社会保障・社会福祉 ―

第 3 章

医療保障

52　第3章　医療保障

本章の目標	□ 医療保障は，国民の健康をまもり，必要なときには医療を保障するための制度である。本章では，わが国の医療保障制度の特徴を理解するため，どのような経緯で成立してきたのか，その沿革と現在の制度の内容，今後の動向について学ぶ。 □ また，わが国の医療保障制度の基盤となる医療保険制度と保険診療のしくみについても理解する。

　健康をまもり，医療を保障するための方策は，3つに大別できる。第1は，保健サービスといわれるもので，疾病の予防や早期発見のための健康診査，相談，指導などの公衆衛生対策，上下水道整備などの環境衛生対策，より積極的な健康増進対策などからなる。第2は，病院など医療機関の整備，適正配置や，医師，看護師などの専門家の養成などを行う医療供給体制の整備である。第3は，疾病による費用や所得の減少の保障で，所得の喪失，減少の補填と治療費の保障という両面がある。

　本章では，病気になったり，けがをしたときに医療サービスやその費用などを保障する医療保険制度を中心に，医療保障について解説する。なお，医療保険制度で給付の対象となるのは，業務外の疾病や負傷であり，業務上や通勤途上の傷病については，第5章で取り上げる労働者災害補償保険（労災保険）の給付対象となる（● 132ページ）。

A　医療保障制度の沿革

● **健康保険法の制定**　世界ではじめての公的な医療保険制度は，鉄血宰相といわれたビスマルクのもとで1883（明治16）年に創設されたドイツの疾病保険である。わが国では，そのドイツの制度をモデルとして1922（大正11）年にブルーカラーの労働者を被保険者とする**健康保険法**が制定され，関東大震災による延期を経て1927（昭和2）年から施行された（●表3-1）。

　当初は，現在では労災保険の給付対象とされている業務上の傷病を含み，従業員常時10人以上の適用事業所の被保険者本人のみに対する給付であった。その後，適用対象事業所の拡大や家族給付などが実施され，戦時体制下の1942（昭和17）年には，ホワイトカラーを含めた被用者（サラリーマンなど事業所に使用される者）一般およびその扶養家族を対象とする制度となった。

　一方，国家総動員法が制定された1938（昭和13）年には，農・漁民などを対象とする**国民健康保険制度**が，兵士の主要な供給源であった農漁村の健康改善をはかる目的で，健民健兵策の一環として実施された。

● **国民皆保険の成立**　敗戦による混乱で医療保険制度は一時機能不全に陥ったが，戦後の経済発展のなかで再建され，拡充されていった。1947（昭和22）年には，**労働者災害補償保険制度**の創設により，業務上の傷病が健康保険制度から分離され，その後，国民健康保険の市町村公営化などを経て，1961（昭和36）年には，原則としてすべての国民がいずれかの公的な医療保

A. 医療保障制度の沿革　53

● 表 3-1　わが国の医療保障制度史

年	できごと
1874（明治 7）	医制（衛生行政および医療制度の基本方針）
1897（明治 30）	伝染病予防法（8 疾病，隔離，消毒等）
1900（明治 33）	精神病者監護法（私宅監置）
1905（明治 38）	鐘紡共済組合，八幡共済組合設立
1911（明治 44）	**工場法**（施行は 1915 年。初の労働者保護立法。労働者の重過失によらない業務上の傷病について事業主の扶助義務，療養費支給）
1919（大正 8）	結核予防法（結核療養所設置），精神病院法（精神病院設置）
1922（大正 11）	**健康保険法**（施行は 1927 年，政管と組合，工場・鉱山等の適用事業所で従業員常時 10 人以上のもの，業務上含む，給付期間 180 日，政管は総額請負方式）
1937（昭和 12）	保健所法
1938（昭和 13）	**国民健康保険法**（実施主体は市町村・職域を単位とする任意設立の保険組合）
1939（昭和 14）	職員健康保険法（ホワイトカラー対象）　健康保険法改正（任意の家族給付）
1942（昭和 17）	**健康保険法改正**（職員健康保険法を統合，家族給付法定化，一部負担導入，強制指定制度，公定価格による上限なしの出来高払い）
1947（昭和 22）	労働者災害補償保険法　健康保険法改正（業務上の疾病分離）
1948（昭和 23）	予防接種法　薬事法　医療法　医師法　歯科医師法　保健婦助産婦看護婦法 優生保護法（人工妊娠中絶が事実上合法化） **国民健康保険法等改正**（市町村公営化，任意指定制度）
1950（昭和 25）	医療法改正（医療法人制度）　精神衛生法
1953（昭和 28）	らい病予防法　健康保険法改正（適用事業拡大，給付期間を 3 年に延長，政管に国庫負担）
1958（昭和 33）	**新国民健康保険法**（全市町村に実施義務，国民皆保険の推進，世帯主 5 割給付，二重指定制，20％ の国庫負担と 5％ の調整交付金）　新医療費体系（診療報酬）
1961（昭和 36）	**国民皆保険**
1965（昭和 40）	母子保健法　医療費職権告示
1966（昭和 41）	国民健康保険法改正（世帯主 5 割→7 割給付，4 割国庫負担）
1973（昭和 48）	**老人医療費原則無料化**　健康保険家族給付 5 割→7 割　**高額療養費制度創設**
1982（昭和 57）	**老人保健法**（老人医療の一部有料化，財政調整，老人保健事業）
1984（昭和 59）	**健康保険法改正**（本人 10 割→9 割給付，特定療養費制度，退職者医療制度）
1985（昭和 60）	医療法改正（地域医療計画，必要病床数，1 人医師医療法人など）
1986（昭和 61）	老人保健法改正（一部負担改定，老人保健施設，加入者按分率の引き上げ）
1988（昭和 63）	精神保健法（精神衛生法の改正）
1991（平成 3）	老人保健法改正（一部負担改定，介護に着目した公費負担割合の 5 割への引き上げ，老人訪問看護制度）
1992（平成 4）	医療法改正（特定機能病院・療養型病床群など）
1994（平成 6）	地域保健法　健康保険法改正（食費自己負担，付添看護解消）
1995（平成 7）	精神保健及び精神障害者福祉に関する法律
1996（平成 8）	らい予防法廃止
1997（平成 9）	医療法改正（インフォームドコンセントの努力義務，地域医療支援病院）　臓器移植法 **健康保険法改正**（本人 2 割負担）　**介護保険法**（2000 年施行）
1998（平成 10）	感染症予防法（伝染病予防法，性病予防法，エイズ予防法を廃止）
2000（平成 12）	医療法改正（一般病床から療養病床を分離） 健康保険法等改正（高額療養費制度の見直しなど）
2002（平成 14）	健康保険法改正（高齢者自己負担の見直し，老人医療の対象年齢および公費負担割合見直し）
2003（平成 15）	**健康保険法改正**（被用者本人の自己負担 3 割に，総報酬制）
2005（平成 17）	介護保険法改正（介護保険施設の食費，居住費負担の見直しなど）
2006（平成 18）	**医療制度改革法**（高齢者医療制度の創設など）
2008（平成 20）	老人保健制度廃止　後期高齢者（長寿）医療制度実施など
2011（平成 23）	介護保険法改正（地域包括ケアの推進，介護療養型医療施設の廃止期限延期など）
2014（平成 26）	**医療介護総合確保推進法**（病院機能報告制度，都道府県医療構想の策定，基金創設など）
2015（平成 27）	持続可能な医療保険制度を構築するための国民健康保険法などの改正（● 55 ページ，表3-2）
2018（平成 30）	国民健康保険制度改革（財政運営の都道府県単位化など）
2019（令和 元）	健康保険法改正（被扶養者等の要件の見直しなど）
2021（令和 3）	健康保険法等改正（後期高齢者医療の利用者負担の見直しなど）

険制度の対象となる**国民皆保険体制**が成立した。その後も高度成長による好調な経済に支えられて給付対象の拡大や給付率の引き上げ，**高額療養費制度**（● 67 ページ）の導入などが行われた。とくに高額療養費制度は，患者負担に上限を設定するものであり，実効給付率を大幅に改善させた。

● **老人医療費の急増**　しかし，福祉元年とよばれた 1973（昭和 48）年に実施された老人医療費の原則無料化は，大量の社会的入院などを招来して老人医療費を急増させ，高齢者の加入割合の高い国民健康保険制度の財政を強く圧迫した。同年に生じたオイルショックによる経済，財政環境の悪化も相まって，その後は 1982（昭和 57）年の「**老人保健法**」の制定，1984（昭和 59）年の**退職者医療制度**の創設など，老人医療費に圧迫される国民健康保険の財政対策に終始することとなった。

● **患者負担の変化**　一方，それまで原則として患者負担のなかった健康保険の被保険者本人に，1984 年に 1 割負担が導入され，1997（平成 9）年には 2 割へ，2003（平成 15）年度からは 3 割へと，患者負担がそれぞれ引き上げられた。「社保完備」という求人広告に端的にあらわれていたように，従来は，国民健康保険より被用者保険（● 57 ページ）のほうが給付率の高い時代が長く続いていたが，この結果，高齢者と乳幼児を除き，加入する制度にかかわりなく患者負担は **3 割**で統一されることになったわけである。

　また，1994（平成 6）年に入院時食事療養費の導入などによる入院時の給食にかかる費用負担の改革，2001（平成 13）年に高額療養費制度の見直し，2002（平成 14）年に老人医療に原則 1 割の（現役並み所得者は 2 割）の患者負担の導入などと，制度の効率化を目ざした改革が相ついだ。

　さらに，2006（平成 18）年 6 月に医療制度改革の関連法が成立し，後述のように，高齢者医療制度の創設などが逐次実施された。このうち 2006 年 10 月からは，現役並みの所得を有する高齢者の患者負担の 3 割への引き上げ，医療保険適用の療養病床に入院している 70 歳以上の高齢者の食費・居住費の原則自己負担化による見直し（介護保険施設については，2005〔平成 17〕年 10 月から実施ずみ）などが先行実施された。

● **高齢者医療制度**　2008（平成 20）年度からは，従来の老人保健制度が廃止になり，65 歳以上 75 歳未満の前期高齢者の偏在による負担の不均衡を保険者間で調整することが始まるとともに，75 歳以上の後期高齢者については，都道府県ごとに設立された後期高齢者医療広域連合に，個人単位で保険料をおさめて加入する新しい医療制度が開始された。従来，市町村が主体となって行われていた老人保健事業は廃止される一方（● 163 ページ），医療保険者に 40 歳以上の加入者を対象に医療費の適正化と関係づけて生活習慣病に関する健診（特定健康診査）などを行うことが義務づけられた。また，同年 10 月からは，政府管掌健康保険の保険者が，政府（社会保険庁）から全国健康保険協会（公法人）になり，翌年 9 月から都道府県を単位として保険料率が設定されている。

　なお，新制度の導入に対する高齢者などの強い反発などを受け，所得の低い後期高齢者の保険料の軽減などの負担軽減策がとられているが，高齢者に

A. 医療保障制度の沿革 **55**

○表 3-2　持続可能な医療保険制度を構築するための国民健康保険法等の一部を改正する法律の概要（2015 年 5 月成立）

　持続可能な社会保障制度の確立をはかるための改革の推進に関する法律に基づく措置として，持続可能な医療保険制度を構築するため，国保をはじめとする医療保険制度の財政基盤の安定化，負担の公平化，医療費適正化の推進，患者申出療養の創設等の措置を講ずる。

1. 国民健康保険の安定化
   - 国保への財政支援の拡充により，財政基盤を強化
   - 2018 年度から，都道府県が財政運営の責任主体となり，安定的な財政運営や効率的な事業の確保等の国保運営に中心的な役割を担い，制度を安定化
2. 後期高齢者支援金の全面総報酬割の導入
   - 被用者保険者の後期高齢者支援金について，段階的に全面総報酬割を実施
     （現行：1/3 総報酬割 → 2015 年度：1/2 総報酬割 → 2016 年度：2/3 総報酬割 → 2017 年度：全面総報酬割）
3. 負担の公平化等
   ① 入院時の食事代について，在宅療養との公平等の観点から，調理費が含まれるよう段階的に引き上げ
   　（現行：1 食 260 円 → 2016 年度：1 食 360 円 → 2018 年度：1 食 460 円。低所得者，難病・小児慢性特定疾病患者の負担は引き上げない）
   ② 特定機能病院等は，医療機関の機能分担のため，必要に応じて患者に病状に応じた適切な医療機関を紹介する等の措置を講ずることとする（紹介状なしの大病院受診時の定額負担の導入）
   ③ 健康保険の保険料の算定の基礎となる標準報酬月額の上限額を引き上げ（121 万円から 139 万円に）
4. その他
   ① 協会けんぽの国庫補助率を「当分の間 16.4%」と定めるとともに，法定準備金をこえる準備金にかかる国庫補助額の特例的な減額措置を講ずる
   ② 被保険者の所得水準の高い国保組合の国庫補助について，所得水準に応じた補助率に見直し
   　（被保険者の所得水準の低い組合に影響が生じないよう，調整補助金を増額）
   ③ 医療費適正化計画の見直し，予防・健康づくりの促進
   - 都道府県が地域医療構想と整合的な目標（医療費の水準，医療の効率的な提供の推進）を計画の中に設定
   - 保険者が行う保健事業に，予防・健康づくりに関する被保険者の自助努力への支援を追加
   ④ 患者申出療養を創設（患者からの申出を起点とする新たな保険外併用療養のしくみ）

【施行期日】2018 年 4 月 1 日（4 ① は公布の日（2015 年 5 月 29 日），2 は公布の日および 2017 年 4 月 1 日，3 および 4 ② 〜 ④ は 2016 年 4 月 1 日）

（厚生労働省資料による）

　も応分の負担を求めるという本来の趣旨からみると，場あたり的でその場しのぎの印象は否めない❶。

　さらに，2012（平成 24）年に成立した社会保障と税の一体改革関連法をふまえ，2013（平成 25）年にいわゆる「社会保障制度改革プログラム法」が施行され（○ 43 ページ），それに基づき，2015（平成 27）年に持続可能な医療保険制度を構築するための「国民健康保険法」などの改正法が成立し，逐次施行された（○ 表 3-2）。

NOTE

❶ 2017（平成 29）年度以降，70 歳以上の高額療養費の見直し，後期高齢者の保険料軽減特例の見直しなどが実施されている（○ 75 ページ）。

B 医療保障制度の構造と体系

1 医療保障制度の類型

　先進諸国の医療保障制度は，それぞれの歴史や文化を反映してきわめて多様であり，単純な整理は困難であるが，経済協力開発機構（OECD）などでよく使われるのは，次の3類型である。

　1 社会保険（ビスマルク）モデル：ドイツ，フランスなど　職域（または地域）を基盤に強制的な保険を実施し，非営利の保険基金を通じて，雇用者および個人の負担（保険料）により財源を調達する。病院などサービスの生産手段は，公立や宗教団体立の病院などの公的所有と個人診療所などの私的所有の混合である。保険医療を担当する保険医の診療報酬は，保険者団体と保険医団体間の契約により総額で支払われるのが基本である。なお，ドイツでは，年齢・性別などによる医療費の違いをふまえたリスク構造調整を前提に，被保険者が保険者を選択できるようになり，保険者間に競争原理が導入された。

　2 国民保健サービス（ベヴァリッジ）モデル：イギリス，イタリア，スウェーデンなど　全国民を対象に，一般租税を財源としてサービスを提供する。サービスの生産手段が公有，あるいは国家が統制する点に特徴がある。イギリスの場合，住民はいずれかの一般家庭医に登録する。家庭医の紹介がなければ専門医療機関を受診できないしくみである。最も医療供給の社会化が進んだ制度であり，医療費もほかの制度に比べて少なくなっているが，多数の入院待機者の問題や高所得層が国民保健サービスを利用せず，自己負担で私的にサービスを利用する二重構造の問題も指摘されている。

　3 私保険（消費者主権）モデル：アメリカ　被用者集団または個人による私的な健康保険への加入（費用は個人または雇用者の負担）と，株式会社立の病院などサービス生産手段の営利を含む私的所有を特徴とする。アメリカの公的な医療保障制度は，高齢者，障害者を対象とした連邦のメディケアと低所得者対象の州運営のメディケイドに限定されている。一般住民は，みずから民間の医療保険に加入して医療費の支出に備えることになり，健康維持組織（HMO）などの民間保険が台頭する一方，人口の2割弱，4000万人以上が無保険の状態におかれていたとされ，国内総生産（GDP）の17％にも達する医療費の高騰とともに大きな問題になっていた**❶**。診断群別包括支払方式（DRG/PPS）**❷**を世界ではじめて開発・導入し，他国にも大きな影響を与えている。

2 わが国の医療保障制度の特徴

　わが国の医療費保障制度の最大の特徴は，職域または地域を基盤に3,000以上に分立した公的な医療保険制度により，生活保護を受けている者などを

NOTE

❶ 2010年にオバマ政権の医療保障改革関連法が成立，逐次実施され，10年間で3000万人以上の無保険者が解消される見通しだったが，トランプ政権はその廃止を目ざしていた。

❷診断群別包括支払方式
　国際疾病分類で1万以上もある病名を，医療資源の必要度から500程度の診断群に分類し，実際の入院日数などにかかわらず，あらかじめ定められた一定額を病院に償還する支払方式。入院日数を減らす誘因がはたらくことになる。

除き，原則としてすべての住民が，なんらかの公的医療保険制度の対象となる皆保険体制をとっていることである。

1 医療保険制度の種類

一般住民に対する医療保障の中心である公的な医療保険制度およびその関連制度は，被用者保険，国民健康保険，および原則として75歳以上の後期高齢者を対象とする医療保険制度に大別される。それに加えて，障害者や難病など特定の対象者や事由にかかる公費負担医療が，多くの場合，保険診療の患者負担部分を対象に給付される。また，生活保護を受ける被保護者は公的な医療保険制度の対象にはならず，生活保護の医療扶助として医療サービスを受ける。

● **被用者保険**　職域を基盤とする**被用者保険**は，サラリーマンとその扶養家族を対象とするもので，**健康保険**（主として中小企業の被用者を対象とする**全国健康保険協会管掌健康保険〔協会けんぽ〕**，主として大企業の被用者を対象とする**組合管掌健康保険**からなる），**船員保険**（船員を対象とする），**各種共済組合**（公務員および私立学校教職員を対象とする）である。

● **国民健康保険**　国民健康保険には，開業医や薬剤師など同業種で設立された国民健康保険組合もあるが，中心は，被用者とその扶養家族，後期高齢者を除く地域住民を被保険者とし，地域を基盤とする**公営の国民健康保険**（以下「公営の国保」という）である。

● **後期高齢者医療制度**　後期高齢者（長寿）医療制度は，後期高齢者（原則として75歳以上。65歳以上75歳未満の一定の障害者を含み，被保護者を除く）を対象として，都道府県ごとにすべての市町村が参加する後期高齢者医療広域連合が運営主体となって実施するものである。

2 皆保険を支えるしくみ

つまり，皆保険といっても，一国単位で国民が相互に医療費を支え合っているわけではなく，老人医療費を除けば，原則として各保険者単位でそれぞれの加入者が医療費を支え合っているのである。たとえば，○○社という大企業は，○○健康保険組合を設立して，その従業員と扶養家族の医療費を，原則として従業員どうしおよび会社の負担により支えているわけである。

● **国民健康保険の役割**　皆保険の土台としての役割を果たしているのが，地域保険としての公営の国保である。従来は，健康保険など職域の公的医療保険制度の対象とならない者は，すべて居住地の市町村国民健康保険の被保険者となることで皆保険体制が成立していた。その結果，従来の市町村国保には，農業者，自営業者といった従来からの加入者に加え，定年退職した大量の高齢者（かつてはその多くが，職域にある被用者保険の被保険者であった）が加わることになっていた。このため，制度間で高齢者の加入率に大きな格差が存在し，負担の集中する市町村国民健康保険を被用者保険の拠出金および公費で支え，皆保険を維持する目的で老人保健制度が設けられ，制度間で財政調整が行われていた。

2008（平成20）年度から開始された高齢者医療制度は，後期高齢者を市町村国保から切り離すとともに，前期高齢者の偏在による負担の不均衡を調整するしくみを導入し，市町村国保の負担の軽減をはかるものであった。このように，増大する老人医療費をどう支えるかが，皆保険体制のカギとなっている。

● **国民健康保険制度改革**　従来の市町村国保については，新しい高齢者医療制度の導入後も，被保険者の年齢構成が高いこともあって医療費が高い，所得水準が低く保険料が過重，小規模保険者が多く財政運営が不安定といった構造的な問題が指摘されていた。しかし，医療費の適正化が進まず，なしくずしに多額の法定外一般会計繰り入れが行われるなど，財政規律が失われている保険者も少なくなかった。このため，高額な医療を市町村が共同で負担する事業の拡充など，都道府県単位による再編が進められていたが，2015（平成27）年の「国民健康保険法」などの改正法（● 55ページ，表3-2）により，2018（平成30）年度から，従来の市町村公営の国保にかわり，新しい公営の国民健康保険制度が開始された（●図3-1）。

　具体的には，従来の市町村に加えて，新たに都道府県が保険者となって財政運営の責任主体となり（● 64ページ，表3-4），安定的・効率的な財政運営のため，国保運営方針を定め，市町村が担う事務の効率化・標準化・広域化を推進すると説明されている。財政のしくみについては後述する（● 69ページ）が，都道府県間および都道府県内市町村間の保険料水準が比較可能になるといっても，保険医療の透明化は進まず，医療費を適正化する保険者の機能も限られるなか，この改革が皆保険の基盤である国民健康保険制度の

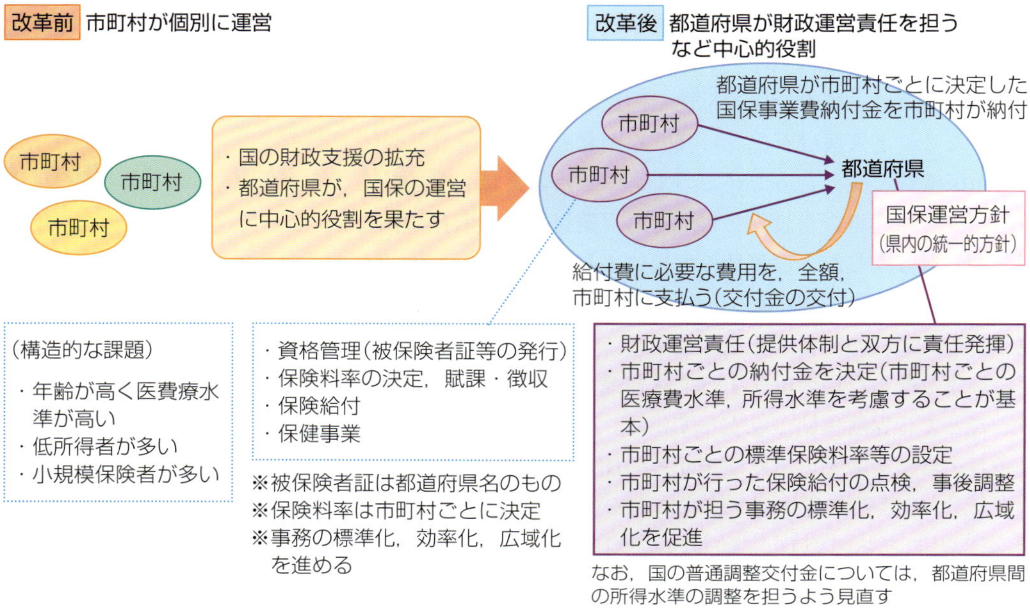

図 3-1　国民健康保険制度改革
（厚生労働省資料による，一部改変）

持続可能性の向上につながるか，注視する必要がある。

3 独自の特色をもつ医療保障制度

　これらの基本的な構造や体系は，職域ごとの被用者保険制度から，適用対象の順次拡大による皆保険体制の構築，経済成長と就労構造の変化，「福祉元年」といわれた1973（昭和48）年の原則無料化を契機に急増した老人医療費への対応などの，歴史的経緯に由来するものである。国際的には，ドイツ，フランスなど，主として大陸ヨーロッパ諸国でとられている社会保険方式に近いものと位置づけられようが，独自の性格を有する部分も少なくない。

● **大量の公費投入**　たとえば，ドイツでは保険給付費を基本的に保険料でまかなっているのに対し，わが国では前述のように，保険といいながら国民健康保険，後期高齢者医療制度などの給付に大量の公費（租税など）を投入している。また，医療費の公的保障の度合いが高い反面，ドイツなどと比べ，病院などサービスの生産手段の私的所有の比率が高い。

● **保険者機能の強化の必要性**　さらに，制度を通じた給付と負担の面での公平とは裏腹に，保険者の自律性が弱い。なかでも，保険者と保険診療を行う保険医療機関や保険医などの医療提供側との関係では，保険者の自律性がとくに制約されている。**保険者機能（の強化の必要性）**とよばれる問題である。

　具体的には，保険医療機関の選択やサービスの価格（診療報酬）など，本来であれば診療委託契約の内容として各保険者が決定に関与すべき事項を，政府がすべての保険に共通するものとして一括して決定するという，世界的にも例のない統制的なしくみがとられている。

　また，診療報酬の総額に上限のない**出来高払い**という支払い方式も，異例のものである。給付と負担面での公平さや共通の診療報酬などもあり，誰でもほぼ同等の負担で希望する医療機関を受診できる状況にある一方，医療提供側の間で競争が生じにくく，非効率な医療機関が淘汰されず，温存されることになる。先進的で高度な設備や技術を有する大規模な医療施設に軽症者が数多く受診するなど，医療機関の機能分化も進みにくい。

● **政府の役割**　ドイツなどでは，疾病金庫という政府から独立した公法人が保険者となっているのに対し，わが国では，前述の保険医療機関の選択権や診療報酬の決定権に加え，国民健康保険のように市町村などがみずからが保険者になるなど，政府の果たしている役割が大きいことも特徴である。

● **高齢者に特化した医療制度**　2008（平成20）年度から新たな高齢者医療制度が始まり，わが国は高齢者に特化した医療保障制度をもつ例外的な国として，その性格をより鮮明にすることになった。これまで高齢者のみを対象とする医療保障制度をもつ主要国は，一般市民に対する公的な医療保障制度がなく，残余的な福祉国家としてむしろ例外視されているアメリカだけであった。しかもわが国の場合，高齢者が75歳を境に分断されるという，ほかに例のない制度となっている。

　社会のエイジレス化が目ざされるなかでそれに逆行するともいえ，老人医療費の膨張をまねきかねないこの改革については，内容および持続可能性の

60 第3章 医療保障

双方に疑問も少なくなく，後期高齢者医療制度の廃止を掲げる民主党政権も誕生した。しかし，民主党政権は具体的な改革を行うことはできず，現行制度を基本とする自公政権が安定した政権基盤を築いており，高齢者に特化した現行制度が大きくかわることは，当面考えにくい状況である。

C 健康保険と国民健康保険

　各医療保険制度の概要は ▶表3-3（▶62ページ）のとおりであるが，ここでは両者を合わせると8割以上の者が加入している健康保険と国民健康保険について，保険者と対象者，給付と患者負担，保険料，公費の負担・補助などによる費用負担について説明する。高齢者医療制度については，次項で取り上げる。

　なお，公務員などが加入する共済組合の制度（短期給付）は，組合健保と共通点が多い。また，開業医などが加入する国保組合の場合，保険料の決定や付加給付など保険者の自治を認められているにもかかわらず高率の国庫補助を受けており，不公正であるとの批判があった（同様に保険者の自治を認められている健康保険組合や共済組合の場合，原則として国庫補助は受けていない）。前述の「国民健康保険法」などの改正により，2016（平成28）年度から，所得水準の高い国保組合に対する国庫補助率について，若干の見直しが行われているが，問題は解消されていない。

1 保険者と対象者

1 健康保険の適用と対象

● **適用**　健康保険の適用は，事業所を単位として行う。ほぼすべての業種が対象になり，常時**5人以上**の従業員を使用する事業所は，強制的に健康保険が適用になる。5人未満の事業所であっても，法人である場合には適用になる。また，強制適用にならない事業所も，従業員の半数以上の同意と行政の認可を得て適用事業所になることができる。

● **対象**　適用事業所に使用される者は，75歳以上の者や勤務時間の短いパートタイマー❶などを除き，強制的に被保険者となる。継続して2か月以上被保険者であった者は，退職などにより資格を喪失したあとも引きつづき最大で2年間，喪失時の保険者の被保険者となることができる（任意継続被保険者とよばれ，保険料は全額自己負担となる）。従来，適用事業所に使用される者は年齢にかかわらず被保険者となっていたが，2008（平成20）年度から後期高齢者は後期高齢者医療制度に加入し，健康保険から離脱することになった。それまで被保険者であった者も，75歳になると事業所での使用の有無にかかわらず被保険者から除外されてしまうことになったわけである。

　また，健康保険では，被保険者本人だけでなく，その扶養家族も家族療養

NOTE

❶従来，勤務時間が正社員のおおむね3/4（一般的に週30時間）未満の場合，健康保険（厚生年金も同様）は適用されなかったが，2016（平成28）年10月から従業員501人以上の企業で週20時間以上で1年以上働き，年収106万円以上の者（学生は除外）にも加入対象が拡大された。また，2017（平成29）年度からは，従業員500人以下の事業所でも労使の合意があれば，適用対象となり，事業所の規模要件を従業員100人超，さらに50人超とする段階的引き下げも予定されている。

費などの保険給付の対象となる。被保険者の被扶養親族と認定されれば、保険料の負担なしに、給付を受けられるわけである。被扶養者の範囲❶については、75歳未満の者で被保険者の直系尊属（父母、祖父母など）、配偶者（内縁を含む）、子、孫、兄弟姉妹については、主として被保険者によって生計を維持されていればよく、同居は要件になっていない。

　具体的には、配偶者の場合、年収が130万円（ただし、一定の要件を満たす者については106万円）未満であれば、被扶養者と認められる。また、これ以外の3親等内の親族の場合（たとえば被保険者の甥・姪など）、生計維持に加えて同居していることが、認定の要件になる。

　従来は、被扶養者であった後期高齢者も少なくなかったが、2008年度から後期高齢者医療制度に加入することとなり、健康保険の被扶養者から除外され、みずから保険料を負担することになった。

2 健康保険の保険者

● 保険者とは　保険の事業を管理する者（具体的には、保険料を徴収し、保険給付を行うなどの業務を実施する者）を保険者という。健康保険の保険者は、健康保険組合および全国健康保険協会である。

● 健康保険組合と協会けんぽ　健康保険組合は、一定以上の従業員（単独の場合、原則700人以上）を使用する事業主が単独または共同で設立し、事業主および従業員（被保険者）により組織、管掌される。

　全国健康保険協会は、健康保険組合に加入する者以外の被保険者の健康保険を管掌する。つまり、職場に健康保険組合がない中小企業の従業員などは、全国健康保険協会管掌健康保険（しばしば「協会けんぽ」と略称される）に加入することになる。協会けんぽは、わが国最大の医療保険制度であり、全国の中小企業の従業員とその家族など約4000万人が加入している。

　従来は政府（社会保険庁）が直接管掌する政府管掌健康保険（政管健保）として、保険料率は全国一律、いわば1つの財布で医療費を支え合っていた。しかし、医療制度改革により2008（平成20）年10月から全国健康保険協会を保険者として公法人化され、財政も都道府県単位となって、翌年9月から都道府県別に医療費を反映した保険料が設定されるようになった（▶図3-2）。

3 公営の国民健康保険の保険者と対象

　一方、公営の国保の保険者は、都道府県および市町村である。都道府県に住所を有する者❷は、当該都道府県が当該都道府県内の市町村とともに行う国民健康保険の被保険者になるが、前述のように職域にある公的医療保険や後期高齢者医療制度に加入している者や被保護者は除外される（▶表3-4）。従来、その多くが当時の市町村国保に加入していた後期高齢者も、2008（平成20）年度より後期高齢者医療制度に加入し、市町村国保から離脱した。被扶養親族に対する家族給付がある被用者保険と異なり、公営の国保では、加入者はすべて被保険者となるが、保険料は世帯単位で世帯主が負担する（▶69ページ）。

NOTE

❶ 2019（令和元）年度から新たな在留資格「特定技能」の創設をふまえて、被扶養者等の要件が見直された。具体的には、被用者保険法の被扶養者等の要件に国内居住を原則とすることが追加され、例外として被扶養者になるものとして、留学する学生や海外赴任に同行する家族などを定め、2020（令和2）年度から施行された。

NOTE

❷ 被保険者が病院などへの入院などにより住所を変更した場合には、入院直前の市町村に住所を有するものとみなす「住所地特例」が設けられている。病院などが所在する市町村の財政負担が過剰になることを防ぐ措置である。

62 第3章 医療保障

○表 3-3 医療保険制度の概要

制度名			保険者 (2019 年 3 月末)	加入者数 (2020 年 3 月末) ┌本人┐ └家族┘ 千人	保険給付	
					医療給付	
					一部負担	高額療養費制度,高額医療・介護合算制度
健康保険	一般被用者	協会 けんぽ	全国健康 保険協会	40,443 ┌24,793┐ └15,650┘	義務教育 就学後から 70 歳未満 3 割 義務教育 就学前 2 割	(高額療養費制度) • 自己負担限度額 　(70 歳未満の者) 　(年収約 1,160 万円〜)　　　252,600 円+(医療費−842,000 円)×1% 　(年収約 770〜約 1,160 万円) 167,400 円+(医療費−558,000 円)×1% 　(年収約 370〜約 770 万円)　 80,100 円+(医療費−267,000 円)×1% 　(〜年収約 370 万円)　　　　　57,600 円 　(住民税非課税)　　　　　　　35,400 円 　(70 歳以上の者)b) 　(年収約 1,160 万円〜)(年収約 770〜約 1,160 万円) 　(年収約 370〜約 770 万円)は 70 歳未満の者と同じ 　(〜年収約 370 万円) 57,600 円,外来(個人ごと)18,000 円(年 144,000 円) 　(住民税非課税世帯)　　　 24,600 円,外来(個人ごと) 8,000 円 　(住民税非課税世帯のうちとくに所得の低い者) 　　　　　　　　　　　　　 15,000 円,外来(個人ごと) 8,000 円
		組合	健康保険 組合 　　　1,388	28,837 ┌16,352┐ └12,485┘		
	健康保険法第 3 条第 2 項被 保険者		全国健康 保険協会	17 ┌12┐ └5┘		
船員保険			全国健康 保険協会	117 ┌58┐ └59┘		• 世帯合算基準額 　同一世帯(同一医療保険加入者に限る)の複数の自己負担額 　(70 歳未満の者は 21,000 円以上の額,70 歳以上の者は全 　額)を 1 か月単位で合算して支給 • 多数該当の負担軽減 　12 月間に 3 回以上該当の場合の 4 回目からの自己負担限 　度額 　(70 歳未満の者) 　(年収約 1,160 万円〜)　　　　140,100 円 　(年収約 770〜約 1,160 万円)　 93,000 円 　(年収約 370〜約 770 万円)　　 44,400 円 　(〜年収約 370 万円)　　　　　 44,400 円 　(住民税非課税)　　　　　　　 24,600 円 　(70 歳以上の者) 　(年収約 1,160 万円〜)(年収約 770〜約 1,160 万円)(年 　収約 370〜約 770 万円)(〜年収約 370 万円)は 70 歳未満 　の者と同じ。(住民税非課税)区分は多数該当の適用なし。 • 長期高額疾病患者の負担軽減 　血友病,人工透析を行う慢性腎不全の患者等の自己負担限度額 　10,000 円(ただし,年収約 770 万円超の区分で人工透析を行う 　70 歳未満の患者の自己負担限度額 20,000 円) (高額医療・高額介護合算制度) 1 年間(毎年 8 月〜翌年 7 月)の医療保険と介護保険における 自己負担の合算額が著しく高額になる場合に,負担を軽減す るしくみ。自己負担限度額は,所得と年齢に応じきめ細かく 設定。
各種共済	国家公務員		20 共済 組合	8,545 ┌4,565┐ └3,980┘	70 歳以上 75 歳未満 2 割 (現役並み所 得者　3 割)	
	地方公務員等		64 共済 組合			
	私学教職員		1 事業団			
国民健康保険	農業者 自営業者等		市町村a) 　　　1,716	29,324 市町村 26,599 国保組合 2,726		
			国保組合 　　　 162			
	被用者保険の 退職者		市町村a) 　　　1,716			
後期高齢者 医療制度			[運営主体] 後期高齢者 医療広域 連合 　　　　47	18,032	1 割 (現役並み所 得者　3 割)	

＊1 加入者数は四捨五入により,合計と内訳の和とが一致しない場合がある。

＊2 後期高齢者医療制度の被保険者は,75 歳以上の者および 65 歳以上 75 歳未満の者で一定の障害にある旨の広域連合の認定を受けた者。

＊3 現役並み所得者は,住民税課税所得 145 万円(月収 28 万円以上)以上または世帯に属する 70〜74 歳の被保険者の基礎控除後の総所得金額等の合計額が 210 万円以上の者。ただし,収入が高齢者複数世帯で 520 万円未満もしくは高齢者単身世帯で 383 万円未満の者,および旧ただし書所得の合計額が 210 万円以下の者は除く。とくに所得の低い住民税非課税世帯とは,年金収入 80 万円以下の者等。

(「厚生労働白書」令和 3 年版による,一部改変)

（2021 年 4 月現在）

入院時食事療養費	入院時生活療養費	財源		
		現金給付	保険料率	国庫負担・補助
（食事療養標準負担額）c) • 住民税課税世帯 　1 食につき　460 円 • 住民税非課税世帯 　90 日目まで 　1 食につき　210 円 　91 日目から 　1 食につき　160 円 • とくに所得の低い住民 　税非課税世帯 　1 食につき　100 円	（生活療養標準負担額）c) • 医療区分（Ⅰ）（Ⅱ）（Ⅲ） 　1 食につき　460 円 　＋1 日につき　370 円 • 住民税非課税世帯 　1 食につき　210 円 　＋1 日につき　370 円 • とくに所得の低い住民 　税非課税世帯 　1 食につき　130 円 　＋1 日につき　370 円 ※療養病床に入院する 　65 歳以上の者が対象 ※指定難病の患者や医療 　の必要性の高い者など 　にはさらなる負担軽減 　を行っている	• 傷病手当金 • 出産育児一時金　等	10.00% （全国平均）	給付費の 16.4%
		同上 （附加給付 あり）	各健康保険組合によって異なる	定額（予算補助）
		• 傷病手当金 • 出産育児一時金　等	1 級日額　390 円 11 級　3,230 円	給付費等の 16.4%
		同上	9.60% （疾病保険料率）	定額
		同上 （附加給付あり）	――	なし
			――	
			――	
		• 出産育児一時金 • 葬祭費	世帯ごとに応益割（定額）と応能割（負担能力に応じて）を賦課 保険者によって賦課算定方式は多少異なる	給付費等の 41%
				給付費等の 28.4～47.4%
				なし
同上	同上 ただし, • 老齢福祉年金受給者 　1 食につき　100 円 　＋1 日につき　　0 円	葬祭費　等	各広域連合によって定めた被保険者均等割額と所得割率によって算定されている 給付費等の約 10% を保険料として負担	給付費等の約 50% を公費で負担 　（公費の内訳） 　国：都道府県：市町村 　4：1：1 さらに, 給付費等の約 40% を後期高齢者支援金として現役世代が負担

＊4 国保組合の定率国庫補助については, 健保の適用除外承認を受けて, 1997 年 9 月 1 日以降新規に加入する者およびその家族については協会けんぽ並とする。

＊5 船員保険の保険料率は, 被保険者保険料負担軽減措置（0.50%）による控除後の率。

著者注：a) 2018 年度より都道府県も保険者となった（❍ 58 ページ）。
　　　　b) 2017 年度以降, 70 歳以上の者の自己負担限度額の段階的な引き上げが行われた（❍ 67 ページ）。
　　　　c) 2016 年度以降, 段階的な引き上げが行われた（❍ 66 ページ）。

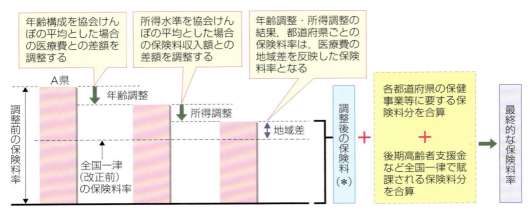

＊ 都道府県単位保険料になることで，保険料率が大幅に上昇する場合には，激変緩和措置を講じる。

● 図 3-2　都道府県単位の保険料率設定
（厚生労働省資料による，一部改変）

● 表 3-4　公営の国民健康保険の被保険者

国民健康保険法（抄）
（被保険者）
第 5 条　都道府県の区域内に住所を有する者は，当該都道府県が当該都道府県内の市町村とともに行う国民健康保険の被保険者とする。
（適用除外）
第 6 条　前条の規定にかかわらず，次の各号のいずれかに該当する者は，都道府県が当該都道府県内の市町村とともに行う国民健康保険（以下「都道府県等が行う国民健康保険」という。）の被保険者としない。
1. 健康保険法（大正 11 年法律第 70 号）の規定による被保険者。ただし，同法第 3 条第 2 項の規定による日雇特例被保険者を除く。
2. 船員保険法（昭和 14 年法律第 73 号）の規定による被保険者
3. 国家公務員共済組合法（昭和 33 年法律第 128 号）又は地方公務員等共済組合法（昭和 37 年法律第 152 号）に基づく共済組合の組合員
4. 私立学校教職員共済法（昭和 28 年法律第 245 号）の規定による私立学校教職員共済制度の加入者
5. 健康保険法の規定による被扶養者。ただし，同法第 3 条第 2 項の規定による日雇特例被保険者の同法の規定による被扶養者を除く。
6. 船員保険法，国家公務員共済組合法（他の法律において準用する場合を含む。）又は地方公務員等共済組合法の規定による被扶養者。
7. 健康保険法第 126 条の規定により日雇特例被保険者手帳の交付を受け，その手帳に健康保険印紙をはり付けるべき余白がなくなるに至るまでの間にある者及び同法の規定によるその者の被扶養者。ただし，同法第 3 条第 2 項ただし書の規定による承認を受けて同項の規定による日雇特例被保険者とならない期間内にある者及び同法第 126 条第 3 項の規定により当該日雇特例被保険者手帳を返納した者並びに同法の規定によるその者の被扶養者を除く。
8. 高齢者の医療の確保に関する法律（昭和 57 年法律第 80 号）の規定による被保険者
9. 生活保護法（昭和 25 年法律第 144 号）による保護を受けている世帯（その保護を停止されている世帯を除く。）に属する者
10. 国民健康保険組合の被保険者
11. その他特別の理由がある者で厚生労働省令で定めるもの

2 給付と患者負担

○ 表3-3(○ 62ページ)のとおり，給付と患者負担に関し，健康保険と公営の国民健康保険の間の大きな差はなくなった。ここでは，まず共通する部分のおもなものを説明し，違いが残っている部分を付け加えることにする。

1 療養の給付など

給付には，後述のように現金給付もあるが，中心は**医療サービス**である。被保険者本人の疾病や負傷については，① 診察，② 薬剤または治療材料の支給，③ 処置・手術その他の治療，④ 居宅における療養上の管理およびそれに伴う世話，その他の看護，⑤ 入院およびその療養に伴う世話，その他の看護，が療養の給付として提供される。これらは原則として，現物サービスのかたちで給付されることになるが，旅先で保険証なしに医療サービスを受け，いったん自分で費用を払った場合などのやむをえない場合には，あとから医療費が支給される。被扶養者については，家族療養費などが支給されるが，医療機関がかわって受け取る代理受領のしくみにより，現物給付と同様のかたちになる。

人々の所得水準が低く保険財政の規模も小さかった時代には，保険診療では高価な薬剤は使えないなど，制限診療とよばれる制約があった。しかし，いまは，現在の医療水準からみて必要と考えられるサービスは，ほぼ保険でカバーされている。ただし，人間ドックなどの健康診断，一般の薬局で購入する売薬，美容整形，通常の出産などは保険が適用されず，全額自己負担になる。なお，出産については，現金給付として出産育児一時金が支給される。

● **患者負担**　サービスを受けた保険医療機関，保険薬局の窓口で支払われる患者一部負担は**原則3割**であるが，義務教育就学前の児童と70歳以上75歳未満の者は2割となっている。なお，2008(平成20)年度より70歳以上75歳未満の者の一部負担が1割から2割に引き上げられることになっていたが，当面凍結され，その分は公費で負担されていた。2014(平成26)年度以降，新たに70歳に達する者から段階的に2割負担となり，本来の負担となった。

3割負担の場合，原則として受けたサービスの費用の7割が保険者から審査支払機関を通じて保険医療機関等に支払われ，残りの3割は窓口で患者が直接支払うことになる。

かつて，被用者保険の被保険者本人には患者負担がない(10割給付)時代が長く続いたが，その後，自己負担が導入され，さらに負担率が引き上げられ，現在では公営の国保と同じ負担割合となった。患者に一部負担を求めるのは，受益者負担としてコスト意識を喚起し，むだな医療を減らすとともに，医療サービスを利用しない人との公平を確保するためであるが，医療を必要とする人が受診を抑制することのないよう，一部負担の水準が高くなりすぎないことに留意する必要がある。

2 入院時の食事など

入院時の食事については，厚生労働大臣が定める額から患者に求められる標準負担額（食材料費相当分で平均的な家計における食費の状況をふまえて決められる）を控除した額が，**入院時食事療養費**として給付され，代理受領される。入院していない者との公平の観点から，食材料費については患者に負担を求め，調理など残りの費用については保険給付の対象にするという考え方であった。

その後，前述の2015（平成27）年の「国民健康保険法」などの改正法により，2016（平成28）年度から，入院時の食事代について，在宅療養との公平等の観点から調理費相当額も含まれるよう段階的に引き上げられた（低所得者，難病・小児慢性特定疾病患者の負担は除く）（ ● 55ページ，表3-2）。

なお，介護保険施設入所者の食費と居住費が，2005（平成17）年10月から原則として利用者負担になったことをふまえ，療養病床に入院する70歳以上の者の食費・居住費については，2006（平成18）年10月から，利用者が生活療養標準負担額（調理費を含む食費および光熱水費相当）を負担し，残りは，入院時生活療養費として現物給付されることとなった。2008（平成20）年度からは，年齢が65歳以上の療養病床入院患者も同様の扱いになった。

3 訪問看護療養費

訪問看護療養費は，居宅において継続して療養を受ける者で主治医が認めた者が，訪問看護ステーションから看護師などによる療養上の世話などの訪問看護サービスを受けたときに支給される。訪問看護は前述の療養の給付に含まれておらず，別建ての給付として位置づけられている。

利用者負担は，療養の給付同様に原則3割であり，義務教育就学前の児童及び70歳以上75歳未満の者は2割である。

4 保険外併用療養費

研究段階の治療法など，保険診療として認められていない特別なサービスを受ける場合には，その特別なサービスの部分だけでなく，入院や検査など通常の療養と共通の部分についても保険がきかないことが原則となっている。これを**混合診療の禁止**という。

その例外として認められてきた特定療養費の制度が，医療制度改革により，2006（平成18）年10月から**保険外併用療養費**となった。特定療養費のしくみが基本的には踏襲されているが，対象となる特別なサービスの内容が評価療養と選定療養に再編された。評価療養とは，高度の医療技術を用いた療養などで，将来保険適用するかどうか評価が必要なものであり，選定療養とは，特別な病室の提供（差額ベッド）や金などの材料による前歯の補綴など，患者の選択によるサービスで保険適用を前提としないものである❶。

なお，2016（平成28）年度から，先進的な医療について，患者からの申出を起点とし，安全性・有効性を確認しつつ身近な医療機関で迅速に治療を受

NOTE

❶ 従来も，紹介状なしに200床以上の病院を受診した場合，選定療養として特別料金を病院が請求できることになっていたが，2016（平成28）年度からは，救急などの場合を除き，紹介状なしに特定機能病院などの大病院を受診する場合には，患者は必ず特別料金（医科初診の場合5,000円以上）を支払うことが求められることになった。医療機関の機能分化を進めるために選定療養のしくみが使われているわけである（ ● 76ページ）。

C. 健康保険と国民健康保険　**67**

けるための新たな保険外併用療養費のしくみである**患者申出療養**が創設された（● 55 ページ，表 3-2）。

　保険外併用療養費の対象になると，例外的に混合診療が認められ，患者は特別なサービスの費用（差額ベッドの場合，差額ベッド料）を自己負担するだけで，通常の療養と共通の部分（差額ベッドの場合，入院基本料相当分など）については保険給付の対象となる。

5 高額療養費

　同一の月に受けた療養（入院時の食事療養，生活療養や差額ベッド代などを除く）にかかる自己負担が定められた限度額をこえた場合には，こえた分が**高額療養費**として支払われる。また，同一世帯に複数の自己負担がある場合には，合算対象基準額（21,000 円）以上（70 歳以上の者は全額）の負担を合計し，自己負担限度額をこえた額が支払われる。患者の自己負担は前述のように原則として 3 割であるが，この制度により，医療費が高額になった場合でも自己負担は大幅に抑制され，重い病気になってもただちに生活を破壊されるような負担を求められることはほとんどなくなった。

　自己負担限度額は所得に応じて設定されているが，よりきめ細かく対応するため，2015（平成 27）年から 70 歳未満の所得区分を 5 つに細分化し，所得の高い者の自己負担限度額を引き上げ，所得の低い者は引き下げた。たとえば，年収約 370 万円から約 770 万円の者の場合，一定の限度額（最大 80,100 円）に対応する部分（● 62 ページ，表 3-3 において，自己負担限度額の式にある 80,100 円は 267,000 円の 3 割になっている）と，それをこえた医療費の 1％を加えた額として計算される。

　その者が入院して大きな手術を受け，ある月に 300 万円相当の療養の給付を受けた例を考えてみよう。給付率が 7 割なので，高額療養費の制度がなければ，自己負担は 90 万円（300 万円×3 割）という多額になるが，この制度により自己負担の限度額は 107,430 円（80,100 円＋（3,000,000 円－267,000 円）× 1％）になり，残りの 792,570 円が高額療養費として給付される。

　なお，自己負担限度額は，70 歳以上の者❶などに対しては，若干低い基準で設定されており，直近 1 年間に 3 回以上高額療養費が支給された場合（多数該当）も同様である。また，長期にわたり高額な医療費が必要となる高額長期疾病（人工透析を実施している慢性腎不全，血友病，後天性免疫不全症候群など）患者の自己負担限度額は 10,000 円（慢性腎不全患者のうち，70 歳未満の上位所得者は 20,000 円）とされており，それをこえる分は高額療養費として給付される。

　これまで，いったん窓口で原則 3 割の自己負担を支払ったうえで，その後の請求により払い戻されていた高額療養費が，70 歳未満の者の入院の場合については，2007（平成 19）年度から，事前に「所得区分」の認定を得れば 70 歳以上の人と同様に現物給付化することができるようになった。

　さらに，2012（平成 24）年度から，同一の医療機関の外来診療についても，現物給付化が行われている。

NOTE

❶ 70 歳以上の者の高額療養費は 2017（平成 29）年 8 月および 2018（平成 30）年 8 月に 2 段階で見直され，自己負担限度額の引き上げなどが行われた。

6 現金給付

医療保険の給付の中心は，前述した医療給付であるが，以下で説明するような現金給付もある。なお，傷病手当金と出産手当金は被用者本人への給付であり，公営の国保で傷病手当金を支給しているところはない。

● **傷病手当金**　被保険者が療養のため連続する3日間を含む4日以上仕事を休み，給与を得られないときは，4日目から通算1年6か月の間，給与の日額の2/3の**傷病手当金**が支給される。医療給付が医療費の保障であるのに対し，傷病手当金は療養中の所得を保障するものであり，かつては給付の中心であったものであるが，現在でも重要な役割を果たしている。

● **出産手当金**　被保険者が，出産のために仕事を休み，給与を得られないときは，出産日以前42日から出産日後56日までの期間，給与の日額の2/3の**出産手当金**が支給される。

● **出産育児一時金**　前述のように，通常の出産は病気とはみなされず，医療給付の対象にはならない。被保険者が出産したときは，一児ごとに42万円の**出産育児一時金**が，被扶養者である家族が出産したときは，一児ごとに42万円の**家族出産育児一時金**がそれぞれ支給される（産科医療補償制度に加入している医療施設などで出産した場合。それ以外の場合は40.4万円）。公営の国保では，額は市町村ごとに決められるが，同程度の一時金が支給されている。

● **埋葬料**　被保険者が死亡したときは，埋葬を行った家族に5万円の**埋葬料**が，被扶養者である家族が死亡したときは，被保険者に5万円の**家族埋葬料**が支給される。公営の国保でも，同程度の**葬祭料**が支給されている。

7 付加給付

健康保険組合や共済組合などは，上述の法定給付に加えて**付加給付**を行うことができるものとされ，自己負担の還元などを行っている。原則として公費の助成を受けず，労使の自治により運営されることから，こうしたことが認められている。

3 費用負担

医療保険の事業を行うための費用は，患者の自己負担を除き，主としてその保険料によりまかなわれるが，加入者の平均年齢が高く，平均所得も低い公営の国保などには，それに加えて多額の公費が投入されている。

以下，被用者保険と公営の国保に分けて，その費用負担について説明する。

1 被用者保険の費用負担

健康保険など被用者保険の被保険者は，被扶養者の有無にかかわらず，毎月の給与（諸手当などを含めた報酬の月額を一定の幅で区分した「標準報酬月額」として計算される）や，ボーナス（「標準賞与額」として計算される）に

定率（保険料率）をかけて得られた保険料を，原則として事業主と折半して負担する。

　健康保険の場合，標準報酬月額は，1級58,000円〜50級1,390,000円❶に分かれ，上（下）限が設定されており，それを上（下）まわる場合にもその額として計算される。また，標準賞与額にも年度累計573万円❷の上限が設けられている。

　全国健康保険協会管掌健康保険の保険料率は従来，全国一律で事業主と折半されていたのに対し，健康保険組合の場合は，30/1000〜130/1000❸の範囲で組合ごとに定められ，事業主負担分を増加させることもできる。なお，協会けんぽについては公法人化に伴い財政が都道府県単位となって，2009（平成21）年9月から都道府県別の保険料率が設定されている。国庫は，健康保険の事務費を負担するほか，協会けんぽの事業の費用のうち，16.4%を補助することとされている。

　なお，高齢者医療制度の創設に伴い，健康保険の保険料（すべての被保険者を対象とした一般保険料と40歳以上65歳未満の被保険者を対象とした介護保険料❹からなる）については，一般保険料が基本保険料と特定保険料を合算したものになる。特定保険料は，後述の前期高齢者納付金等，および後期高齢者支援金等の費用にあてるための保険料であり，基本保険料はそれ以外の健康保険事業に要する費用にあてる保険料である。現役世代から高齢者世代への支援にあたる部分の負担を，明確化する趣旨であるとされている。

2 公営の国民健康保険の費用負担

　従来の市町村国保では，保険者である市町村が財政運営の責任主体となり，保険給付などをまかなうために必要な保険料を確保する予算を作成し，保険財政を運営していたが，前述のとおり，財政のしくみが変更された（● 58ページ）。

● 新しい財政のしくみ　新しい公営の国保では，都道府県が財政運営の責任主体となり，特別会計を設置して，保険給付に必要な費用を保険給付費交付金として全額市町村に交付する一方，市町村ごとに（年齢調整後の）医療費水準や所得水準に応じた国保事業費納付金を決定し，国保財政の出入を管理する。その際，都道府県は，市町村規模別の保険料収納率目標などを設定するとともに，統一された保険料算定方式による市町村ごとの標準保険料率を算定・公表し，都道府県内市町村間の保険料水準の比較を可能にする。他方，市町村は，保険給付を決定するとともに，都道府県が算出した標準保険料率を参考に，実際に各市町村が採用している算定方式に基づき実際の保険料率を決定して保険料を賦課・徴収し，都道府県に国保事業費納付金を納付することとされている（● 58ページ，図3-1）。しかし，制度の細部は，すでに相当複雑でわかりにくいものになっており，都道府県と市町村が協力して保険財政の規律ある運営が可能になるか，楽観できないとの指摘もある。

● 公営の国保の保険料　このように，新しい公営の国保でも，保険料の算定方式の選択，保険料率の決定と保険料の賦課・徴収は，従来の市町村国保

📖 NOTE
❶❷❸前述の国民健康保険法などの改正により，2016（平成28）年度から上限額の引き上げ，標準賞与額の年間上限額の引き上げおよび保険料率の上限の引き上げが行われた（● 55ページ，表3-2）。

📖 NOTE
❹介護保険の第2号被保険者の保険料は，医療保険料として賦課徴収される（● 106ページ）。

同様，各市町村が行う。公営の国保の場合でも，世帯単位で加入する被用者保険と異なり，個人ごとに加入し，それぞれ被保険者となるが，保険料は，市町村が世帯主（世帯主が被保険者でない場合も擬制世帯主とよばれ，保険料納付義務を負う）からまとめて徴収する。なお，市町村は保険料のかわりに国民健康保険税を課すことができる。収納率の向上をねらって 1951（昭和 26）年から導入された制度だが，国民健康保険料（税）としてまとめていう場合も多い。

　保険料（税）の負担のしくみは，収入に応じて負担する被用者保険に比べ複雑である。具体的な保険料の算定方式は，収入や固定資産税額に応じて負担する所得割と資産割に，世帯ごとや世帯の被保険者数に応じて負担する平等割と均等割の 4 つ（うち所得割と平等割の 2 つは必須）から各市町村が選んで組み合わせ，給付などに要する費用の総額から逆算して保険料率が計算される。負担能力に応じる応能負担と，受益に応じる応益負担をともに反映させているわけである。また，負担能力の高い世帯の負担が過重にならないように，保険料の上限が設定される一方，低所得世帯に対する保険料の減額制度❶が設けられている。

　国民健康保険の給付費には，全体の半分に公費が投入されている。うち 41％は都道府県に対する国庫の負担（そのうち 9％は全国レベルで調整すべき都道府県間の所得水準の調整などのための調整交付金）で，残りのうち 9％は市町村の財政状況などに対する調整のため，都道府県の一般会計からの繰り入れである。

> NOTE
> ❶未就学児を対象に均等割部分を 5 割軽減することが 2022（令和 4）年度から予定されている。子どもが増えると均等割負担が増えるので子育て支援の趣旨でとられた措置である。減額分については，国，都道府県，市町村が負担する。

D 高齢者医療制度

1 制度創設の経緯と目的

　前述のように，従来の市町村国保には，農業者，自営業者といった本来の加入者の割合が産業構造の変化に伴い減少する一方，定年退職した高齢者など（かつては職域にある被用者保険の被保険者，被扶養者であった）が加わったため，制度間で高齢者の加入率に大きな格差が生じることになった（◯図 3-3）。また，1973（昭和 48）年の老人医療費の原則無料化は大量の社会的入院，診療所のサロン化などを招来し，老人医療費は急増した。1 人あたりの医療費でみると，老人医療費は一般の場合の約 5 倍にも達する。

　このため，負担の集中した市町村国保を被用者保険の拠出金および公費の負担で支え，国民皆保険を維持する目的で 1982（昭和 57）年に**老人保健制度**，1984（昭和 59）年に**退職者医療制度**がそれぞれ設けられ，制度間で財政調整が行われてきた。また，原則無料化された医療費にも患者の一部負担が復活し，以後徐々に引き上げられてきた。

　しかし，急速な高齢化に伴い，その後も医療費は増加し，2002（平成 14）

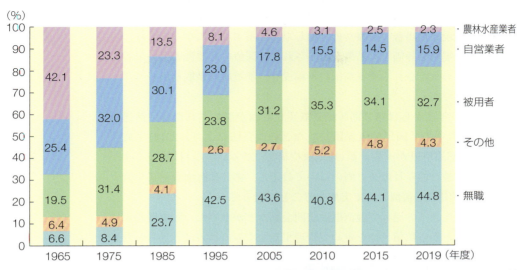

* 2008年以降の加入者の構成割合の変化は，2008年から後期高齢者医療制度が施行されたことに伴い，国民健康保険の加入者が75歳以下となったことが影響している。

図3-3　市町村国保の職業別世帯数
国民健康保険の加入者は，農林水産業者と自営業者が過半を占めていたが，現在では，被用者（その多くが非正規労働者）と無職者が過半を占めている。
（「国民健康保険実態調査報告」をもとに作成）

年に小泉改革の一環として効率化をめざした改革が行われた。そして，改革関連法の附則に基づき，2002年度末に閣議決定された「基本方針」を土台に医療保険制度の改革が検討され，2006（平成18）年の通常国会で制度改革の関連法が成立した。これに基づき，2008（平成20）年度より「老人保健法」が**「高齢者の医療の確保に関する法律」**に改められ，従来の老人保健事業，老人医療事業が廃止される（ 163ページ）一方，同法により創設されたのが後期高齢者医療制度である。

本項では，新設された**後期高齢者（長寿）医療制度**を中心に，前期高齢者にかかる保険者間財政調整，さらに同法に規定されている医療費の適正化と特定健診等を含めて解説する。後期高齢者医療制度は，高齢化が進み，（老人）医療費の増加が不可避ななかで，世界に誇る国民皆保険をまもるため，関係者の合意に基づき創設されたと説明されている。ここでは，高齢者医療と介護は相互に密接にかかわり，両者をセットにして理解する必要があることを強調しておきたい。

2　医療費の適正化と特定健康診査など

1　医療費の適正化

糖尿病などの生活習慣病の予防や，長期入院の是正による中長期的な医療費の適正化のため，6年を1期として国は医療費適正化基本方針を，都道府県は医療費適正化計画をそれぞれ策定することとしている。計画では，平均

72 第3章 医療保障

在院日数の短縮，生活習慣病有病者等の削減，後発医薬品の使用割合などの指標をあげ，実現した場合の医療費の見通しなどを示すことになっており，その進捗状況や実績を評価し，結果が公表される。医療の必要性の低い患者が半数程度を占めるとされる療養病床の再編成も，都道府県が取り組むべき施策の重要項目である。

2013（平成25）年度からは第2期医療費適正化計画が開始されたが，前述の2015（平成27）年の「国民健康保険法」などの改正法により，2018（平成30）年度から，都道府県が医療計画（地域医療構想，●43ページ）に基づく病床機能の再編と整合的な目標を計画のなかで設定し，第3期医療費適正化計画（2018～2023年度）を前倒しして実施することになっている。

なお，医療制度改革の過程で経済財政諮問会議などが求めた，医療費の総額を経済指標などから数値目標を定めて管理するしくみの導入は見送られた。

2 特定健康診査・特定保健指導

2008（平成20）年度から医療保険者には，40歳以上75歳未満の加入者に対する**特定健康診査**（生活習慣病に関する健診）と，**特定保健指導**（健診の結果必要がある人に対する保健指導）の実施が義務づけられた。国は特定健康診査等の基本指針を作成し，保険者はそれにそって実施計画を定めている。

特定健診は，糖尿病等の生活習慣病を予防するため，メタボリックシンドローム（内臓脂肪症候群）に着目し，特定保健指導を必要とする者を抽出するために行われる。なお，「労働安全衛生法」の健康診断など，他法に基づき行われる健康診断は特定健診に優先するので，これらの健診を受けていれば保険者は特定健診にかえることができる。

3 前期高齢者医療費の財政調整

65歳以上75歳未満の**前期高齢者**については，従来どおり，健保，公営の国保など職域または地域の各医療保険制度に加入するが，その偏在による負担の不均衡を各保険者の前期高齢者の加入率に応じて（加入率が低ければ多く）調整するしくみが導入されている。この調整は，社会保険診療報酬支払基金が前期高齢者の少ない被用者保険から前期高齢者納付金を徴収し，前期高齢者の多い公営の国保に前期高齢者交付金を交付することで行われる（●図3-4）。

4 後期高齢者（長寿）医療制度

1 後期高齢者医療広域連合と被保険者

● **後期高齢者医療広域連合**　**後期高齢者**については，都道府県ごとにすべての市町村が加入する**後期高齢者医療広域連合**が設立され，後期高齢者医療制度の運営主体として保険料の徴収などを除く事務を行う。広域連合とは，

D. 高齢者医療制度　73

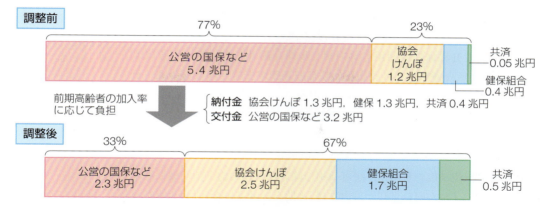

○図 3-4　前期高齢者医療費の財政調整（2021 年度予算ベース）
（厚生労働省資料による，一部改変）

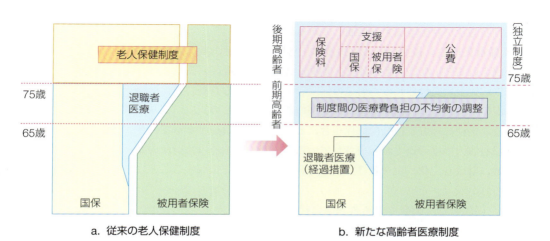

○図 3-5　高齢者医療制度
（厚生労働省資料による，一部改変）

自治体が区域をこえて処理することがふさわしい事務のために，「地方自治法」に基づき設立される特別地方公共団体の 1 つである。

● **被保険者**　後期高齢者医療制度の被保険者となるのは，その都道府県に居住する[1] 75 歳以上の者および 65 歳以上 75 歳未満の者で一定の障害がある旨の広域連合の認定を受けた者であるが，従来の老人保健制度と異なり，各医療保険制度の被保険者，被扶養者から除外される（○図 3-5）。なお，生活保護の対象である被保護者は医療扶助の対象となり，原則として後期高齢者医療制度の被保険者とならない。

2　給付と患者負担

給付は，被用者保険や公営の国保とほとんど共通であり，患者の自己負担は **1 割**[2]（現役並み所得者は 3 割）である。

被保険者が入院時に受けた食事療養の費用については，入院時食事療養費が給付され，療養病床の入院患者には，食事療養を含め入院時生活療養費が

NOTE

[1] 国民健康保険同様，「住所地特例」が設けられている（○61 ページ）

[2] 2022（令和 4）年 10 月から一定以上の所得がある後期高齢者の自己負担割合は，1 割から 2 割に引き上げられる予定である。

給付される。

高額療養費については，70歳以上75歳未満の者と同じで（○62ページ，表 3-3），また，介護保険の利用者負担額と後期高齢者医療制度の患者負担額（それぞれ高額介護サービス費または高額療養費が支給される場合は，それを控除した額）の年間の合算額が限度額❶をこえた場合，こえた額が払い戻される**高額介護合算療養費**の制度が 2008（平成 20）年度から導入された。

3 費用負担

後期高齢者医療制度の費用は，患者負担を除いた全体の約1割が被保険者の保険料で，約4割が現役世代からの支援（後期高齢者支援金），約5割が公費（国4：都道府県1：市町村1）によりまかなわれている（○図 3-6）。

なお，世代間の公平をはかるため，現役世代の人数に応じて被保険者の保険料と現役世代の支援の割合を変動させるしくみが導入されており，被保険者の保険料の割合が今後増加する見通しである。

- **後期高齢者支援金** 後期高齢者支援金は，各医療保険者から加入者数に応じて徴収される❷もので，社会保険診療報酬支払基金から後期高齢者交付金として広域連合に交付される。前述の保険者に義務づけられた特定健診等の実施状況によっては，後期高齢者支援金が増額されうるとの措置が盛り込まれている。後期高齢者支援金は健保組合にとって大きな負担となっており，平均で保険料収入の半分近くが充当されている。また，都道府県は財政の安定化のため，財政安定化基金を設け，広域連合から拠出金を徴収することになっている。

- **保険料** 保険料は，政令で定める基準に従い，後期高齢者広域連合の条例で2年ごとに定められ，個人単位で徴収される。広域連合ごとの保険料の賦課総額は，所得割総額（応能割〔所得比例部分〕）と被保険者均等割総額（応益割〔頭割で定額の部分〕）に分けられる。所得割は，被保険者がその所得に

> **NOTE**
> ❶ 一般の場合，年額 56 万円。2018（平成 30）年8月から，現役並み所得者の限度額が一部引き上げられた。

> **NOTE**
> ❷ 2015（平成 27）年の国民健康保険法などの改正により，被用者保険の保険者の後期高齢者支援金について，段階的に総報酬割（負担能力に応じた分担方法）の導入が実施された（○55 ページ，表 3-2）。介護給付費等納付金についても，類似の見直しが行われている（○102 ページ）。

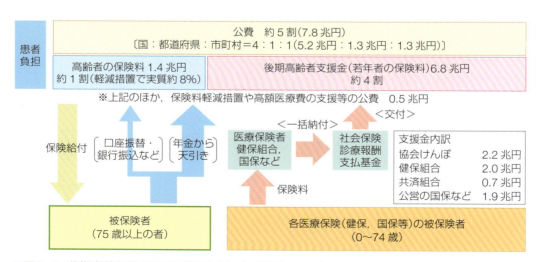

○ 図 3-6 後期高齢者医療制度の費用（2021 年度予算ベース）
（厚生労働省資料による，一部改変）

- 被保険者が負担する保険料は，条例により後期高齢者医療広域連合が決定し，毎年度，個人単位で賦課される(2年ごとに保険料率を改定)。
- 保険料額は，①被保険者全員が負担する均等割と，②所得に応じて負担する所得割で構成される。
  ※2018，2019年度全国平均保険料率　均等割45,116円／所得割率8.81%
- 世帯の所得が一定以下の場合には，①均等割の7割／5割／2割を軽減する(7割軽減の対象者には，さらに国費を投入し，2019年度には8.5割，8割軽減としている)。
- 後期高齢者医療制度に加入する前日に被用者保険の被扶養者(被用者の配偶者や親など)であった者，すなわち元被扶養者については，75歳に到達後2年間に限り，所得にかかわらず，①均等割を5割軽減している。また，②所得割は賦課されない。

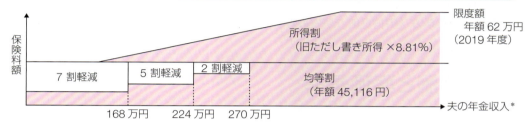

○ 図3-7　後期高齢者医療制度の保険料
(厚生労働省資料による，一部改変)

応じて負担する分，被保険者均等割は，所得にかかわらず等しく負担する分であり，保険料はその合計額となる(○図3-7)。

　保険料の算定方法は，広域連合内で同一であることが原則であるが，離島その他の地域については，均一の保険料率以外の乗率を定めることができる。保険料については，低所得者に対する軽減措置や従来被扶養者として負担のなかった者に対する激変緩和措置などが盛り込まれていた。その後，制度導入に対する強い反発を受けて特別対策がとられ，さらに保険料負担が軽減され，公費で補塡されていたが，2017(平成29)年度以降，段階的に軽減措置が見直されることになっている。2018(平成30)，2019(令和元)年度の保険料は，全国平均で月額約5,857円(基礎年金のみの受給者は月額376円)となっている。

　保険料の徴収は，広域連合が定める保険料率に基づき，市町村が行う。徴収は，特別徴収(年金から徴収する)，または口座振替などの普通徴収による。したがって，後期高齢者のうち，年間18万円以上の年金給付を受ける者は，介護保険料と後期高齢者医療制度の保険料の両方を年金から天引きされることになる。

E 保険診療のしくみ

1 保険医療機関と保険医

　医療機関が保険診療を行うためには，「医療法」などに基づく病院開設の

許可などのほかに,「健康保険法」などに基づき,厚生労働大臣に**保険医療機関**として指定を受ける必要がある。また,保険診療にあたる医師も**保険医**として登録を受ける必要がある。指定は,6年ごとに更新されるが,診療報酬の不正請求を行った場合などには取り消される。

利用者は,指定された保険医療機関から自由に選択して受診することができる(**フリーアクセス**)が,軽症者も含めた大病院への患者の集中や医療機関の機能分化が進まないといった弊害も指摘されている。

保険医療による診療については,その方針として「**保険医療機関及び保険医療養担当規則**」(いわゆる「療担規則」)が定められ,それにそって行われることになる。

2 診療報酬と薬価基準

1 診療報酬のしくみ

保険医療機関が保険診療を行った場合には,原則として個別出来高払いで保険者から**診療報酬**が支払われる。これは,アメリカのメディケア制度(連邦政府が運営する高齢者,障害者向けの医療保険)などで導入されている診断群別包括支払制度(DRG/PPS, ● 56ページ)などに比べ,より多くのサービスを供給する誘因がはたらくしくみであり,医療費が際限なく膨張するといった批判も少なくない。

具体的には,医科,歯科,調剤に分かれた診療報酬点数表において,検査,投薬,処置,手術などと体系化された診療行為にそれぞれ点数がつけられている。1958(昭和33)年以来,1点10円で計算されており,診療報酬の引き上げは点数の加点により行われる。

一方,いわゆる包括化が一部進められており,2003(平成15)年からは大学病院などの特定機能病院において,急性期の入院医療に対し,診断群別の包括評価による1日あたり定額払い制度(**DPC/PDPS**)❶が開始され,全一般病床の過半まで適用対象が拡大されている。

診療報酬は,3者構成(診療側,支払側,公益代表)による中央社会保険医療協議会(中医協)での審議を経て,通常2年に1度改定される。2020(令和2)年度の改定では,診療報酬本体は0.55%のプラス改定となった。具体的には,医療従事者の負担軽減,医師等の働き方改革の推進,地域包括ケアシステムの推進と外来医療などの機能分化,連携の充実,効率化・適正化の推進などの視点から改定された(●図3-8)。

2 薬価基準

治療に使われた薬剤については,薬価基準に基づき保険薬局などに支払われる。**薬価基準**は,市場価格を調査して改定されるが,医療機関は交渉により実際にはそれよりも安い価格で購入することになるので薬価差益が生じる。薬価基準には現在約1万6000の薬が収載されている。2020年度の改定では,

---

NOTE

❶入院基本料,検査,投薬などの包括評価部分と手術などの技術料の出来高部分が組み合わされた方式により算定される。

Ⅰ　医療従事者の負担軽減，医師等の働き方改革の推進	Ⅲ　医療機能の分化・強化，連携と地域包括ケアシステムの推進
1. 地域医療の確保をはかる観点から早急に対応が必要な救急医療提供体制等の評価 2. 医師等の長時間労働などの厳しい勤務環境を改善する取り組みの評価 3. タスク・シェアリング/タスク・シフティングのためのチーム医療等の推進 4. 業務の効率化に資するICTの利活用の推進	1. 医療機能や患者の状態に応じた入院医療の評価 2. 外来医療の機能分化 3. 質の高い在宅医療・訪問看護の確保 4. 地域包括ケアシステムの推進のための取り組みの評価 5. 医療従事者間・医療機関間の情報共有・連携の推進
Ⅱ　患者・国民にとって身近であって，安心・安全で質の高い医療の実現	Ⅳ　効率化・適正化を通じた制度の安定性・持続可能性の向上
1. かかりつけ機能の評価 2. 患者にとって必要な情報提供や相談支援の推進 3. 地域との連携を含む多職種連携の取り組みの強化 4. 重症化予防の取り組みの推進 5. 治療と仕事の両立に資する取り組みの推進 6. アウトカムにも着目した評価の推進 7. 重点的な対応が求められる分野の適切な評価	1. 後発医薬品やバイオ後続品の使用促進 2. 費用対効果評価制度の活用 3. 市場実勢価格をふまえた適正な評価等 4. 外来医療の機能分化，重症化予防の取り組みの推進 5. 医師・院内薬剤師と薬局薬剤師の協働の取り組みによる医薬品の適正使用の推進 6. 医薬品，医療機器，検査等の適正な評価

図 3-8　令和 2 年度診療報酬改定の概要

（厚生労働省資料による，一部改変）

薬価制度の改革などにより，薬価については 0.99％のマイナス改定となった。

3　診療報酬の審査支払

　診療報酬は，利用者負担を控除した額が，都道府県ごとにおかれている**審査支払機関**（被用者保険は「社会保険診療報酬支払基金」，国民健康保険と後期高齢者医療制度は「国民健康保険団体連合会」）に対し，月単位で作成される**診療報酬明細書（レセプト）**により請求され，専門家による審査を経て確定した額が保険者の費用から支払われる（●図 3-9）。

　なお，レセプトには，病名から行われた治療行為，投薬など患者についての重要な医療情報が含まれており，患者の知る権利や情報開示の流れを受けて，1997（平成 9 ）年から本人や家族の請求があれば，保険者は原則として開示することになった。

F　公費負担医療

　これまで述べてきたように，皆保険体制をとっているわが国では，被保護者に対する医療扶助を除き，医療費の大部分は医療保険制度を通じてまかな

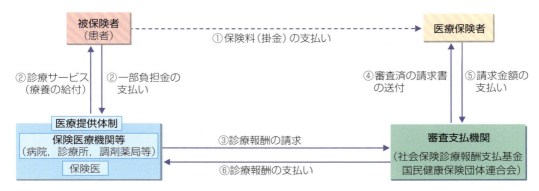

図 3-9　保険診療のしくみ
報酬診療は，まず，医科，歯科，調剤報酬に分類される。具体的な診療報酬は，原則として実施した医療行為ごとに，それぞれの項目に対応した点数が加えられ，1点の単価を10円として計算される（いわゆる「出来高払い制」）。たとえば，虫垂炎で入院した場合，初診料，入院日数に応じた入院料，虫垂炎の手術代，検査料，薬剤料と加算され，保険医療機関は，その合計額から患者の一部負担分を差し引いた額を審査支払機関から受け取ることになる。
（「厚生労働白書」令和3年版による，一部改変）

われている。しかし，保険による医療のほかにも，国または地方自治体の税財源，すなわち公費による**公費負担医療**とよばれる医療費の保障制度がある。

公費負担医療制度は，その趣旨により整理できる。まず，「戦傷病者特別援護法」「原子爆弾被爆者に対する援護に関する法律」に基づく医療などについては，戦争犠牲者等に対する国家補償的なものであるため，原則として公費が優先される。医療費の全額が国庫によってまかなわれており，患者負担もない。

これ以外のものは，基本的に医療保険制度の適用が優先され，原則3割の患者の自己負担部分を対象に公費の負担がなされることになる。このうち，身体障害児の育成医療，身体障害者の更生医療，精神障害者の通院医療については，「障害者総合支援法」に基づく**自立支援医療**として行われている。また，自傷他害のおそれのある精神障害者の措置入院などは，社会防衛の趣旨による強制措置に伴う公費の負担であり，所得に応じた費用徴収制度がある。

● **難病対策**　難病患者の公費負担医療については，類似の疾病でも対象にならないものがあるといった不公平感や実施主体である都道府県の超過負担が生じ，制度の持続性に不安があるなどの課題が指摘されていた。このため，2014（平成26）年に「**難病の患者に対する医療等に関する法律**」が制定され，小児慢性特定疾患に関する「児童福祉法」の改正とあわせて2015（平成27）年から施行された。これにより，対象疾病が拡大され，国の負担も明確化されたほか，自己負担割合が従来の医療費の3割から2割に引き下げられ，自己負担の上限についても，外来と入院の区別をなくし，世帯の所得に応じて定められることになった。

なお，公費負担医療は地方自治体の単独事業としても行われており，乳幼児医療の自己負担の軽減などが代表的なものである。

G 国民医療費

　国民医療費は，保険医療費などをベースに厚生労働省が毎年集計・発表するもので，差額ベッド代などの保険外負担，薬局での売薬，人間ドックや予防医療などの費用，公的病院の建設費などは含まれていない。諸外国では，より広く国民経済計算などから推計されることも多いので，国際比較を行う場合には注意を要する。

1 国民医療費の動向など

　国民医療費は，国民所得ののびを上まわる速度で増加しており，2019（令和元）年度には約44.4兆円に達し，国民所得比で11.1％となっている（図3-10）。

　とくに，1973（昭和48）年の無料化を契機とした**老人医療費**ののびは著しく，1975（昭和50）年度に国民医療費の十数％にすぎなかった65歳以上の者の医療費は，2019年度には約61％に達し，現在約39％を占めている75歳以上の後期高齢者の医療費は2025年度には半分を占めると予想されている。なお，一時的にのびが鈍化したようにみえるのは，2000（平成12）年に「介

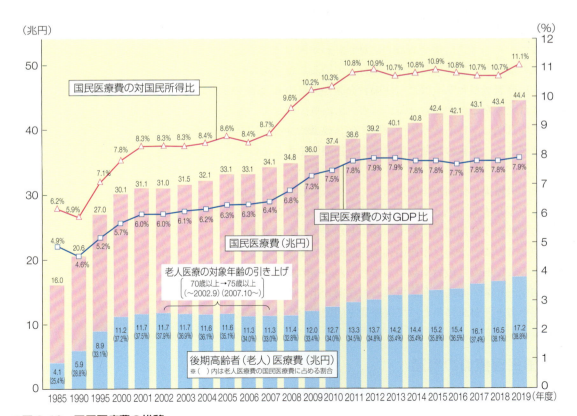

図3-10　国民医療費の推移
（「厚生労働白書」令和3年版による，一部改変）

● 表 3-5　医療提供体制の各国比較（2013 年）

国名	平均在院日数*3,6	人口1000人あたり病床数	病床100床あたり臨床医師数*5	人口1000人あたり臨床医師数	病床100床あたり臨床看護職員数*5	人口1000人あたり臨床看護職員数
日本	32.5 (18.2)	13.3	17.1*1	2.3	78.9*1	10.5*1
ドイツ	9.6 (7.3)	8.3	47.6*1	4.1	137.5*2	11.3*2
フランス	12.7 (5.2)	6.3	48.7*1	3.3	131.5*3,4	8.5*3,4
イギリス	7.7 (6.6)	2.8	98.0*1	2.8	292.3*1	8.2*1
アメリカ	6.2 (5.4)	2.9	79.9*3	2.6	359.4*3,4	10.9*3,4

［資料］「OECD Health Data 2015・2014・2013・2012」
＊1 2012 年の数値データ，＊2 2011 年の数値データ，＊3 2010 年の数値データ。
＊4 実際に臨床にあたる職員に加え，研究機関などで勤務する職員を含む。
＊5 総臨床医師数，または総臨床看護職員数を病床数で単純に割って 100 をかけた数値。
＊6 平均在院日数のカッコ書きは，急性期病床（日本は一般病床）における平均在院日数。
（厚生労働省資料による，一部改変）

護保険法」が施行されて老人医療費の一部が介護保険に移行し，2002（平成14）年以降，老人医療の対象が 75 歳まで段階的に引き上げられたためである。

　老人医療費急増の主因は，高齢者 1 人あたりの医療費が，他の先進国ではそれ以外の者の 3 倍前後であるのに対し，わが国では 5 倍に近いという特異な状況のなかで，急速に高齢化が進行していることにある。

　老人医療費無料化を契機に，高齢者介護が大量の社会的入院によって肩がわりされてきたことが知られているが，医療費ののびを「受診率」「1 件あたりの在院日数」「1 日あたりの医療費」の 3 要素に分解してみても，「受診率」ののびが高く，多数の長期入院者が老人医療費を押し上げていることがわかる。

　また，医療提供体制を国際比較してみても，わが国は人口あたりの病床数が多く，平均在院日数が長いことが知られている（● 表 3-5）。このことも，多数の高齢者が長期間入院していることが老人医療費高騰の原因であることを裏づけている。なお，年間の外来受診回数の多さや CT・MRI など高額医療機器の人口あたりの設置数の多さも，わが国の特徴として指摘されている。

　在宅サービスの充実や介護保険との役割分担の明確化などにより，こうしたむだを省き，将来にわたって医療費を国民の負担できる範囲にコントロールする必要がある。

2　国民医療費の構造

　国民医療費は，財源別の負担面，医療機関への配分面，医療機関などにおける費用構造面などからみることができる。

　2018（平成 30）年度の場合，負担面では，保険料 49.4％，公費 38.1％，患

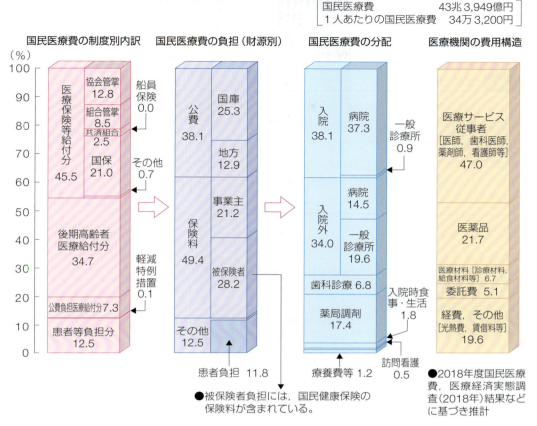

○図 3-11　国民医療費の構造（2018 年度）
（「厚生労働白書」令和 3 年版による）

者負担 11.8％となっており、公費の割合が増加してきている。患者負担は原則 3 割であるが、高齢者負担の軽減や高額療養費などにより、実際の負担は、その 1/3 強になっているわけである。医療機関への配分では入院が 38.1％、外来が 34.0％、薬局調剤 17.4％、歯科診療 6.8％などとなっており、医療機関の収入は、そのほぼ半分が医師、看護師、薬剤師など従事者の人件費に、2 割強が医薬品に割りあてられる（○図 3-11）。

3　地域差

医療費や診療行為❶には、相当の地域差がある。都道府県間でみると、1 人あたりの医療費は最大で約 2 倍、1 人あたりの老人医療費は最大で約 1.6 倍の格差がある。

医療費の地域差には、年齢構成等需要側の要因もあるが、医師数、病床数、平均在院日数など医療供給側の要素とも、かなり強い相関関係がみられる。医師は患者の利益に忠実な代理人として行動するとは限らず、情報の非対称性に起因する優越的な地位を利用して、不要な医療サービスを供給する可能性もある。こうした現象を医師誘発需要というが、人口あたり病床数と 1 人

= NOTE
❶一例をあげれば、OECD の国際比較のデータによれば、日本の場合、腎移植の割合がきわめて限られる一方、人工透析を受けている末期腎不全患者数の割合が OECD 諸国の平均を倍以上上まわり、トップである。

あたりの老人入院医療費の相関が一貫して高いという事実は，その存在を示唆する。

✏ work 復習と課題

❶ 医療保障制度に関する法律にはどのようなものがあるか，あげてみよう。

❷ わが国の医療保険の種類とその対象者，特徴をまとめてみよう。

❸ 高齢者に対する医療保障制度をまとめてみよう。

❹ 国民医療費増大の背景とその対策について，話し合ってみよう。

❺ 医療制度改革の動向と，少子高齢化や非正規雇用者の増加などの社会的問題の関連について，考えてみよう。

参考文献
1. 印南一路：「社会的入院」の研究——高齢者医療最大の病理にいかに対処すべきか．東洋経済新報社，2009．
2. 厚生労働省編：厚生労働白書，令和3年版．2021．
3. 田近栄治・尾形裕也編著：次世代型医療制度改革．ミネルヴァ書房，2009．
4. 山崎泰彦・尾形裕也編：医療制度改革と保険者機能．東洋経済新報社，2003．
5. 吉原健二・和田勝：日本医療保険制度史(増補改訂版)．東洋経済新報社，2008．

― 社会保障・社会福祉 ―

第 4 章

介護保障

84　第 4 章　介護保障

本章の目標

□ 介護保障は，2000 年度より実施された介護保険制度によって，高齢化や社会的
　 背景により急増した介護ニーズを保障するものである。本章では，介護保険制度
　 成立の経緯や現在の制度の概要に加え，今後の課題と展望について学ぶ。
□ 介護保険制定以前に高齢者介護を担ってきた老人福祉ならびに老人保健と介護保
　 険の関係を学ぶことも，制度の本質を理解するうえで重要である。

A　介護保険制度創設の背景と介護保障の歴史

1　介護保険制度創設の背景

　介護保険制度は，1997（平成 9）年 12 月に「介護保険法」などの関連法が
成立し，準備期間を経て，2000（平成 12）年度から施行された。医療保険，
年金保険，労災保険，雇用保険に続く 5 番目の社会保険制度であり，制度創
設の背景としては，介護ニーズの急増，家族介護の限界などが指摘できよう。
● **介護ニーズの急増**　第二次世界大戦後，生活水準の向上や生活環境の改
善，保健・医療の向上などにより平均寿命が急速に伸長し，わが国は世界で
も有数の長寿国になった。出生率の低下も進行しており，人口の急速な高齢
化が進んでいる。それに伴い，入浴，排泄などの日常生活に介護を要する要
援護高齢者が，今後も急増することが予想される。
● **家族介護の限界**　また，核家族化の進行などにより，多くの場合，家族
が担っていた介護の機能が低下し，介護者自身の高齢化（いわゆる老老介護）
や介護の長期化も相まって，高齢者介護の問題は国民共通の大きな困難，不
安となっている。これまで家族介護は，多くの場合，嫁，妻といった立場の
女性に担われてきたが，女性の就労が増加するなか，介護の負担を女性のみ
に求めることに反発が強まり，また，介護のために女性が退職を余儀なくさ
れることが社会的な損失であるという指摘もなされた。さらに後述のように，
従来，社会的入院といったかたちで医療保険の財源により高齢者の介護の多
くが肩がわりされてきたが，高齢者介護を切り離し，医療保険の負担を軽減
することが求められていた。

2　介護保障の歴史

　従来，高齢者介護は，老人福祉という福祉の制度と老人保健という保険医
療の制度という 2 つの制度で，別々に対応されてきた。
● **老人福祉サービス**　特別養護老人ホームやホームヘルプサービスなどの
老人福祉サービスは，介護サービスの提供を本来の目的とする生活関連サー

ビスであるが，もともとは，公的扶助制度のなかで被保護者（生活保護受給者）に対する救貧的なものとして始まった（○表4-1）。その後も，サービスの利用に所得要件が定められていた時代が長く続いた。負担能力に応じて徴収される利用者負担と公費により費用がまかなわれてきたこともあって，その利用には心理的な抵抗感を伴い，利用者は低所得の高齢者が中心で，救貧的なサービスになる傾向があった。

　また，いわゆる措置（委託）制度により行政がサービスの提供を決定するなど，システム全体が行財政の強い統制下におかれていた。そのため，サービスが利用者本位のものにならず，供給を十分に拡充することもできなかった。

　老人福祉に限らず，わが国の福祉サービスは，従来入所型施設の整備にかたよっていた。欧米では1960年代から脱施設化の流れが出てくるのに対し，

○表4-1　介護保障制度の歴史

年	できごと
1929（昭和　4）	救護法（救護施設の1つとして養老院）
1950（昭和25）	（新）生活保護法（養老施設）
1951（昭和26）	社会福祉事業法（措置制度，社会福祉法人制度）
1958（昭和33）	家庭奉仕員制度（大阪市，対象は原則として独居の被保護世帯）
1962（昭和37）	老人家庭奉仕事業（国庫補助，対象は原則として被保護高齢者世帯）
1963（昭和38）	老人福祉法（養護，特養，軽費，有料の4施設。特養の入所基準には所得要件あり）
1969（昭和44）	寝たきり老人家庭奉仕員派遣事業（対象は65歳以上の常時臥床している低所得者で家族に介護されているものは除外。1982年に所得要件撤廃，有料化）
1970（昭和45）	社会福祉施設緊急整備5か年計画（施設中心の基盤整備）
1973（昭和48）	福祉元年　老人医療費無料化（以後，高齢者の社会的入院急増，老人医療費急騰）
1978（昭和53）	ショートステイ開始
1979（昭和54）	デイサービス開始（1986年ショートステイとともに法定化，1990年の8法改正で明確化）
1982（昭和57）	老人保健法（一部負担導入，拠出金制度，老人保健事業）
1985（昭和60）	医療法改正（地域医療計画，必要病床数。かけ込み増床により5年で17万床増加）
1987（昭和62）	老人保健法改正（老人保健施設創設）　社会福祉士及び介護福祉士法制定
1989（平成　元）	ゴールドプラン策定（消費税創設）　ケアハウス制度化
1990（平成　2）	福祉関係8法改正（在宅サービス推進，措置権を町村へ委譲，老人保健福祉計画など）
1991（平成　3）	老人保健法改正（老人訪問看護制度，特養の所得制限撤廃）
1992（平成　4）	医療法改正（療養型病床群）　公費5割医療費（のちに介護保険給付の対象に）
1994（平成　6）	新ゴールドプラン（消費税3%から5%へ引き上げ，特養24万人→29万人）
1995（平成　7）	高齢社会対策基本法制定
1997（平成　9）	介護保険法制定　認知症高齢者のグループホーム創設
1999（平成11）	ゴールドプラン21策定（特養29万人→36万人，老健28万人→29.7万人，グループホーム3,200か所）　介護休業制度義務化
2000（平成12）	介護保険制度実施
2003（平成15）	第2期介護保険事業（支援）計画，介護報酬・保険料の改定
2005（平成17）	介護保険法改正（施設の食費・居住費を保険給付の対象外とする見直し）
2006（平成18）	改正介護保険法施行　第3期介護保険事業（支援）計画，介護報酬・保険料の改定　医療制度改革法（介護療養病床の再編成）
2009（平成21）	第4期介護保険事業（支援）計画，介護報酬・保険料の改定
2011（平成23）	介護保険法改正（地域包括ケアの推進，介護療養型医療施設の廃止期限を延期など）
2012（平成24）	改正介護保険法施行　第5期介護保険事業（支援）計画，介護報酬・保険料の改定
2014（平成26）	医療介護総合確保推進法による介護保険法改正
2015（平成27）	改正介護保険法施行，第6期介護保険事業（支援）計画，介護報酬・保険料の改定
2017（平成29）	地域包括ケアシステムの強化のための介護保険法等の一部改正法成立
2018（平成30）	介護保険法等改正法施行，第7期介護保険事業（支援）計画，介護報酬・保険料の改定
2021（令和　3）	第8期介護保険事業（支援）計画，介護報酬・保険料の改定

わが国で在宅福祉サービスが本格化するのは，1989（平成元）年に消費税の導入にあわせて策定されたゴールドプラン以降のことである。住み慣れた家や地域で高齢者を支えつづけることを目ざす在宅福祉・地域福祉は大幅に遅れており，ゴールドプラン以降，ある程度の量的整備がはかられたものの，急増する介護ニーズに対し依然として供給不足の状況にあった。

● **老人保健（医療）**　医療保険の制度では，入院治療が必要ないにもかかわらず，家族による介護を受けることができない高齢者が，**社会的入院**として（介護のかわりに）入院サービスを利用するケースが，1973（昭和48）年の老人医療費の原則無料化を契機に急増した。高齢者の入院は，都道府県単独の老人医療費無料化が本格化した1971（昭和46）年ころから増加し，国の患者調査によれば，75歳から80歳までの高齢者のうち入院している者は，人口10万人に対して1971年の2,173人から1974（昭和49）年には3,865人へと急増した。

　社会的入院は，貴重な社会資源である医療機関の適正かつ効率的な利用に反する。また，高齢者の生活の質といった面からも，病院という日常の生活環境からはほど遠い治療のための施設に入ることになること，過度の安静からかえって寝たきりになるなどの問題が指摘されてきた。

　また，社会的入院の増加などのため，老人医療費が急増し（1974年の老人医療費は対前年比で55％増となった），高齢者の加入割合の多い国民健康保険の財政を強く圧迫した。その後は，その負担を軽減するため，老人保健制度の創設など，老人医療費の対策に終始することになった（⊙第3章「医療保障」）。さらに，在宅復帰を目ざした中間施設として老人保健施設なども創設されたが，高齢者介護の大部分に対して医療保険財源で対応してきたのである。

● **介護保険制度の創設**　このように，高齢者の介護は，老人福祉と介護サービスを肩がわりしてきた医療保険，老人保健という別立ての制度で行われてきたため，これらの制度をあわせて検証しないと十分な理解はできない。また，これらの制度は，利用手続き，利用者負担などを異にしていたため，同じ条件の高齢者が老人ホーム，老人保健施設，老人病院のいずれに入所するかで，利用のしかたや負担が大きく違うといったことも生じていた。そうしたなかで介護保険制度は，これらの制度の介護的な部分を再編成するかたちで創設されたわけである（⊙図4-1）。

3　介護保険制度の実施状況とその後の制度改正

● **介護保険制度の実施状況**　介護保険制度は2000（平成12）年度から開始されたのち，急速に普及した。厚生労働省の「介護保険事業状況報告」などによれば，制度開始当初と直近のデータを比べると，利用者，在宅サービスの事業者などが大幅に増加していることがわかる。その意味で，制度開始前の保険あってサービスなしという批判は杞憂であったといえようが，他方，個別のサービスには，粗製濫造によりその質が危惧されているものも少なく

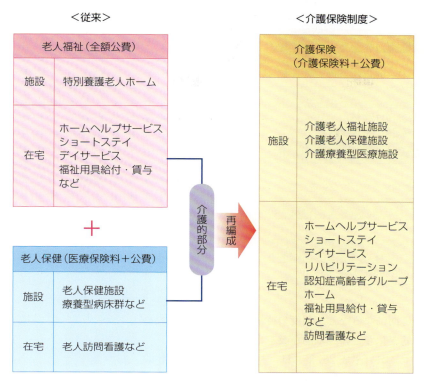

○図 4-1　介護保険のなりたち

ない。

　また，普及に伴い介護保険の給付も急増し，保険料も上昇した。2000 年度に 3.6 兆円であった総費用(事務費用は含まない)は，2005(平成 17)年度に 6.4 兆円，2010(平成 22)年度に 7.8 兆円となり，2021(令和 3 年)年度予算では 12.8 兆円に達した。それに伴い，第 1 号被保険者である 65 歳以上の高齢者が負担する保険料(保険者である市町村によって異なる)は，全国の加重平均で月額 2,911 円(2000〜2002 年度)，3,293 円(2003〜2005 年度)，4,090 円(2006〜2008 年度)，4,160 円(2009〜2011 年度)，4,972 円(2012〜2014 年度)，5,514 円(2015〜2017 年度)，5,869 円(2018〜2020 年度)，6,014 円(2021〜2023 年度)と大幅に上昇してきている。

● **2005 年制度改正**　そうしたなかで，制度創設当初，「介護保険法」附則に 5 年後に見直しを行うと規定されていたことに基づく検討が行われ，2005 年に改正法が成立し，同年 10 月と翌 2006(平成 18)年 4 月に分けて施行された。改正の概要は○表 4-2 のとおりである。

● **2011 年制度改正**　政権交代後の 2011(平成 23)年には「介護保険法」の改正法が成立し，一部を除き，2012(平成 24)年度から施行された。

　改正法により，国および地方公共団体の責務として**地域包括ケア**(○ 89 ページ)の推進が明記された。その柱として，定期巡回・随時対応型訪問介護看護などが創設され，地域密着型サービス(○ 95 ページ)として位置づけられた。しかし，2011 年度で廃止されることが決まっていた介護療養型医

表 4-2 2005 年の介護保険制度改革の概要

1. 予防重視型システムへの転換
- 新予防給付の創設
- 地域支援事業の創設

2. 施設給付の見直し
- 居住費・食費の見直し（保険給付の対象外）
- 所得の低い人に対する配慮（補足給付を創設）

3. 新たなサービス体系の確立
- 地域密着型サービスの創設
- 地域包括ケア体制の整備（地域包括支援センターを設置）

4. サービスの質の確保・向上
- 介護サービス情報の公表制度

5. 負担のあり方の見直し
- 第 1 号保険料の見直し（標準で 6 段階に）

療施設の廃止期限が 6 年間延期になるなど，制度の持続可能性を高めるために求められていた重点化，効率化などの抜本的な改革は先送りされた。

● **2014 年制度改正**　さらに 2014（平成 26）年には，社会保障と税の一体改革関連法案として，「**地域における医療及び介護の総合的な確保を推進するための関係法律の整備等に関する法律**」（**医療介護総合確保推進法**）が成立した。同法は，良質かつ効率的な医療提供体制と地域包括ケアシステムを構築するために，「医療法」「介護保険法」などの関係法律をまとめて改正するものである。

　そのうち介護分野については，制度の持続可能性を高めるための効率化が中心になっており，2015（平成 27）年度以降に順次施行された。

　具体的には，介護予防給付の訪問介護・通所介護を地域支援事業の介護予防・日常生活支援総合事業（● 100 ページ）に移行するとともに，特別養護老人ホームについては新規入所を原則として要介護 3 以上の者に限り，中重度者に重点化している。また，低所得者に食費・居住費を補助する補足給付（● 97 ページ）の支給要件に資産などを加えるほか，費用負担の面では，消費税増収分を用いて低所得の高齢者の保険料軽減措置を拡充する一方，一定以上の所得を有する第 1 号被保険者の自己負担を 2 割に引き上げることなどが盛り込まれた。

● **2017 年制度改正**　消費税率の引き上げが 2 度にわたって延期されるなど社会保障と税の一体改革の成否が不透明になるなか，制度の持続可能性を高める財政対策の一方，高コストの介護医療院の創設など両義的な内容を含んだ「介護保険法」の改正法が 2017（平成 29）年に成立し，原則として 2018（平成 30）年度から施行された。各制度改正の詳細については，制度の概要の各項目でふれる。

B 介護保険制度の概要

1 制度の基本理念

　介護保険制度は，大きな不安要因となった高齢者介護の問題に対し，高齢者が介護を必要とするようになっても尊厳を保持したその人らしい生活を送ることができるよう，**高齢者の自立支援**を基本理念としている。給付と負担の対応関係が明確で，税方式に比べ費用の調達に理解が得やすい社会保険方式により，40 歳以上の者が普遍的に高齢者の介護を支えるしくみとして創設された。

　介護保険は社会保険であり，保険者（保険事業の運営主体）に保険料を納付していた被保険者が，要支援・要介護という保険事故に該当した場合に，あらかじめ定められた保険給付を受けるものである。介護保険のサービスは，**利用者の選択**に基づき，多様な事業者から総合的，効率的に提供され，できる限り介護を受ける状態にならないよう，**予防重視**と**在宅優先**が明記されている。

● **地域包括ケアシステム**　こうしたなか，団塊の世代が 75 歳以上となる 2025 年に向け，要介護となっても住み慣れた地域でその人らしい暮らしを最後まで続けられるよう，住まい・医療・介護・予防・生活支援が一体的に提供される**地域包括ケアシステム**を，地域の特性に応じて地域の自主性や主体性に基づき構築することが，国・地方公共団体の責務として求められている。さらに，2017（平成 29）年の介護保険法改正で，今後大きな課題となる認知症施策の推進に関して，**新オレンジプラン（◐ 161 ページ）**の考え方が，「介護保険法」に明記された。

2 保険者

● **保険者としての市町村**　介護保険の保険者は，**市町村**および**特別区**である。保険者を住民に最も身近な行政主体である市町村としたのは，対人社会サービスとしての介護サービスの地域性とともに，地方分権化の潮流のなかで，「地域保健法」や福祉関係 8 法改正などにより，高齢者に対する保健福祉サービスが市町村に一元化され，一定の実績を積んできていることなどを考慮したものであるとされている。

　保険者としての市町村は，特別会計を設けてその収入と支出を管理する。そのほか，市町村のおもな業務としては，被保険者の資格管理，保険料の賦課と徴収，介護認定審査会の設置と要介護などの認定，保険給付の実施，介護保険事業計画の策定と介護保険条例の制定などがあり，2006（平成 18）年度からは後述の地域密着型サービスの指定，監督の権限なども加わった。

● **市町村を支えるしくみ**　介護保険制度では市町村の事業運営が円滑に行

われるように，国，都道府県，医療保険者，年金保険者などが重層的に支え合うしくみとなっている。具体的には，国は，制度全体の設計のほか，給付費，財政安定化基金，事務費等に対する国庫の負担，サービスの基盤整備に対する基本指針の策定と財政措置，要介護認定，保険給付，事業者などに関する基準等の設定などを行う。

都道府県は，給付費に対する負担，財政安定化基金の設置，介護保険事業支援計画の策定，事業者・施設の許認可，指定，指導・監督，ケアマネジャー（介護支援専門員）の養成などを行う。

なお，従来，国が原則として一律に定めていた居宅サービス事業者の人員・設備・運営にかかる指定基準が，国の基準をふまえ，都道府県（地域密着型サービス以外の場合）または市町村（地域密着型サービスの場合）の条例で定められることになった。地方分権の主旨である。

また医療保険者は，所属する第2号被保険者の介護保険料分を医療保険各法などによる保険料等として徴収し，介護納付金として社会保険診療報酬支払基金に納付する。さらに年金保険者は，第1号被保険者のうち一定額（年額18万円）以上の年金の受給者から保険料を天引きする特別徴収を行い，市町村に納付する。いずれも，保険者である市町村の保険料徴収の負担を軽減するためにとられた措置である。

3 被保険者

介護保険の被保険者は市区町村の区域内に住所を有する者❶であるが，その年齢により，65歳以上の高齢者である**第1号被保険者**と40歳以上65歳未満の医療保険加入者である**第2号被保険者**の2つに区分され，給付の条件や保険料の算定，徴収方法などが異なる（ ▶表4-3）。

● **第1号被保険者**　第1号被保険者の適用と保険料負担は個人単位になっており，個々人が被保険者になり，個人別に保険料を納付する。たとえば，65歳以上の高齢者夫婦世帯の場合，夫婦それぞれが保険料を負担するわけである。なお，無年金者と年金額が年額18万円未満の者は，本人が直接保険者である市町村に納付する普通徴収になる。第1号被保険者については，要介護や要支援の状態になったときは，原因を問わず，市町村の認定を経て

> **NOTE**
>
> ❶住所地特例
>
> 被保険者が介護保険施設への入所などにより住所を変更した場合には，入所直前の市町村の被保険者となる「住所地特例」が設けられている。公営の国保，後期高齢者医療制度同様に施設が所在する市町村の財政負担が過剰になることを防ぐ措置であるが，特例の対象となる施設が後述の特定施設（ ▶94ページ）に拡大されている。公営の国民健康保険や後期高齢者医療制度にも住宅地特例が導入されている（ ▶61，73ページ）。

---

plus | **被保護者と介護保険の関係**

40歳以上65歳未満の被保護者（生活保護の対象者）の場合，原則として医療保険に加入していなければ介護保険の被保険者とはならないので，介護保険給付を受けることはできない。これに対し，65歳以上の被保護者は，第1号被保険者になり，保険料については生活扶助が支給（または年金から特別徴収）される。要介護認定を受け，介護保険の給付を受けた場合の自己負担分については，介護扶助（▶145ページ）を受けることになる。

B. 介護保険制度の概要　**91**

○表 4-3　介護保険の被保険者

	第 1 号被保険者	第 2 号被保険者
対象者	65 歳以上の人	40 歳以上 65 歳未満の医療保険加入者
受給権者	要介護者 要支援者	左のうち，初老期認知症，脳血管疾患等の老化に起因する疾病(特定疾病)によるもの
賦課・徴収方法等	所得段階別定額保険料(低所得者の負担軽減) 年金額 18 万円以上は年金天引きによる特別徴収，それ以外は市町村が普通徴収	健保：標準報酬月額・標準賞与額×介護保険料率(事業主負担あり) 国保：所得割，均等割等に按分(国庫負担あり) 医療保険者が医療保険料として徴収し，納付金として一括して納付

(厚生労働省資料による，一部改変)

介護保険の給付を受給できる。

● **第 2 号被保険者**　これに対し，第 2 号被保険者については，初老期の認知症や脳血管障害などの老化による病気(特定疾病として 16 の疾病，疾患群が列挙されており，2005〔平成 17〕年の改正により 2006〔平成 18〕年度から末期がんも追加された)が原因で要介護者・要支援者になったときに限り，市町村の認定を経て介護給付・予防給付を受けることができる。そのほかの原因による 40 歳以上 65 歳未満の要介護者や 40 歳未満の若年障害者などについては，介護保険の給付対象にはならず，「障害者総合支援法」などに基づく障害者福祉施策で対応される。

4　要介護・要支援の認定

　被保険者が介護保険の給付を受けるためには，要介護状態など保険事故の発生について，保険者である市町村の確認，すなわち**要介護・要支援の認定**を受ける必要がある。なお，第 2 号被保険者については，特定疾病による要介護・要支援かどうかの判定も行われる。

● **認定の手続き**　認定の手続きは，① 認定の申請，② 訪問調査等，③ 介護認定審査会の審査・判定，④ 市町村の認定と被保険者への通知という過程を経て実施される。認定を受けようとする被保険者は，保険者である市町村に認定の申請を行う。市町村は，申請のあった被保険者に対して職員を派遣して面接し，心身の状況など 74 項目について調査する。市町村はこの調査を指定居宅介護支援事業者などに委託することができるが，公正な認定のため，2005(平成 17)年の改正により，新規の認定については市町村が直接実施することが原則となった。同時に市町村は，被保険者の主治医に対し，意見を求める。

　74 の調査項目について，まずコンピュータによる**一次判定**を行う。その結果や主治医の意見などを，市町村に設置され，保健医療・福祉の専門家 5 名程度で構成される**介護認定審査会**に通知する。介護認定審査会は，それらの資料に基づき，審査，および**二次判定**を行い，その結果を市町村に通知する。審査は，全国一律の要介護認定基準により行われる。保険者である市町

村は，二次判定に従い，原則として申請日から 30 日以内に認定を行う。な
お，介護認定審査会は，市町村が共同して設置することもできるし，一部事
務組合や広域連合（いずれも「地方自治法」に基づき，市町村が共同で事務
を処理するしくみ）により認定業務を共同で行うこともできる。

● **要介護度**　認定は，要介護または要支援に該当するかどうかとその度合
い（介護度）について行われるもので，心身の状態像ではなく，「介護にどれ
だけ時間がかかるか」というケアの必要量により決定される。介護度は，当
初 6 区分となっていたが，2005 年の改正により，2006（平成 18）年度から従
来の要支援が廃止されて，要支援 1，2 が新設され，要介護 1〜5 と合わせて
7 区分となった。要介護度の区分に応じ，後述のように，特定の居宅サービ
スの利用量に上限（月額約 5 万円から約 36 万円）が設定されている（● 94
ページ）。

● **認定の更新と不服申し立て**　要介護・要支援の初回認定の有効期間は原
則として 6 か月であるが，それ以降も要介護・要支援状態が継続する場合に
は，認定の更新を請求できる。更新認定の有効期間は原則として 12 か月で
あるが，有効期間内であっても状態が重度化するなど，要介護状態に変化が
あった場合には，要介護状態区分の変更を申請できる。認定に不服がある場
合には，都道府県の**介護保険審査会**に審査請求をすることができ，さらに行
政訴訟に訴えることもできる。

5　保険給付

1　給付の概要

　介護保険による法定の保険給付は，● 表 4-4 のように，要介護者に対する
介護給付と，要支援者に対し介護予防を目的として行われる**予防給付**に分け
られる。予防給付は介護予防サービス，地域密着型の介護予防サービス，介
護予防支援であり，介護給付は，居宅サービス，施設サービス，地域密着型
サービス，居宅介護支援である。施設サービスは予防給付では受けられない。

● **代理受領**　法律上は，介護（予防）サービスに要する費用の原則として
7〜9 割を介護保険から利用者（受給者）に給付することになっているが，実
際には後述のような要件を満たすことにより，ほとんどの場合**代理受領**（利
用者に償還される費用をサービス提供事業者が利用者にかわって受け取るし
くみ）による現物給付化が行われている。現物給付化でない場合は，いった
ん利用者が全額を支払い，あとからその 7〜9 割の償還を受けるかたちにな
る。

● **法定給付外のサービス**　なお，市町村は，法定給付以外のいわゆる横出
しサービス（たとえば移送サービスなど）や後述の支給限度額をこえる額を独
自に設定したサービス（いわゆる上乗せサービス）を行うことができるが，そ
の費用は，すべて（当該市町村の）第 1 号被保険者の保険料でまかなわなけれ
ばならない。市町村は，みずからの負担と責任で高福祉を選択することもで

表4-4　介護保険による給付内容

	予防給付におけるサービス	介護給付におけるサービス
都道府県知事, 政令市・中核市市長が指定・監督を行うサービス*1	介護予防サービス 　介護予防訪問入浴介護 　介護予防訪問看護 　介護予防訪問リハビリテーション 　介護予防居宅療養管理指導 　介護予防通所リハビリテーション 　介護予防短期入所生活介護 　介護予防短期入所療養介護 　介護予防特定施設入居者生活介護 　介護予防福祉用具貸与 　特定介護予防福祉用具販売	居宅サービス 　訪問介護 　訪問入浴介護 　訪問看護 　訪問リハビリテーション 　居宅療養管理指導 　通所介護 　通所リハビリテーション 　短期入所生活介護 　短期入所療養介護 　特定施設入居者生活介護 　福祉用具貸与 　特定福祉用具販売 施設サービス 　介護老人福祉施設*2 　介護老人保健施設 　介護医療院 　（介護療養型医療施設）
市町村長が指定・監督を行うサービス	地域密着型介護予防サービス 　介護予防認知症対応型通所介護 　介護予防小規模多機能型居宅介護 　介護予防認知症対応型共同生活介護 　（グループホーム） 介護予防支援	地域密着型サービス 　定期巡回・随時対応型訪問介護看護 　夜間対応型訪問介護 　地域密着型通所介護 　認知症対応型通所介護 　小規模多機能型居宅介護 　認知症対応型共同生活介護 　（グループホーム） 　地域密着型特定施設入居者生活介護 　地域密着型介護老人福祉施設入所者生活介護*2 　看護小規模多機能型居宅介護 居宅介護支援
その他	住宅改修	住宅改修

*1 「地域の自主性及び自立性を高めるための改革の推進を図るための関係法律の整備に関する法律」の一部施行に伴い, 都道府県知事が指定・監督を行うサービスについて, 政令市・中核市の市長に権限委譲されている。
*2 2015（平成27）年度以降の新規入所者は, 原則として要介護3以上の者。
（「厚生労働白書」令和3年版による, 一部改変）

きるようにしているわけである。

2　施設サービス

　介護給付で利用できる施設は, 当初, **介護老人福祉施設（特別養護老人ホーム）, 介護老人保健施設, 介護療養型医療施設**の3種類であったが, 2006（平成18）年の医療制度改革により, 介護療養型医療施設は2011（平成23）年度末で廃止され, 介護老人保健施設などに転換することが予定されていた。実際, 中央社会保険医療協議会（中医協）の調査によると, 療養病床の入院患者のうちおおむね5割は医師の対応がほとんど必要ない者で, 深刻な問題になっている社会的入院解消への一歩として期待されたが, 介護療養病床削減への抵抗は強く, 廃止期限が2017（平成29）年度末まで6年間延期されていた。

その後，2017（平成29）年の改正で，全般的な制度の効率化が進められるなか，介護療養病床の経過措置がさらに6年間延長されるとともに，新たな介護保険施設として2018（平成30）年度から**介護医療院❶**が創設されたが，社会的入院の復活との批判がある。

また，2014（平成26）年の介護保険法改正により，2015（平成27）年度から，介護老人福祉施設の新規の入所者は，原則として要介護3以上の者に限られることになった。より必要性の高い者に給付を重点化する趣旨であるが，要介護1または2の者であっても，認知症などやむをえない事情により在宅生活が困難な者は，特例的に入所が可能である。

介護保険施設に入所している要介護者に対しては，施設介護サービス費が施設に直接支払われ，施設の代理受領が認められているのでサービスが現物で給付されるかたちになる。

3 居宅サービス

居宅サービスには，ホームヘルパーによる訪問介護や訪問看護などの**訪問サービス**，デイサービスなどに通う通所介護❷などの**通所サービス**，特別養護老人ホームなどへの**短期入所サービス**がある。また，福祉用具の購入費，住宅改修費の支給や有料老人ホームや軽費老人ホーム（ケアハウス等）などでの介護も居宅サービスとして受けられる。これらの施設については，居宅とみなされ，外部からサービスを提供することもできるが，特定施設として指定を受けて一定の基準を満たしたサービスを提供する場合には，**特定施設入居者生活介護**として介護保険の在宅給付になる。

これらのうち，訪問・通所サービス，短期入所サービスについては，相互に代替性がある（たとえば，デイサービスに行っている間はホームヘルプサービスを受けることはできない）ことから，介護度ごとに1か月あたりの区分支給限度基準額として給付の上限が定められている（◉表4-5）。利用者は，基準額の範囲内で原則として複数のサービスを自由に組み合わせて受けることができるが，実際の利用額をみると，平均して半分程度にとどまっている❸。

また福祉用具購入費の支給については，要介護度に関係なく，1年間で一

> **NOTE**
> **❶介護医療院**
> 日常的な医学管理が必要な重度介護者の受け入れや看取り，ターミナルなどの機能と生活施設としての機能を兼ね備えた医療法上の医療提供施設と説明されている。

> **NOTE**
> ❷通所介護のうち小規模のものについては，2016（平成28）年度から地域密着型通所介護として，地域密着型サービスに位置づけられた。

> **NOTE**
> ❸限度基準額をこえるサービスについては，利用者が希望すれば自費で受けることができる。

◉表4-5　在宅サービスの区分支給限度基準額

要介護度	区分支給限度基準額
要支援1	5,032単位/月
要支援2	10,531単位/月
要介護1	16,765単位/月
要介護2	19,765単位/月
要介護3	27,048単位/月
要介護4	30,938単位/月
要介護5	36,217単位/月

＊ 1単位は10〜11.40円（地域やサービスにより異なる）。
消費税率10%への引き上げに伴い見直された。

律 10 万円が，居宅介護（支援）住宅改修費の支給については，要介護度に関係なく，同一住宅で一律 20 万円がそれぞれ単独で支給限度額とされている。

4 介護予防サービス

　予防給付のサービスである介護予防サービスは，いずれも介護予防を目的として行われる在宅のサービスであるが，2014（平成 26）年の介護保険法改正により，介護予防訪問介護と介護予防通所介護については，2017（平成 29）年度までに地域支援事業へ段階的に移行された。

5 地域密着型サービス

　2005（平成 17）年の改正で，できるだけ住み慣れた地域での生活を継続するため，**地域密着型サービス**が設けられた。サービスには，**小規模多機能型居宅介護**（訪問，通所，宿泊の機能をあわせもつサービス）などがあり，2011（平成 23）年の改正で，介護給付として，定期巡回・随時対応型訪問介護看護と複合型サービスが追加された。前者は，日中・夜間を通じて，訪問介護と訪問看護が一体的に，または連携しながら短時間の定期巡回型訪問と随時の対応を行うものであり，後者は，小規模多機能型居宅介護と訪問看護など複数の既存のサービスを組み合わせて提供するものである。

　なお，当初，居宅サービスとして位置づけられていた**認知症高齢者グループホーム**は，2005 年の改正で地域密着型サービスとなり，介護給付（**認知症対応型共同生活介護**）だけでなく予防給付（**介護予防認知症対応型共同生活介護**）としても利用できるようになった。

　これらのサービスについては，原則として当該市町村の住民だけが利用でき，市町村長が事業者の指定，指導，監督の権限をもち，国の基準の範囲内で独自の指定基準や介護報酬も設定できる。保険者である市町村の自律性を尊重したしくみになっているわけであるが，従来から急増していた認知症高齢者グループホームなどを除き，いまのところ限定的な整備にとどまっており，地域包括ケア実現の有力な担い手として，質・量両面での発展が期待されている。

6 居宅介護支援と介護予防支援

● **居宅介護支援**　前述の代理受領のしくみ（● 92 ページ）により，居宅サービスを現物給付化して受けるためには，あらかじめ**ケアプラン（介護サービス計画）**を作成して保険者に提出しなければならない。ケアプランは自分でつくることもできるが，専門家である居宅介護支援事業者の**ケアマネジャー（介護支援専門員）**に作成を依頼することもでき，その場合，**ケアマネジメント（居宅介護支援）**として利用者負担のない保険給付となる。

　ケアマネジメントは，利用者本位のサービスの提供を目ざして導入されたもので，心身の状況や家族などの社会環境のアセスメント，ニーズや課題の把握とケア目標の設定，サービス担当者会議（各サービス提供者および利用者本人，家族の参加による意見交換），ケアプランの作成，利用者への説明

と同意，サービスの斡旋，利用，モニタリング，再アセスメントという一連の循環する過程を繰り返す。ケアマネジメントは，質のばらつきが大きいことが指摘されており，その標準化が求められている。

● **介護予防支援**　予防給付についても，介護予防サービス計画を作成することとなっており，同様に現物給付化の要件になっている。2005（平成17）年の改正により，ケアマネジャーは要介護者のケアマネジメントを行い，要支援者の介護予防支援については，市町村が設置する**地域包括支援センター**（● 100ページ）が行うことが原則となった。

なお，ケアマネジメントにおいては，介護保険のサービスだけでなく，**インフォーマルサポート❶**を含め，その他の保健福祉サービスなど利用できる社会資源を導入して高齢者の在宅生活を支える総合的で効率的な計画を作成することが望ましく，ケアマネジャーに求められるものは大きい。

7　利用者負担

介護保険の場合，制度創設以来原則として9割が保険給付とされ，利用者負担は**1割**であったが，2014（平成26）年の介護保険法改正で，2015（平成27）年8月から，一定以上の所得がある第1号被保険者については利用者負担が2割となった❷。また，2017（平成29）年の法改正により，2018（平成30）年8月から，現役並みの所得を有する第1号被保険者の利用者負担が2割から3割に引き上げられた❸。なお，負担割合が確認できるよう，要介護・要支援の認定者全員に負担割合証が交付されている。

利用者負担が設けられているのは，受益者負担の原則のほか，サービスを利用しない者との公平や濫用の防止などのためである。ただし，前述のとおり，居宅介護支援，介護予防支援は，10割給付とされ，利用者負担はない。濫用のおそれがないほか，利用者本位のサービス提供を進めるため，利用を促進する趣旨であろう。

● **高額介護（予防）サービス費**　原則1〜3割の利用者負担が高額になり，世帯の合計または個人で，月に一定の額（上限額）をこえた場合，**高額介護サービス費，高額介護予防サービス費**としてこえた分が申請により償還されるしくみがある。介護保険の場合，高額といっても限度があり，医療保険の場合ほどの必要性はないが，低所得者の負担が過重にならないよう，上限額は所得の区分に応じて設定されている❹。

なお，2008（平成20）年度から，**高額介護合算療養費**が導入されている（● 74ページ）。

● **居住費・食費の負担**　介護保険施設の居住費，食費（短期入所サービスの滞在費と食費❺，通所サービスの食費も同様）は，従来，保険給付の対象とされ，利用者は1割負担のほか食材料費相当分だけを負担していたが，2005（平成17）年の改正で同年10月から原則として保険給付の対象外とされた。居住費や食費を自己負担している在宅サービス利用者との公平などを考慮した措置である。このため，施設の利用者は施設との契約に基づき，施設ごとに定められる居住費と食費を原則としてみずから負担することになった（●

NOTE

❶介護保険など公的な制度に基づく支援をフォーマルサポートといい，それ以外のたとえば，家族，近隣，ボランティアなどによる公的な制度に基づかない支援をインフォーマルサポートという。

NOTE

❷❸第2号被保険者は対象にならず，その利用者負担は従来どおり原則1割である。

NOTE

❹2021（令和3）年8月から，現役並みの所得を有する者のうち，所得の高い者について世帯の負担限度額が引き上げられた。

NOTE

❺2021（令和3）年8月から，短期入所サービスの利用者の食費の負担限度額が引き上げられた。

表4-6　基準費用額・負担限度額と補足給付額（特別養護老人ホーム）

（単位：円/日）

利用者負担段階	居住費（滞在費）				食費			合計	
	居室環境	基準費用額	負担限度額	補足給付額	基準費用額	負担限度額	補足給付額	利用者負担額	補足給付額
第1段階	ユニット型個室	2,006	820	1,186	1,445	300	1,092	1,120	2,278
	多床室	855	0	855				300	1,947
第2段階	ユニット型個室	2,006	820	1,186	1,445	390	1,002	1,210	2,188
	多床室	855	370	485				760	1,487
第3段階	ユニット型個室	2,006	1,310	696	1,445	650 (1,360)	742 (85)	1,960 (2,670)	1,438 (781)
	多床室	855	370	485				1,020 (1,730)	1,227 (570)

＊ 第1段階は生活保護受給者など，第2，第3段階は世帯全員が住民税非課税の者である。カッコは，前年の公的年金等収入金額＋その他の合計所得金額が120万円を超える者が世帯にいる場合（2021〔令和3〕年8月～）。
（厚生労働省資料による，一部改変）

66ページ）。

　ただし，世帯全員が市町村民税非課税の入所者については，所得や居室環境に応じた負担限度額を設定し，標準的な費用として設定される額との差額が現物給付化するかたちで補足給付（特定入所者介護サービス費）として給付され，低所得者の負担は軽減されている❶。

　低所得者の所得区分は，前述の高額介護サービス費の場合と同一に設定されている。▶表4-6として特別養護老人ホームの場合を示したので，参照されたい。第3段階を上まわる所得水準の利用者は，原則として補足給付の対象にならず，居住費（滞在費）および食費を全額負担する。

　なお，ユニット型とは，4人部屋主体の集団処遇型ケアを抜本的に改善し，個別ケアに転換するため2003（平成15）年度から導入されたもので，個室を中心とする居室と共同生活空間（食事や談話に利用）から構成されるユニットという少人数の生活単位でケアを提供する施設である。

8　指定居宅サービス事業者と介護保険施設

● 指定居宅サービス事業者　在宅サービスは，2006（平成18）年度から導入され，市町村長の指定とされた地域密着型サービスと介護予防支援❷を除き，原則として都道府県知事の指定を受けた**指定居宅サービス事業者**（介護サービス），または指定介護予防サービス事業者（介護予防サービス）が提供する。指定は，事業者の申請によりサービスの種類ごとに事業所単位で行われ，6年ごとの更新制が2005（平成17）年の改正で導入された。指定の要件は，①原則として申請者が法人であること，②当該事業所の従業者の資格や人員などが定められた基準を満たすこと，③設備・運営の基準に従い適正な運営ができること，である。

　なお，2011（平成23）年から，従来，国が一律に定めていた居宅サービス

NOTE

❶ 2014年の介護保険法改正により，2015（平成27）年8月から，補足給付の支給にあたり，配偶者の所得や預貯金などの資産も勘案されることになった。具体的には，世帯分離している場合でも，配偶者に市町村民税が課税されている場合や，預貯金等の金額を確認し基準額（単身で1000万円，夫婦で2000万円）をこえる場合には負担軽減の対象外とされることになった。さらに，2021（令和3）年8月から預貯金の要件が所得に応じて最大で単身500万円，夫婦で1500万円まで引き下げられるとともに，相対的に所得の高い施設利用者の食費の負担限度額が引き上げられた（▶表4-6）。

NOTE

❷ 法改正により，2018（平成30）年度から居宅介護支援事業者の指定権限も都道府県知事から市町村長に移譲された（▶93ページ，表4-4）。

事業者や介護保険施設などの人員・設備・運営にかかる指定基準が，国の基準をふまえ，都道府県（地域密着型サービス以外の場合）または市町村（地域密着型サービスの場合）の条例❶で定められることになった。具体的には，項目ごとに国の基準が，① 従うべきもの，② 標準とするもの，③ 参酌するものの 3 つに分けて定められ，それに応じて各自治体の条例が定められている。

　事業者は，みずからサービスの質の評価を行うなど，利用者本位のサービスの提供に努めねばならず，適正な事業運営ができなかったり，不正請求があったときなどは指定が取り消される。

● **介護保険施設**　特別養護老人ホームは，申請により都道府県知事の指定を受けて**介護老人福祉施設**になる。また自治体，医療法人，社会福祉法人などは，都道府県知事に申請して**介護老人保健施設**の開設許可を受ける。介護保険施設の指定・開設許可は，人員および設備・運営基準を満たし，適正な運営が見込まれることを要件に行われ，2005 年の改正で 6 年ごとに更新されることになっている。そのほか，介護保険施設としては，2017（平成 29）年度末までに廃止が予定されていた**介護療養型医療施設**があるが，前述のように経過措置が延長されるとともに，新施設として 2018（平成 30）年度から**介護医療院**が創設された。介護医療院は，介護療養病床相当（Ⅰ型）と老人保健施設相当（Ⅱ型）の 2 つの類型が設けられ，介護老人保健施設と同様に，開設者は都道府県知事の許可を受ける。

　人員基準については，従業者とその員数は，全サービスについて国の基準に従って条例を制定するものとされ，たとえば常勤の介護支援専門員（ケアマネジャー）は，入所者・入院患者 100 人に対して原則として 1 人以上の設置を標準とすることとされている。

　設備基準では，入所サービスの利用者 1 人あたり居室等面積について，国の基準に従って条例を制定するものとされた。また，2012（平成 24）年度には，国の基準を参酌して地方自治体が条例を制定するものとされた介護老人福祉施設（特別養護老人ホーム）の居室定員が，「4 人（床）以下」から原則「1 人」に改正されている。ユニット型施設の個別ケアを推進する趣旨であろう（▶表 4-7）。

　運営基準は，多くが国の基準を参酌して条例で定めるとされているが，サービス内容についての説明と利用者の同意，入所者の身体的拘束の禁止，秘密保持などが，国の基準に従うものとして介護保険施設に共通で定められている。

● **介護支援専門員**　前述のように介護保険では，利用者本位の良質なサービスを受けられるよう**介護支援専門員**（ケアマネジャー）が大きな役割を果たすことが求められている。介護支援専門員は，保健，医療，福祉などの専門職として実務経験を有する者が，実務研修受講試験に合格し，実務研修を修了することで都道府県に登録され，介護支援専門員証の交付を受けて業務に従事する。介護支援専門員証の有効期間は 5 年で，更新時に研修を受講しなければならない。介護支援専門員は，特定のサービス，事業者にかたよるこ

NOTE

❶居宅介護支援および介護予防支援の指定基準も市町村の条例で定められる。

● 表4-7　介護保険施設

	介護老人福祉施設 （特別養護老人ホーム）	介護老人保健施設 （老人保健施設）	介護医療院
利用対象者	常時介護を必要とし，在宅での生活が困難な要介護者 →生活援助	病状安定期にあり，入院治療の必要はないが介護や機能訓練等を必要とする要介護者 →在宅復帰支援	長期にわたる療養が必要な要介護者 →医学的管理に基づく療養
根拠法規	介護保険法・老人福祉法	介護保険法	介護保険法・医療法
人員基準 （入所者： 職員）	医師（非常勤可）　必要数 看護職員*1.2 　入所者30以下：1 　入所者31以上50以下：2 　入所者51以上130以下：3 　入所者131以上：3＋入所者が50増すごとに1 介護支援専門員　100：1 機能訓練指導員　1人以上 生活相談員　100：1　ほか	医師　100：1 薬剤師　適当数 看護職員*1　看護・介護職員の 　総数の2/7程度 介護職員*1　看護・介護職員の 　総数の5/7程度 介護支援専門員　100：1 理学療法士または作業療法士または言語聴覚士 　100：1 支援相談員　100：1　ほか	医師　Ⅰ型入所者48人に1人，Ⅱ型入所者100人に1人の合計数以上 薬剤師　Ⅰ型入所者150人に1人，Ⅱ型入所者300人に1人の合計数以上 看護職員　6：1 介護職員　Ⅰ型入所者5人に1人，Ⅱ型入所者6人に1人の合計数以上 理学療法士または作業療法士　適当数　ほか
設備基準 （1人あたり床面積）	居室：10.65㎡以上	療養室：8㎡以上	療養室：8㎡以上

＊1 介護・看護担当職員を合わせて入所者・入院患者3人に対して1人以上。
＊2 看護職員のうち1人は常勤。
＊3 上記施設のほか，2023年度まで経過措置により介護療養型医療施設が存続。

となく公正・中立に利用者本位で業務を遂行することが求められている。

9　介護報酬

● 介護報酬の算定　介護サービスの費用（**介護報酬**）は，原則として厚生労働大臣が定める基準により算定される。介護報酬は，サービスの種類によって定められている単位数に，1単位の単価を乗じて算定する。人件費の地域差を調整するため，地域区分を設定し，1単位＝10円を基本として，地域別・サービスの種類ごとの人件費割合別に1単位あたりの単価を上乗せして設定している。第3章で述べたように，医療保険の診療報酬では，単位ではなく，点数で示され，1点は全国どこでも10円で，原則として地域差をつけていないが，介護報酬の場合，人件費の高い都市部の状況を反映する制度になっているわけである。

　介護報酬は，介護保険事業計画の策定と保険料の改定に合わせ，原則として3年ごとに改定されるが，施設給付については，施設の食費，居住費が原則として給付の対象外とされたことに伴い，例外的に2005（平成17）年10月にも改定された。2012（平成24）年度には，診療報酬との同時改定が行われ，2018（平成30）年度も同時改定された。

　介護報酬の請求は，審査，支払いを担当する国民健康保険団体連合会（ ● 77ページ，107ページ）を通じて行われる。

介護報酬は，時間単位または回数単位で定められているものと，包括的な定額として定めている場合がある。

たとえば訪問介護の場合，要介護者に対する訪問介護は，① 身体介護中心，② 生活援助，③ 通院等乗降介助の 3 区分に分かれ，①，② は時間単位で，③ は回数単位で算定される。これに対し，2011（平成 23）年の介護保険法改正で創設された定期巡回・随時対応サービスについては，実際のサービス回数や時間にかかわりなく要介護度別に月単位の定額報酬とされた。

その他の訪問系のサービスでは，訪問看護は時間単位，医師などによる居宅療養管理指導は回数単位，通所系のサービスでは，通所介護が介護度別の時間単位，短期入所系のサービスや施設サービスでは，介護度別に 1 日あたりの包括的な定額でそれぞれ算定される。なお，介護報酬は，サービスの価格の上限を定めたもので，値引きすることもでき，その場合，原則として値引きされた額の 9 割が支払われることになる。

● **介護報酬の改定**　介護報酬は，2003（平成 15）年 4 月に －2.3％，2005 年10 月に －1.9％，2006（平成 18）年 4 月に －0.5％と引き下げが続いたが，介護職員の低賃金などが問題となり，2009（平成 21）年度から 3％，2012（平成24）年度から 1.2％それぞれ引き上げられた。2015（平成 27）年度は，介護職員の処遇改善を引きつづき進める一方，効率化により，全体で －2.27％の改定となったが 2018（平成 30）年度の診療報酬との同時改訂では，全体として＋0.54％の改定が行われた。

2021（令和 3）年度の改訂では，改定率 0.7％（うち 0.05％は，新型コロナウイルス感染症のための特例的なもの），おもな方向性としては，感染症や災害への対応，地域包括ケアの推進，重度化防止，介護人材確保，現場革新などがあげられている。

10　地域支援事業

● **地域支援事業の内容**　2005（平成 17）年の改正で 2006（平成 18）年度から市町村の**地域支援事業**が開始された。保険給付ではなく，保険者である市町村の事業である。地域支援事業は，要介護，要支援になることを予防するとともに，要介護になった場合でも住み慣れた地域で尊厳ある生活を継続できることを目的に行われるもので，全市町村が行う必須事業（介護予防・日常生活支援総合事業，包括的支援事業）と各市町村の判断で行われる任意事業からなる。2014（平成 26）年の改正により地域支援事業の内容が見直され，市町村は 2017（平成 29）年度中に新しいしくみへ移行した（●図 4-2）。

全市町村が実施することになる新しい介護予防・日常生活支援総合事業は，要支援者に対する予防給付の介護予防訪問介護と介護予防通所介護が移行されたほか，地域の実情に応じ，多様化したサービスが行われるとされている。

● **地域包括支援センター**　介護予防のマネジメント，総合相談支援事業，権利擁護事業（虐待の防止，早期発見のための事業など），包括的・継続的ケアマネジメント（ケアプランを検証し，困難事例に対するケアマネジャーへの助言，支援など）を行う包括的支援事業は，2006（平成 18）年度より設置

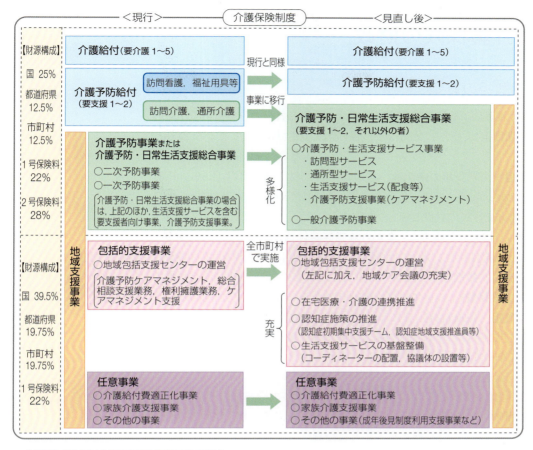

* 財源構成は 2015（平成 27）年度からの割合
図 4-2　新しい地域支援事業の全体像
（厚生労働省資料による，一部改変）

が進められている**地域包括支援センター**で実施される。2014（平成 26）年の介護保険法改正により，包括的支援事業に，**地域ケア会議**❶の充実，在宅医療・介護連携の推進，生活支援サービスの体制の整備，認知症対策の推進が新たに位置づけられた。

　地域包括支援センターの運営主体は市町村であるが，在宅介護支援センターの運営法人などに委託でき，日常生活圏域を対象に，保健師，主任ケアマネジャー，社会福祉士の 3 職種が配置される。地域包括支援センターは，地域包括ケア体制の中核となることが期待されており，「地域包括支援センター運営協議会」などにより，適切な運営の確保が求められている。

　地域支援事業のうち，介護予防・日常生活支援総合事業の財源は，予防給付費と同じで，第 1 号および第 2 号被保険者の保険料と公費であるのに対し，それ以外の事業の財源は，第 1 号被保険者の保険料と公費のみで，第 2 号被保険者の負担はなく，その分は公費で負担される。なお，市町村は，地域支援事業の利用者に利用料を請求できる。

> **NOTE**
> ❶地域ケア会議
> 　個別ケースについて多職種や住民で検討を行うことで，地域課題の解決のため，関係者のネットワークの構築などをはかるものとされている。

6 介護保険の財政

1 費用負担の概要

　介護給付および予防給付に要する費用は，利用者負担の分を除いて，その50％は公費負担で，残りの50％が被保険者の保険料負担でまかなわれる（●図4-3）。

● **公費負担**　公費負担の内訳は，当初は，国25％，都道府県12.5％，市町村12.5％であったが，三位一体改革（補助金の削減，国税から地方税への税源移譲，地方交付税の見直しを一体的に行い，地方分権を推進するとされたもの）に伴い，2006（平成18）年度から施設等給付費（介護保険施設と特定施設にかかわる給付費）については，国から都道府県に5％分の税源移譲が行われ，国20％，都道府県17.5％，市町村12.5％となった。なお，その他の給付費（居宅給付費）については従来どおりである。

● **保険料負担**　保険料負担分についての第1号被保険者と第2号被保険者の保険料負担割合は，それぞれの総人数の比率に基づいて3年ごとに定められることになっている。2021（令和3）年度からの第8期計画期間の3年度間平均では，全国ベースで第1号被保険者数46％に対し，第2号被保険者数54％と予想されるため，第2号被保険者は全体の27％分（54％×1/2〔＝全体に占める保険料負担の割合〕）を負担することとなり，第1号被保険者は全国平均で23％（46％×1/2）を負担することになる。したがって，全国平均の被保険者1人あたりの保険料額は，第1号，第2号を通して，ほぼ同一の水準になる。

● **保険料格差調整のしくみ**　第2号被保険者の保険料にあたる分は，各医療保険者が医療保険の保険料として徴収し，介護給付費納付金および地域支援事業支援納付金として社会保険診療報酬支払基金に一括して納付され，支払基金ですべての分が集められる。

　支払基金は，そこから保険者である各市町村に対し，介護給付，予防給付の合計額に全国一律の第2号被保険者負担率27％を乗じた額を介護給付費交付金として，介護予防・日常生活支援総合事業の費用に第2号被保険者負担率27％を乗じた額を地域支援事業支援交付金として，それぞれ交付する。

　保険者ごとの第2号被保険者の構成割合の差異にかかわらず，全国一律の第2号被保険者負担率を用いるので，このしくみにより，各保険者間での第1号被保険者と第2号被保険者の構成比率の違いによる第1号被保険者の保険料格差が調整されることになる。

　なお，介護給付費の予期せぬ増加や第1号被保険者保険料の収納率低下による介護保険財政の悪化に対応するため，都道府県ごとに財政安定化基金が設置されており，市町村は一般財源からの安易な繰り入れに頼らず，資金の貸付け・交付を受けることができる。

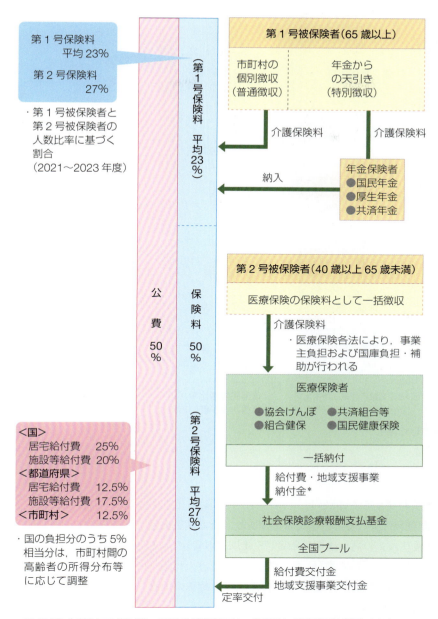

* 2017(平成29)年8月以降，被用者保険間では，段階的に総報酬割が導入された。
◯図4-3　介護保険の費用負担
（厚生労働省資料による，一部改変）

2　公費負担

　公費負担の内訳は前述のとおりであるが，その対象は，介護給付と予防給付の合計費用であり，給付の上乗せ，横出し（◯92ページ）や保健福祉事業など，市町村の判断による独自の給付などの分は含まれない。国庫負担は，すべての保険者に共通の定率負担分（居宅給付費20%，施設等給付費15%）と，保険者の努力では対応できない第1号被保険者の保険料格差の是正のた

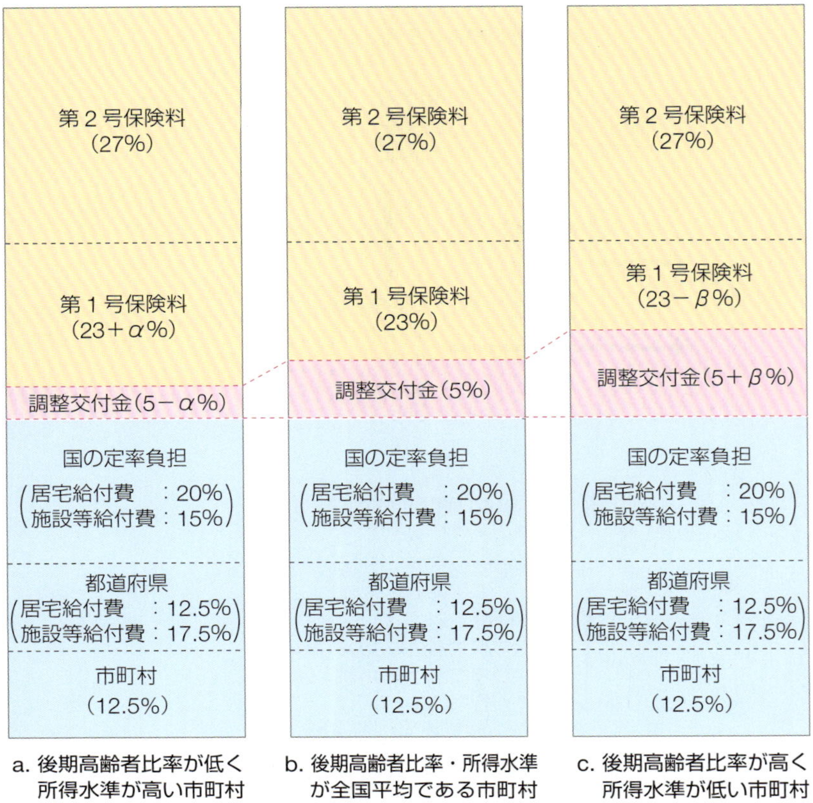

図のテキスト:

a. 後期高齢者比率が低く所得水準が高い市町村
- 第2号保険料（27%）
- 第1号保険料（23＋α%）
- 調整交付金（5－α%）
- 国の定率負担（居宅給付費：20%／施設等給付費：15%）
- 都道府県（居宅給付費：12.5%／施設等給付費：17.5%）
- 市町村（12.5%）

b. 後期高齢者比率・所得水準が全国平均である市町村
- 第2号保険料（27%）
- 第1号保険料（23%）
- 調整交付金（5%）
- 国の定率負担（居宅給付費：20%／施設等給付費：15%）
- 都道府県（居宅給付費：12.5%／施設等給付費：17.5%）
- 市町村（12.5%）

c. 後期高齢者比率が高く所得水準が低い市町村
- 第2号保険料（27%）
- 第1号保険料（23－β%）
- 調整交付金（5＋β%）
- 国の定率負担（居宅給付費：20%／施設等給付費：15%）
- 都道府県（居宅給付費：12.5%／施設等給付費：17.5%）
- 市町村（12.5%）

図4-4　普通調整交付金のしくみ
（厚生労働省資料による，一部改変）

めにあてられる5%の調整交付金からなる。

　調整交付金には，普通調整交付金と特別調整交付金があり，普通調整交付金による調整は，① 要介護リスクの高い後期高齢者（75歳以上の者）の加入割合の相違，② 第1号被保険者の所得水準（所得段階別構成割合）の相違，特別調整交付金による調整は，③ 災害等による保険料減免等の特殊要因などを対象に行われる。

　このため，後期高齢者の比率が低く，第1号被保険者の所得水準が高いような市町村では，調整交付金が5%を下まわり，反対に第1号被保険者の保険料割合が23%を上まわることになる（▶図4-4-a）一方，逆の場合には，公費負担の割合が全体の50%をこえ，第1号被保険者の保険料割合が23%を下まわることになる（▶図4-4-c）。第2号被保険者の保険料の一括徴収，交付を含め，上述のようなしくみにより調整が行われるため，高齢化の進んだ自治体もそうでない自治体も，有利不利なく介護保険が実施できるわけである。

3 保険料とその徴収

● **第1号保険料**　保険者である市町村は，介護および予防給付費や地域支

援事業などの介護保険事業の費用をまかなうため，第1号被保険者から保険料を徴収する。

　第1号被保険者の保険料の総額は，介護給付費などに必要な額（市町村介護保険事業計画に定める対象サービスの見込み量などに基づき算定した予想額）から公費負担や第2号被保険者の保険料相当額である介護給付費交付金などを引いた額である。第1号被保険者の保険料の基準額は，介護保険事業の財政見通しをふまえ，中期的な財政運営の観点から3年ごとに設定される。基準額は市町村ごとに給付の内容や水準に応じて定められ，個々の被保険者の保険料は，基準額をベースに所得に応じて標準で9段階の定額保険料とされている。

　従来は，標準で5段階であったが，被保険者の負担能力をより細かく反映するため，2005（平成17）年の改正で，6段階を標準とするようになり，さらに2014（平成26）年の改正で2015（平成27）年度から標準で9段階に細分化された。第1号被保険者本人が市町村民税非課税（第5段階）の場合には，市町村ごとの基準額を負担し，本人課税の場合には基準額より高い額（1.2〜1.7倍）を負担する一方，低所得者の負担は基準額の0.3〜0.9倍に軽減される（●表4-8）。

　第1号被保険者のうち，年額18万円以上の年金受給者については，効率的で確実な徴収方法として年金から天引き（特別徴収）し，そのほかの者については市町村が直接徴収する（普通徴収）。普通徴収の場合，当該第1号被保険者の属する世帯の世帯主および当該第1号被保険者の配偶者が，保険料の

● 表4-8　第1号被保険者の保険料

段階	対象者	保険料	対象者（平成30年度）
第1段階	• 生活保護受給者 • 世帯全員が市町村民税非課税かつ本人が老齢福祉年金受給者 • 世帯全員が市町村民税非課税かつ本人年金収入等80万円以下	基準額×0.3*2	617万人
第2段階	世帯全員が市町村民税非課税かつ本人年金収入等80万円超120万円以下	基準額×0.5*2	277万人
第3段階	世帯全員が市町村民税非課税かつ本人年金収入等120万円超	基準額×0.7*2	256万人
第4段階	本人が市町村民税非課税（世帯に課税者がいる）かつ本人年金収入等80万円以下	基準額×0.9	480万人
第5段階	本人が市町村民税非課税（世帯に課税者がいる）かつ本人年金収入等80万円超	基準額×1.0	468万人
第6段階	本人が市町村民税課税かつ合計所得金額120万円未満	基準額×1.2	496万人
第7段階	本人が市町村民税課税かつ合計所得金額120万円以上200万円未満	基準額×1.3	452万人
第8段階	本人が市町村民税課税かつ合計所得金額200万円以上300万円未満	基準額×1.5	232万人
第9段階	本人が市町村民税課税かつ合計所得金額300万円以上	基準額×1.7	247万人

＊1 上記表は標準的な段階。市町村が条例により課税層についての区分数を弾力的に設定できる。なお，保険料率はどの段階においても市町村が設定できる。
＊2 2019（令和元）年10月から，消費税率引き上げの増収を財源に，低所得者の保険料負担の軽減を強化。
（厚生労働省資料による）

連帯納付義務を負う。また，特別徴収の対象となる年金は，従来は老齢，退職年金に限られていたが，2005年の改正で，障害年金および遺族年金が追加された。

● **第2号保険料**　第2号被保険者の保険料は，医療保険各法に基づき，その相当分を医療保険料として賦課，徴収する。健康保険の保険者は，支払基金から課される介護給付費納付金および地域支援事業支援納付金を，当該健康保険の被保険者である第2号被保険者の標準報酬総額で除した商から介護保険料率を算出し，それに各自の標準報酬額を乗じて介護保険分の保険料を算定し，さらに医療保険分の保険料を合わせたものを医療保険の保険料として徴収する。

介護保険分の保険料についても，医療保険と同じく原則として1/2の事業主負担があるほか，協会けんぽについては，支払基金から課される介護給付費納付金などの16.4%が国庫補助される。なお，第2号被保険者である被扶養者については，世帯単位の負担となり，個別に保険料負担は課されない。納付金の額については，従来第2号被保険者の人数に応じて各医療保険者が負担していたが，2017（平成29）年の改正により，被用者保険（健康保険，共済組合）間では，報酬に比例した負担（総報酬割）が段階的に導入されており，2020（令和2）年度からは全面適用された（● 74ページ）。

国民健康保険の場合，支払基金から課される介護給付費納付金などから公費負担金など（公営の国保では，全体として介護給付費納付金の1/2は公費負担）を控除した額を，各市町村の保険料算定方式に従って所得割総額と均等割総額などに配分，個々の第2号被保険者に対する介護保険分の保険料が算定される。

7 介護保険事業計画など

サービスの提供体制が計画的に整備され，保険給付が確保されるよう，国は基本指針を定める。それにそって，各介護サービス量の見込みなどについて，市町村は**市町村介護保険事業計画**を，都道府県は**都道府県介護保険事業支援計画**を，それぞれ3年を一期として策定する。2014（平成26）年の「介護保険法」の改正により，国の基本指針は，「**地域における医療及び介護の総合的な確保の促進に関する法律**」（医療介護総合確保法）の総合確保方針❶に即するものとされ，また，市町村（都道府県）介護保険事業（支援）計画❷についても，それぞれ同法に基づく市町村計画・都道府県計画と整合性をはかるものとされた。

第8期（2021〔令和3〕〜2023〔令和5〕）年度の基本指針では，2025年や現役世代が急減する2040年を見すえたサービス基盤や人的基盤の整備，地域共生社会の実現，介護予防・健康づくり施策の充実，認知症施策の推進，介護人材確保と業務の効率化などが柱となっている。

第1号被保険者の保険料は，市町村介護保険事業計画に盛り込まれた介護サービスなどの給付費総額（＝各介護サービス〔見込み量〕×価格〔介護報酬〕

NOTE

❶厚生労働大臣は，地域において効率的かつ質の高い医療提供体制を構築するとともに地域包括ケアシステムを構築することを通じ，地域における医療および介護を総合的に確保するための基本的な方針（以下「総合確保方針」という。）を定めなければならないとされている。

❷2017年の法改正により，2018年度から全市町村が保険者機能を発揮して，自立支援・重度化防止に取り組むしくみが制度化された。具体的には，要介護認定率の推移など介護保険事業の実施状況を分析し，市町村介護保険事業計画の記載事項に自立支援等施策とその目標が追加され，国や都道府県も市町村を支援することとされた。また，2020年の法改正により，2021年度から，介護保険事業（支援）計画の記載事項として，有料老人ホーム，サービス付き高齢者向け住宅（● 161ページ）の設置状況，介護人材確保および業務効率化の取り組みが追加された。

の総計)から逆算して設定されるため，市町村介護保険事業計画は，介護サービスの基盤整備計画であると同時に，保険料の水準を決める計画でもあるわけである。市町村介護保険事業計画は，作成委員会の設置など被保険者の参加により策定されることになっており，自分の町の介護サービスの量やあり方について，負担を含めて自分たちで決定し，責任をもつしくみになっている。介護保険が地方自治の試金石といわれるゆえんである。また，介護保険事業(支援)計画は，サービスが計画で定める必要定員数をこえる場合には，事業者や施設の指定を拒否できるなど供給規制の側面ももっている。

　なお，市町村および都道府県は，**老人福祉事業の供給体制の確保に関する計画**(「**市町村老人福祉計画**」および「**都道府県老人福祉計画**」)を介護保険事業(支援)計画と一体のものとして，また「社会福祉法」に規定する地域福祉計画などと調和が保たれたものとして作成しなければならないことが，「老人福祉法」で定められている。

　特別養護老人ホームや各種在宅サービス施設の整備については，三位一体改革に伴い補助金が見直され，2005年度から「地域における公的介護施設等の計画的な整備等の促進に関する法律」(介護施設整備法)に基づき，市町村整備計画を作成し，地域介護・福祉空間整備交付金などによって行われていた。2014年の改正で，同法が，前述の「医療介護総合確保法」に改正され，新法に基づく都道府県計画に位置づけられた事業(介護に関するものでは介護施設等の整備と介護従事者の確保)の経費にあてるための基金(地域医療介護総合確保基金，財源は，国が2/3，都道府県1/3)が設けられた。

8　利用者の権利擁護

　高齢者の自立支援，利用者の選択に基づく適切なサービスの提供という介護保険制度の理念を具現化するため，利用者の権利擁護をはかるための制度がおかれている。一般的な制度である民法等の**成年後見制度**(◉ 108ページ，plus)や「社会福祉法」に基づく福祉サービス利用援助事業は，認知症などにより判断能力の衰えた高齢者の適切なサービス利用を支援するものである。

　要介護認定，保険料の賦課など保険者の処分に不服があるときは，第三者機関として都道府県に設置される**介護保険審査会**に審査請求を行うことができ，さらに行政訴訟を提起することもできる。

　介護サービスに関する苦情については，国民健康保険団体連合会に窓口がおかれているほか，福祉サービスについては，都道府県社会福祉協議会の運営適正化委員会など「社会福祉法」に基づく苦情解決制度が利用できる。

　利用者の適切な選択のためには，サービスに関する情報が不可欠であることから，2005(平成17)年の改正で，サービスの情報公表制度が創設された。原則としてすべての介護サービス事業者に，サービスの内容や運営状況に関する情報を知事に報告するように義務づけ，公表(指定情報公表センターに委託可)するもので，2006(平成18)年度から開始されている。

plus	成年後見制度

　民法等の改正により，介護保険制度の導入ともあわせて2000（平成12）年度から制度化されたもので，認知症の高齢者，知的障害者など判断能力の不十分な成人について，財産管理や身上監護（介護施設への入所契約など）を支援するための制度である。基本理念は，自己決定の尊重と本人保護の調和である。

　本人，4親等内の親族，検察官，市町村長などの申し立てを受け，家庭裁判所が職権で成年後見人等を選任する**法定後見制度**と，本人が公正証書による契約によりあらかじめ任意後見人を選任し，家庭裁判所による任意後見監督人の選任により効力を生ずる**任意後見制度**がある。

　法定後見には，本人の判断能力の低下の程度に応じて，**後見**，**保佐**，**補助**の3類型がある。後見は，つねに判断能力を欠く状況にあるときに，日常生活に関する行為を除き，広範な取消権と代理権を有する成年後見人をつける。保佐は，判断能力が著しく不十分な者に，不動産の得喪など重要な財産上の行為などについての同意権や取消権等を有する保佐人をつけるものである。判断力の不足が軽度な者に対し，より柔軟な対応を行うため新設された補助は，判断能力が不十分な者に，本人の同意を前提に，家庭裁判所が決める特定の法律行為についての同意権や取消権等を有する補助人をつけるものである。

　なお，2011（平成23）年の「介護保険法」等の改正により，市民後見人の育成や活用などが規定され，2012（平成24）年度から施行された。また，2016（平成28）年には，制度の利用促進をはかるための法律が成立し，翌年には利用促進基本計画が閣議決定されているほか，成年後見人の権限を拡大する法改正なども行われた。

C　介護保険制度の課題と展望

　団塊の世代が75歳になり，認知症やひとり暮らしの高齢者も急増して，介護給付費が約21兆円，平均保険料が月額8,200円程度となることが予想される2025年を控え，介護保険制度には，中長期的な持続可能性を確保しながら介護を必要とする高齢者が良質なサービスを効率的に受けられるよう，有効な制度として機能することが求められている。

　しかし，前述のように保険料の引き下げが期待できる介護療養病床の廃止の期限が延期されたうえ，高コストの介護医療院という新しい施設が創設されるなど，制度の効率化に向けた取り組みは，全体としてはあまり進んでいない。たとえば，介護保険制度をもつドイツでは，サービスの対象になるのは，日本の要介護3以上に相当する者だけであり，介護予防の一層の推進とともに，軽度者への給付や利用者負担のあり方などは今後とも検討課題となろう。

　ここでは，中長期的な制度の持続可能性を担保するための効率化・重点化の必要性を強調したうえで以下の点を指摘しておきたい。

1 被保険者の範囲の見直し

　これまで説明してきたように，介護保険の被保険者は40歳以上の住民（40歳以上65歳未満の者については医療保険加入者）に限られている。したがって，40歳未満の障害者や40歳以上65歳未満の障害者でも，特定疾病以外の原因で要介護になった者は介護保険の給付として介護サービスを受けることはできず，障害福祉サービスを利用することになる。しかし，わが国が参考にしたドイツの介護保険では，年齢にかかわらず介護保険が適用されており，被保険者の範囲をどうするかは制度創設時からの大きな論点であった。

　2005（平成17）年の改正でも，制度の中長期的な持続可能性が問題になるなか，保険財政の安定の観点からも議論されたが，負担増に対する経済界の反発や障害者団体の反対で結論を出すことができず，先送りされている。

　介護サービスは，それを必要とする者に普遍的に提供されるべきであって，年齢により扱いを区別する理由はないように思われる。また，優先される介護保険のサービスの上限をこえるサービスを必要とする障害者については，介護保険による介護サービスに加えて，現在も行われているように障害福祉サービスをあわせて利用してもらい，必要なサービスを確保すればよいので，前向きに検討すべきであるように思われる。それは，財政基盤の拡大を通じて，制度の持続可能性を高めることにもつながろう。

　ただ一方で，医療保障については，第3章で述べたように高齢者に特化した制度が創設されており，整合性のある説明が求められよう。また，若年障害者の所得保障についても，年金や社会手当のあり方などについて，あらためて抜本的に検討する必要があろう。

2 その他の課題

　ほかにも介護保険制度について残された課題は少なくない。2025年に700万人になると予想される認知症の高齢者対策の重要性については第7章にゆずり（● 161ページ），ここでは介護保険固有の主要事項にしぼって簡単に紹介し，本章を締めくくることとしたい。

　前述のように，わが国では高齢者の介護を，社会的入院などのかたちで医療保険が肩がわりしてきた歴史がある。介護保険は，その部分を医療保険から切り離し，医療保険制度の負担を軽減するねらいももっていたが，介護療養型医療施設への入院など，財布は介護保険にかわってもそれが医療サービスとして提供されていることはかわりがない。

　介護サービスは，高齢者の入浴，排泄の介助など生活を支えるサービスであり，福祉サービスである。たとえば，特別養護老人ホームに入所している高齢者は，医療が必要なときは医療保険で往診サービスを受けてもらうなど，介護と医療の関係を見直し，ドイツのように医療サービスについては，本来の医療保険で受けられるように整理すべきであろう。

社会的入院解消のプロセスで創設された介護老人保健施設も，第2の特別養護老人ホーム化しているとの批判がある。本来の回復期のリハビリを集中的に行い，在宅等への復帰を目ざす施設として有期化（たとえば，原則として最長で6か月）を検討すべきであろう。それを含め，従来の施設，在宅という二元論的なサービス論から脱却し，その中間的な形態を含めた多様なサービスを利用しながら，高齢者ができるだけ住み慣れた地域で生活を継続できるよう，介護予防・健康づくり，リハビリテーション，在宅重視の地域による包括的なケア体制の確立に向け，人的・物的基盤整備の推進が求められる。

そうしたなかで，カギとなるのはやはり利用者本位のケアマネジメントの成否であるように思われる。ケアマネジャーの資質向上はもちろん，ケアマネジメントの標準化，公正・中立なケアマネジメントを担保するため，サービス事業所から独立した運営を可能にするような制度的な手当も検討すべきであろう。

✎ work 復習と課題

❶ 介護保険制度が創設された社会的背景について，考えてみよう。
❷ 介護保険の保険者と被保険者，給付内容についてまとめてみよう。
❸ 要介護（要支援）認定の方法を，整理してみよう。
❹ 介護保険制度の問題点や今後の課題について，考えてみよう。

参考文献
1. 社会保険研究所：介護保険制度の解説，平成30年8月版．2018.
2. 堤修三：介護保険の意味論——制度の本質から介護保険のこれからを考える．中央法規出版，2010.

― 社会保障・社会福祉 ―

第 5 章

所得保障

112　第5章　所得保障

> **本章の目標**
> □ 所得保障は，所得の得られない人々に対し，現金を給付して所得を保障する制度である。人々の生活を支える所得保障を学ぶことは，たとえば患者の生活背景を知る手がかりにもなる。
> □ 本章では，所得保障制度全体を概観したのち，年金保険，社会手当，労働保険の順に学んでいく。

A 所得保障制度のしくみ

　人々は予期しないできごとによって所得を失ったり，最低生活以下の所得しか確保できない状況に陥る場合がある。所得保障制度は，社会保障制度の中心として，こうした人々に所得を保障する現金給付のしくみである。

　まず，所得保障制度全体を概説する。

1 所得保障制度の役割

　所得保障制度には，**社会保険**，**社会手当**と第6章で説明する**公的扶助**がある。それぞれ主としている財源が異なり，給付の性格が異なる。

　社会保険とは，さまざまな不確実なできごとや，保険制度が給付の原因となると想定していたできごと，すなわち保険事故に対して，事前に被保険者が保険料を出し合い，保険事故が現実に発生した人に給付を集中させるしくみである。受給の条件は，保険料の負担(「拠出」という)と保険事故の発生である。

　社会保険は，民間保険と異なり，① 強制加入であること，② 各人のリスクに応じて支払う保険料が設定されていないこと，などの特徴がある。社会手当は，税を財源にし，条件を満たした人々に比較的普遍的に給付するしくみである。北欧では所得保障の大きな部分を占めているが，わが国では児童手当などごく一部である。

　公的扶助は，税を財源にして，国が定める最低生活保障以上の暮らしができるように低所得者に限定して給付されるため，資産制限などの資力調査が伴う。

　わが国の所得保障政策は，⬦表5-1で示すように，主たる働き手が生計を担っている時期に死亡し，遺族が残された場合の所得保障である遺族給付，けがや病気などにより稼働所得が減少した場合の所得保障である障害給付，退職や高齢により稼働所得が低下したときの所得保障である老齢給付，失業などにより所得が減少したときの所得保障である失業給付など，いずれも社会保険制度が中心の役割を果たしている。諸外国と異なり皆年金が成立しているわが国は，年金を中心とした保険方式による所得保障制度となっており，公的扶助や社会手当はきわめて限定的な役割を果たしている。

A. 所得保障制度のしくみ　**113**

● 表 5-1　所得保障制度の体系（概念図）

受給対象者 制度	子ども(18歳未満)		扶養配偶者		勤労者		高齢者	
	定額給付	従前保障給付	定額給付	従前保障給付	定額給付	従前保障給付	定額給付	従前保障給付
公的年金保険	遺族基礎年金*1	遺族厚生年金	遺族基礎年金*2,寡婦年金,死亡一時金	遺族厚生年金	障害基礎年金	障害厚生年金	老齢基礎年金	老齢厚生年金
雇用保険 (比較的広い被用者全体)						失業給付,育児休業給付,介護休業給付		
労災保険 (非正規労働者を含めた被用者全員)		遺族(補償)給付		遺族(補償)給付		傷病・障害休業(補償)給付		遺族(補償)給付
健康保険 (被用者)						傷病手当金出産手当金		
社会手当 (所得制限が伴う)	児童手当・児童扶養手当など				特別障害給付金など			
公的扶助 (資力調査あり,原則世帯単位)	生活保護(生活扶助)*3		生活保護(生活扶助)*3		生活保護(生活扶助)*3		生活保護(生活扶助)*3	

＊1 障害の状態にある子の場合は20歳まで。
＊2 受給資格をもつ子のある配偶者の場合。
＊3 世帯人数，世帯構成，居住地によって異なる。また，基本的に世帯単位で計算される。

2　各所得保障制度の特徴

　それぞれの所得保障制度の性格は，① 給付額，② 受給資格，所得制限・資産制限，③ 受給期間，④ 物価・賃金スライドの有無，によって特徴づけられる。

1　給付額

　給付額は，大きく定額の給付と，働いていたときの所得に比例した従前保障給付の2種類がある。定額の所得保障は，国民共通の普遍的な部分であり，基礎年金，児童手当などである。従前所得を保障する給付方式は，サラリーマン向けの社会保険である厚生年金，雇用保険，労災保険などであり，受給額は，基本的に加入期間と従前所得に比例する給付建て制度となっている。

2 受給資格と所得制限・資産制限

社会保険による給付は，基本的に保険事故の有無と保険料の拠出実績によって決まるため，制限は少ない。年金のような長期の保険は，受給のために比較的長い期間の拠出実績を条件づけているが，労働保険のような短期保険は，受給条件となる拠出期間はあまり長くない。ただし，例外もある。たとえば，20歳前に障害を負った者については，年金保険の拠出を問わず障害年金でカバーしている。

一方，受給者範囲は，サラリーマン向けの社会保険は扶養家族などが広めに設定されているが，非サラリーマンの加入する国民年金は基本的に扶養されている18歳未満の子どもや子どものいる配偶者に限定されている。給付の内容も異なり，サラリーマンを対象とした給付のほうが充実している。たとえば，厚生年金保険や労災の遺族給付は，被保険者の従前の所得に比例して受給額が決まる。

このほか，所得制限などの受給制限も社会保険は厳しくない。ただし，その例外もあり，先に述べた20歳前の障害による障害基礎年金や在職老齢年金で，所得に応じて，支給額が削減される。また遺族年金についても，生計維持の認定条件としての所得制限がある。

社会手当は，所得制限を伴うこともある。ひとり親世帯向けの児童扶養手当は，所得に応じ金額が減額されるしくみとなっている。公的扶助（生活保護）では，所得制限のみならず厳しい資産制限もある。

3 受給期間

老齢年金給付，被用者保険の遺族給付，障害給付は，終身，被扶養家族の状態，障害が残っている期間などの条件によって異なるが，一律の期限の定めはない。ただし，子どものいない30歳未満の妻に対する遺族厚生年金は5年間の有期である。雇用保険の基本手当は，受給に必要な加入期間は原則として離職日以前2年間に通算して12か月以上雇用保険に加入していることであり，実際の支給日数は加入年数や就業の難度に応じて設定されている。社会手当は，原則として受給者がその資格を満たしている限り受給できる。

4 スライド

賃金や物価は，経済状況によって変動する。保障する所得額が固定されていると，物価が上昇すると購買力が低下し，その実質価値は低下していく。したがって，所得保障の金額は賃金や物価などに連動させる必要がある。長期社会保険である厚生年金と労災保険については賃金スライドがあり，国民年金については物価スライドがある。ただし年金については，2004（平成16）年からは，マクロ経済スライド（▶ plus）が導入された。

マクロ経済スライドは，物価や賃金が上昇することが条件で発効される。2004年以降，条件を満たし発効されたのは，2015（平成27）年度および2019（平成31）年度である。なお，2016（平成28）年の年金改革により，マクロ経

済スライドが発効しない場合，その未調整分を翌年度以降に繰りこすキャリーオーバー制度が導入された。

わが国の所得保障制度は，年金を柱にした社会保険を中心に組み立てられており，サラリーマン世帯が困窮(こんきゅう)に陥ったときにはよく機能してきたと評価できる。しかし，非サラリーマンの自営業や非典型労働者などにとっては，厳しい部分もある。

B 年金保険制度

1 年金保険制度の概要と役割

公的年金は，① **老齢年金保険**，② **障害年金保険**，③ **遺族年金保険**の３つで構成されている。それぞれ，長生きをして所得や貯蓄が不足するリスク，障害を負って所得を得られなくなる，扶養する家族を残したまま亡くなるといった異なるリスクに対応する所得保障の保険である。

年金保険には，私的年金と公的年金がある。厚生年金や国民年金のように，国が国民に加入を義務づけている年金は公的年金であり，個人や企業が任意で加入する年金は私的年金である。このうち，企業がその従業員を対象に実施する年金保険制度は企業年金，個人が必要に応じて保険会社から購入する年金保険は個人年金(個人型確定拠出年金〔iDeCo〕など)である。

企業年金には，自社年金，中小企業退職金共済制度，税制適格退職年金(経過措置を経て廃止)，厚生年金基金，確定拠出年金(企業型)，確定給付企業年金(規約型企業年金・基金型企業年金)などがある。

公的年金は，① 人々の目先のことしか考えない近視眼的行動を匡正(きょうせい)する，② 逆選択の問題を克服する，という理由から必要になる。① については，すべての人が，老後の生活について予想以上に長寿で貯蓄が不足する可能性

---

plus | マクロ経済スライドの効果

マクロ経済スライドは，経済全体の総賃金(労働者１人あたり平均賃金×労働人口)と寿命ののびに合わせてスライドを調整するしくみである。

これまでは，平均賃金が上昇すれば，その分年金額は引き上げられたが，マクロ経済スライドでは，平均賃金が上昇しても，少子化の結果労働者が減少したり，長寿化の結果受給者が増加したりしていれば，その分，スライド率を引き下げることになる。

たとえば，ある年の経済が物価上昇率が 1%だったとしても，労働者が減少したり受給者が増加したりしていれば年金の上昇率は抑えられ，実際に年金に適用される物価スライドは 0.1%となる場合もある。物価が 1%上昇しているのに，年金は 0.1%しか増えないため，年金の実質価値は低下していくことになる。

を考慮しているわけではないことを想定している。②については，仮に人々が自分の老後のことを真剣に考えたとしても，任意加入の私的年金では，自分が長生きすると予想する人のみが年金に加入し，自分が短命だと考える人は加入しない。この結果，リスクの高い人しか年金保険に加入しないため，リスク分散ができなくなるという「逆選択」という問題が発生することを想定している。こうしたことから，政府が運営する強制加入の公的年金が必要になる。また，公的年金保険は，所得に応じて保険料を徴収しながら給付は定額の部分があるため，一定の所得再分配機能をもっている。

2 年金の財政方式——積立方式と賦課方式

　年金財政のしくみには積立方式と賦課方式の2つの方法がある。

● **積立方式**　積立方式の年金は，国民が支払った保険料を積み立てて資産運用し，取りくずすというものである。金融市場が十分機能していれば，人口構造の変動に対しても安定的に運営できるというメリットがある。その一方，急激なインフレなどの予期しない経済変動への対応力が弱いことや，40年間積み立ててはじめて支給が開始するため，給付を開始するまでに長期間を要し，制度発足時には高齢者に対して年金が給付できないという限界もある。

● **賦課方式**　一方，賦課方式の年金は，現役世代の支払った保険料がそのまま年金として高齢者世代に支払われるしくみで，現在の現役世代の年金は次世代の現役世代の保険料でまかなわれることになる。わが国も含め，先進国のほとんどが賦課方式の年金制度を採用している。

　この方式では，年金制度が成立すれば，ただちにそのときの高齢者世代に対し給付を開始できる。また，給付財源を現役世代が担うため，インフレ時には賃金も連動して上昇するので，インフレにも対応力があるというメリットがある。しかし，少子化になると保険料を支払う世代の人口が減少するため，給付を減らすか保険料を上げる必要があり，制度が不安定になるというデメリットもある。このため，高齢化社会においては，賦課方式の年金から積立方式の年金に変更すべきであるという意見も出ている。しかし，すでに高齢世代に給付を約束しているため，その給付を保障しながら若い世代は自分自身の老後の年金を積み立てるという二重の負担が発生するために，全面的な財政方式の切りかえは困難である。

3 わが国の年金保険制度のしくみ

　わが国の公的年金は ▶図5-1 のように，1階部分の国民年金・基礎年金と，2階部分の厚生年金からなりたっている。従来，2階部分には公務員などが加入する共済年金があったが，2015（平成27）年10月より，共済年金は厚生年金に制度一元化された。また，3階部分として私的年金（企業年金，個人年金）の普及促進が行われている。

> ○現役世代はすべて国民年金の被保険者となり，高齢期となれば，基礎年金の給付を受ける（1階部分）。
> ○民間サラリーマンや公務員などは，これに加え，厚生年金保険に加入し，基礎年金の上乗せとして報酬比例年金の給付を受ける（2階部分）。
> ○また，希望する者は，iDeCo（個人型確定拠出年金）などの私的年金に任意で加入し，さらに上乗せの給付を受けることができる（3階部分）。

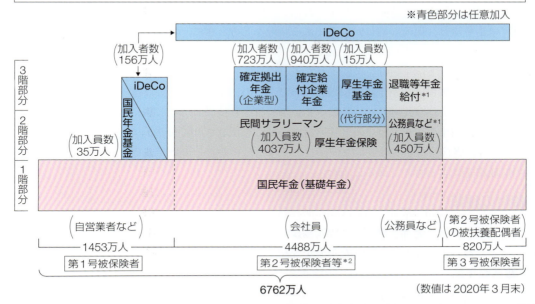

*1 被用者年金制度の一元化に伴い，2015年10月1日から公務員および私学教職員も厚生年金に加入。また，共済年金の職域加算部分は廃止され，新たに退職等年金給付が創設。ただし，2015年9月30日までの共済年金に加入していた期間分については，2015年10月以後においても，加入期間に応じた職域加算部分を支給。
*2 第2号被保険者等とは，厚生年金被保険者のことをいう（第2号被保険者のほか，65歳以上で老齢，または，退職を支給事由とする年金給付の受給権を有する者を含む）。

図 5-1　年金制度の体系
（「厚生労働白書」令和3年版による，一部改変）

1 国民年金・基礎年金の給付と保険料

国民年金は，20歳以上60歳未満までの全国民が加入を義務づけられている。自営業や学生などは**第1号被保険者**，サラリーマン・公務員などの厚生年金の被用者本人（65歳未満）は**第2号被保険者**，第2号被保険者の被扶養配偶者は**第3号被保険者**となっており，3種類の保険加入者形態がある。それぞれの国民年金の加入者は，受給時に共通の基礎年金を受給することになる。

また，第1号被保険者が国民年金に上乗せで任意加入できる**国民年金基金**がある。国民年金基金は，都道府県別に設立されている地域型国民年金基金と，同種の職種，業務に従事している加入者によって設立されている職能型国民年金基金がある。国民年金基金の加入者は，選択した給付のタイプ，口数，加入時年齢に応じた掛金を納付し，国民年金受給時に上乗せ給付を受ける。

◆ 国民年金保険料

国民年金保険料の負担は，第1号，第2号，第3号被保険者で異なる。第

1号被保険者の保険料は，2021（令和3）年度では月額16,610円となっている。所得が少なく保険料を負担できない場合は，法定免除と所得に応じた4段階の申請免除制度がある。法定免除は，障害年金を受給している場合や生活扶助を受給している場合などに認められる。また，2019（平成31）年4月より，産前産後期間（出産日の月の前月から4か月間）の国民年金保険料が免除になった。申請免除は，保険料納付が困難である状況などのときに，審査を受けたうえで認められる。このほかに，20歳以上50歳未満の人を対象とした保険料納付猶予制度と学生納付特例制度がある。

国民年金第1号被保険者が定額負担の保険料であるのに比べ，第2号，第3号の国民年金保険料の負担方式は異なっている。第2号被保険者は，国民年金保険料に相当する負担は厚生年金保険料と一括して徴収されており，第3号被保険者は直接負担する必要はない。このような違いが出るのは，基礎年金の財政構造によるものである（● plus）。

◆ 給付の種類

国民年金加入者は，**老齢基礎年金**，**障害基礎年金**，**遺族基礎年金**といった，いずれも「基礎」という名称がついた年金を受給することになる。

▌老齢基礎年金

老齢基礎年金は，受給資格期間が10年以上ある者が65歳以上に達したときに支給される。2009（平成21）年に基礎年金の国庫負担が1/3から1/2に引き上げられたので，2009年4月以降の免除期間を有する者の基本的な計算式は以下のようになる（2016年4月分〜）。

（1式） 基礎年金年額＝780,100円×（保険料納付済月数＋保険料免除月数 X*[1]）/（加入可能年数*[2]×12）

* 1　全額免除を受けた期間＝A，3/4免除を受けた期間＝B，1/2免除を受けた期間＝C，1/4免除を受けた期間＝Dとすると，$X = A×1/2＋B×5/8＋C×3/4＋D×7/8$ となる。

* 2　加入可能年数は生年月日によって異なるが，1941年4月2日生まれ以降は480月。

---

plus	**基礎年金の財政のしくみ**

事実上の賦課方式である基礎年金の給付に必要な費用を第1号被保険者，第2号被保険者，第3号被保険者の合計人数で割ると，月額約3.5万円程度になる。このうちの1/2は国庫負担となるため，約3.5万円×1/2がほぼ第1号被保険者の保険料となる。さらにこの金額に第2号，3号の人数合計をかけた部分が厚生年金（共済年金）の加入者全体の負担分であり，厚生年金を管理する厚生保険特別会計から国民年金特別会計（基礎年金勘定）にその資金が拠出金として移転される。結局，この拠出金を2号全体が厚生年金の保険料から捻出することになる。2号全体の報酬合計額で拠出金を割った率が，2号被保険者の国民年金保険料負担分ということになる。また，3号の保険料は，2号被保険者全体で負担することになる。

B. 年金保険制度　119

40年間完全に年金をおさめると，2021年4月分からは満額の年額780,900円が受給できる。ここで区別しなければならないのが，受給資格期間に組み込まれる期間と，1式の年金の受給額の計算に組み込まれる期間（年金額計算対象期間）が異なる点である（●表5-2）。

このほか，60歳からの繰り上げ受給と65歳以降に受給する繰り下げ受給による受給額の違いがある。繰り上げを選択すると1か月あたり0.5％が減額され，60歳からの受給だと年金額は30％程度カットされて，その金額で生涯の受給を受けることになる。なお，2020（令和2）年の年金改革により，2022（令和4）年度より減額率は0.5％から0.4％に変更となる。繰り下げ支給を選択すると増額され，1か月繰り下げると0.7％増加し，たとえば70歳から受給すると42％増しとなる。

▌障害基礎年金

障害基礎年金は，被保険者もしくは60歳以上65歳未満で，障害認定日において法令に定められる障害がある場合に支給される。支給条件としては，原則，保険料納付済期間が被保険者期間の2/3以上あることなどが必要である。障害基礎年金の給付額は780,900円（2021年4月〜）で，障害の程度や，18歳以下の子ども，20歳未満で1級または2級の障害状態の子どもを養っているなどによって加算される。また障害が1級認定の場合，25％増額される。

▌遺族基礎年金

遺族基礎年金は，被保険者や老齢基礎年金の受給者，60歳から65歳未満の被保険者が死亡した場合，18歳未満の子どもがいることを条件に，子どもあるいは子どものある配偶者（2014〔平成26〕年4月より，妻に加えて夫も

●表5-2　受給資格期間と年金額計算期間

	受給資格期間	年金額計算対象期間
専業主婦任意加入期間（納付）	○	○
納付猶予期間・学生納付特例の未納期間	○	×
国民年金免除期間	○	一部算入
15歳から19歳までの厚生年金加入期間	○	×
60歳以降の厚生年金加入期間	○	×
20歳から59歳までの厚生年金加入期間	○	○
国民年金納付済み期間	○	○
育児休業期間中の厚生年金免除期間	○	○
第3号被保険者期間	○	○
国民年金未納期間	×	×
その他の合算対象期間*	○	×

＊ その他の合算対象期間とは，任意加入期間で加入しなかった期間である。1986年4月以後では1991年3月までの学生の期間中，1986年3月以前では国民年金に任意加入の厚生年金加入の配偶者が加入しなかった期間である。また，受給資格期間に算入され，年金額計算対象期間に算入されない期間をカラ期間とよぶ。

対象となった)に支給される。ただし，子どもに支給する年金は，配偶者が遺族基礎年金を受け取っている間，あるいはその子どもが父や母と生計を同じにしている間は支給停止される。さらに，障害基礎年金同様に，原則，保険料納付済期間が被保険者期間の2/3以上あることなどが必要である。

遺族基礎年金は加入期間にかかわらず定額780,900円(2021年4月分〜)であり，受け取る遺族年金は子どもの数によって加算される。18歳未満の子どもがいない場合には，一定の条件(亡夫に生計を維持され婚姻期間が10年以上)を満たす妻は，60歳以降64歳までの期間，**寡婦年金**が支給される。保険料を3年以上おさめた人が年金の受給を受けずに亡くなった場合には，**死亡一時金**が支給される場合がある(寡婦年金と死亡一時金はいずれかを選択する必要がある)。

▌ その他

このほか，一定の条件を満たした外国人加入者などが国民年金制度から脱退するときには，**脱退一時金**が支払われる。

2 厚生年金の給付と保険料

▶図5-1(▶117ページ)の2階部分の**厚生年金**は，常時従業員を使用するすべての法人と，常時5人以上の従業員を使用する事業所に適用される。厚生年金は被用者(常時使用される人)として働いている限り，69歳までは強制加入である。なお，従来は一般的に週30時間以上働く人が対象だったが，2016(平成28)年10月より，従業員501人以上の企業で週の所定労働時間が20時間以上の人も適用対象になった。さらに，2017(平成29)年4月以降は，従業員500人以下の企業においても，会社と従業員の合意があれば同様に適用されることとなった。加えて，2020年の改正により，2022年10月より従業員100人以上，2024(令和6)年10月より従業員50人以上の企業規模の短時間労働者にも適用されることが決まった。

厚生年金には，**老齢厚生年金**，**障害厚生年金**，**遺族厚生年金**といった給付がある。

◆ 厚生年金保険料

保険料の額は，被保険者の標準報酬月額に保険料率を乗じて計算され，労使折半で負担することになる。保険料率は2017(平成29)年10月から18.3%である。産前産後休業期間や育児休業期間中は，労使とも保険料は免除される。

◆ 給付の種類

▌ 老齢厚生年金

実際の各人の老齢厚生年金(報酬比例部分〔2階部分〕)の給付月額は，以下のように計算される。

> **（2式）** 平均標準報酬月額×乗率 7.125/1000×被保険者月数（2003 年 3 月
> までの期間）＋平均標準報酬額×乗率 5.481/1000×被保険者月数
> （2003 年 4 月以降期間）
> ＊乗率は生年月日により異なる。式中の数字は 1946 年 4 月 2 日以降生まれ
> の場合。

　このように 2003（平成 15）年 3 月で計算が分かれるのは，それ以前の保険
料徴収が標準報酬月額を対象にしており，2003 年 4 月からは報酬総額，す
なわち賞与も保険料徴収の対象となったためである。給付にも賞与が反映さ
れるため，給付は**平均標準報酬額**に基づくことになった。平均標準報酬額と
は，加入期間の総報酬額の平均値である。しかし，単純平均ではなく，保険
料を支払って年金の裁定までの期間の賃金上昇などを加味した再評価を行っ
たあとの平均値である。

● **加給年金**　また，この金額に**加給年金**が加わる場合もある。加給年金は，
家族手当に相当し，厚生年金の被保険者期間が 20 年以上であり，受給権者
に生計を維持されている配偶者や 18 歳未満の子どもがいれば支給される。

　金額は配偶者の場合年額 224,700 円（特別加算がある場合もある）で，子ど
もがいる場合は 2 人までがそれぞれ年額 224,700 円，第 3 子以降は 74,900 円
支給される（2021 年度）。

● **受給開始年齢**　受給開始年齢は，現在は制度の移行期であるためやや複
雑である。かつては 60 歳からの支給であったが，1990 年代の改正により 65
歳支給に変更された。しかし，いきなり 65 歳支給にかえることはできない
ので，徐々に支給開始年齢が引き上げられている。

| **plus** | **年金額の簡単な計算方式** |

　◉ 118 ページの 1 式は，次のように変形できる。

　月額年金額＝135 円×（保険料支払い月数＋X）

　つまり，ひと月の保険料支払いは，月あたり年金額を 135 円だけ増加させるこ
とになる。

　老齢厚生年金の報酬比例部分の給付算定 2 式（◉本ページ）は次のように変形でき
る。

　**年額年金額＝平均標準報酬月額（賞与を含めて計算した平均賃金月額）×12×
0.5481％×加入年数**

　給付乗率とよばれる 0.5481％は，賃金のうち，年金に反映される割合である。
これが，1％ということになれば，40 年加入した場合，年収の 40％分が年間の年
金額に反映されることを意味する。もし 40 年，年金に加入して働いたとすると，
現役時代の平均年収の 40％の年金を受け取ることになる。1985 年までの乗率は
1％であったが，それ以降の改正により，乗率は少しずつ下がり，1946 年 4 月 2
日生まれ以後の世代の実際の乗率は 0.5481％となった。そのため，仮に 40 年働
けば，平均賃金×21.9％（＝0.5481×40）の厚生年金（報酬比例分，年額）が受給で
きる。これに基礎年金が加わると受給できる年金総額（年額）となる。

● **特別支給の老齢厚生年金** 老齢厚生年金は，◯図 5-2 のように 60 歳から基礎年金に相当する定額部分と厚生年金に相当する報酬比例部分からなる**特別支給の老齢厚生年金**というかたちで受給でき，65 歳以降から本来の基礎年金と厚生年金を受給できる。ただし，◯表 5-3 のように定額部分と報酬比例部分の受給開始年齢は徐々に引き上げられることになっている。

2000（平成 12）年の年金改正によって，男子は 1961（昭和 36）年 4 月 2 日以後の生まれの人，女子は 1965（昭和 40）年 4 月 2 日以後の生まれの人から，受給開始年齢が 65 歳になった。受給開始年齢 65 歳と定年 60 歳のギャップを埋め

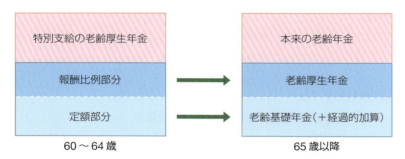

◯図 5-2　特別支給の老齢厚生年金と本来の老齢年金
65 歳以降の定額部分より老齢基礎年金額のほうが低いため，65 歳未満で受け取れる年金額より 65 歳以降に受け取れる年金額のほうが低くなる。その差額分を補うために「経過的加算」が老齢基礎年金額に上乗せされる。

◯表 5-3　特別支給の老齢厚生年金（男性）

生年月日	定額部分支給開始年齢	報酬比例部分開始年齢	備考
1941（昭和 16）年 4 月 2 日 〜1943（昭和 18）年 4 月 1 日	61 歳	60 歳	60 歳前半で定額部分も報酬比例部分も受給できる
1943（昭和 18）年 4 月 2 日 〜1945（昭和 20）年 4 月 1 日	62 歳		
1945（昭和 20）年 4 月 2 日 〜1947（昭和 22）年 4 月 1 日	63 歳		
1947（昭和 22）年 4 月 2 日 〜1949（昭和 24）年 4 月 1 日	64 歳		
1949（昭和 24）年 4 月 2 日 〜1953（昭和 28）年 4 月 1 日	65 歳 （本来の老齢基礎年金）	60 歳	60 歳前半では報酬比例部分が受給できる
1953（昭和 28）年 4 月 2 日 〜1955（昭和 30）年 4 月 1 日		61 歳	
1955（昭和 30）年 4 月 2 日 〜1957（昭和 32）年 4 月 1 日		62 歳	
1957（昭和 32）年 4 月 2 日 〜1959（昭和 34）年 4 月 1 日		63 歳	
1959（昭和 34）年 4 月 2 日 〜1961（昭和 36）年 4 月 1 日		64 歳	
1961（昭和 36）年 4 月 2 日以後		65 歳 （本来の老齢厚生年金）	65 歳になるまでは老齢年金はない

＊女性の場合は表の生年月日に 5 年を足す。

B. 年金保険制度　**123**

るための高齢者雇用の促進が今後の課題であり，政府も「高齢者雇用安定法」を改正し，定年の引き上げや 65 歳までの継続雇用制度導入を促進している。

● **在職老齢年金**　また，60 歳以降も厚生年金保険に加入して，働きながら年金を受給することができる。この制度を**在職老齢年金**という。賃金と老齢厚生年金の合計額が一定以上になる場合に，支給が停止される。ただし，70 歳以上については，60 歳代後半と同様の支給停止が適用されるが，保険料の負担はない。

● **年金分割**　2004（平成 16）年の年金改正で，夫婦間で老齢厚生年金を分割する**年金分割制度**が導入された。年金分割には，離婚時の年金分割と，第 3 号被保険者への年金分割の 2 種類がある。

　前者は，離婚の際に配偶者の同意または裁判所の決定によって，当事者の婚姻期間中の厚生年金額の合算額の最大 50％を離別した配偶者に分割する制度である。この制度は，2007（平成 19）年 4 月以降に離婚した場合に適用される。

　一方，第 3 号被保険者への年金分割とは，第 3 号被保険者（多くの場合は専業主婦である妻）を扶養するサラリーマンなどの厚生年金は夫婦が共同で負担したものと考え，法律が施行される 2008（平成 20）年 4 月以降の第 3 号被保険者期間について，夫婦が離婚した場合などは，報酬比例の年金額の半分を第 3 号被保険者に分割するしくみである。

障害厚生年金

　厚生年金保険の被保険者期間中に初診日がある病気やけがによって障害を負ったとき，障害厚生年金が支給される。年金額は標準報酬月額と被用者期間に比例する。被保険者期間の月数が 300 か月以下ならば 300 か月として計算される。

> 平均標準報酬月額×乗率 7.125/1000×被保険者月数（2003 年 3 月までの期間）＋平均標準報酬額×乗率 5.481/1000×被保険者月数（2003 年 4 月以降の期間）
> ＊なお，金額は物価スライドによって変動する。

遺族厚生年金

　厚生年金の被保険者や老齢厚生年金の受給者が死亡したとき，亡くなった人に生計を維持されていた遺族に支給される。受給額は平均報酬月額と被保険者期間によって異なる。遺族厚生年金は，遺族基礎年金とは異なり，18 歳未満の子どもがいなくても被扶養者であれば受給できる。また，亡くなった被保険者に生計を維持されていたことが条件であり，受給者の年収が 850 万円未満であることが必要である。

> （平均標準報酬月額×乗率 7.125/1000×被保険者月数〔2003 年 3 月までの期間〕＋平均標準報酬額×乗率 5.481/1000×被保険者月数〔2003 年 4 月以降の期間〕）×3/4
> ＊なお，金額は物価スライドによって変動する。

124 第5章 所得保障

4 年金保険制度の歴史

戦前に始まった年金制度は，戦後1954(昭和29)年から本格的に再開し，高度経済成長とともに拡充された。しかし，経済成長の鈍化，財政赤字の拡大，人口高齢化に対応するために1985(昭和60)年以降，縮小の時代に入った。

1 国民皆年金までの道のり

一般国民を対象とした年金制度が開始したのは，1940(昭和15)年の船員保険からで，1941(昭和16)年には男性工場労働者を対象にした「労働者年金保険法」が制定された。労働者年金保険は1944(昭和19)年には女性および事務職員も対象となり，厚生年金制度に衣がえとなった。しかし，翌年に第二次世界大戦が終結し，戦後の混乱と急激なインフレのなかで積立金の価値が下がり，実質的な給付を行うことは困難となり，厚生年金は事実上の凍結状態になった。

経済復興が本格化した1954(昭和29)年に新「厚生年金法」が成立し，老齢年金の支給開始年齢が60歳となり，現在の2階建て年金制度の原形ができた。一方，1959(昭和34)年に「国民年金法」が成立し，自営業者や零細企業労働者を適用対象とする国民年金保険が制度化され，1961(昭和36)年に施行となった。この時点ですべての国民がなんらかの年金制度に加入する**国民皆年金**が成立し，医療の皆保険とならんでわが国の社会保障制度の方向性を決定づけた。

2 年金制度改正の歩み

その後，公的年金は高度成長期のなか，1960(昭和35)年から1970年半ばまでは大幅に給付水準が引き上げられた。公的年金制度の年金額は，1965(昭和40)年の改正で「1万円年金」が実現し，さらに1969(昭和44)年に「2万円年金」が実現した。だが，急激な物価と賃金の上昇に対応するには不十分であり，物価自動スライド制の導入が要請されるようになった。

そこで，1973(昭和48)年の改正によって，物価の変動に合わせて年金額を改定するスライド制と標準報酬の再評価制度が導入された。さらにこの改正から，年金水準は，モデル年金が現役世代の賃金に対して何%とするかという代替率の考え方にかわり，賦課方式の方向性がはっきりした。しかし，1973(昭和48)年のオイルショックによる経済成長の減速と，1970年代後半からの合計特殊出生率の低下により，年金財政の先行きが不安定視されるようになった。

1985(昭和60)年の改正は，高齢化に対応して年金制度の基本から改める内容のものであった。公的年金制度は，厚生年金，共済年金，国民年金といった制度ごとに発展してきたが，給付と負担の両面における制度間の格差や重複，産業構造の変化などにより，財政基盤が不安定になった。そこで，

全国民に共通の基礎年金を創設し，厚生年金や共済年金の被用者年金を基礎年金に上乗せする2階部分の報酬比例年金とする再編成が行われた。ここに現行基礎年金制度が始まった。また，1985年の改正で，被用者の被扶養配偶者は直接負担せずに基礎年金を受給できる第3号被保険者と位置づけられ，女性の年金権が確立された。

1990年代に入ると，急激な高齢化に伴い，保険料率の急激な上昇が避けられない見通しになった。1994（平成6）年の改正によって，年金のスライドをそれまでの現役世代の名目賃金上昇率に連動するかたちから，賃金上昇率から税や社会保険料を差し引いた手取り賃金上昇率，すなわちネット所得スライド方式へ切りかえられた。

2000（平成12）年の年金改正では，老齢厚生年金（報酬比例部分）の給付水準が5%引き下げられ，裁定後の基礎年金・厚生年金のスライドは物価スライドのみになり，老齢厚生年金（報酬比例部分）の支給開始年齢の引き上げが行われた。また，賞与等を一般の保険料の賦課対象とするとともに，給付に反映させる総報酬制などが導入された。

3 2004年以降の年金改正

2004（平成16）年の年金改正の特徴は，マクロ経済スライドと保険料固定方式，有限均衡方式の導入である。そこでは，給付水準を59%保障するために，厚生年金の保険料水準を引き上げ続けるといった従来の方式を変更し，厚生年金の保険料率を2017（平成29）年以降18.3%に固定し，その財政収入の範囲で給付を行うという保険料水準固定方式の考えを採用した。そして給付を引き下げるために，**マクロ経済スライド方式**を導入した（ 115ページ，plus）。

マクロ経済スライド方式とは，賃金スライドと物価スライドから，公的年金の被保険者数の減少率と，平均的な年金受給期間（平均余命）ののび率に応じて決まるスライド調整率分の合計0.9%を引き下げられるしくみである。この調整は，新規受給者にも年金受給者にも，ともに適用される。マクロ経済スライド方式は，年金財政が安定する見通しがたつ2038年まで続けられることとなっていた。

この結果，平均的な所得で厚生年金に40年間加入し，さらに妻が40年間専業主婦であったモデル世帯の年金額と，現役男子労働者の平均手取り賃金の比は2004年の59%から50%程度に下がることになる。また，100年間の財政の収支の均衡をはかる財政検証の手法が採用され，2100年には給付金1年分程度の積立金を保有することになった（有限均衡方式）。その後，5年に1度の財政検証によって，マクロ経済スライドの適用期間が変化し，2019（令和元）年の検証では，2040年代まで適用されることになっている。

なお，2019年の年金財政検証をうけて，2020（令和2）年の年金改革では，短時間労働者への厚生年金の適用拡大，60歳代前半の在職老齢年金の見直し，年金の支給開始年齢の選択の拡大（75歳からの繰り下げ受給を可能にする），確定拠出年金の加入要件の見直しなどが行われた。

5 年金保険制度の課題

近年の就業構造の多様化により，短時間労働者等が増加しており，年金を未納している者が増加している。未納者を減少させる根本的な対策は，短時間労働者等に対する厚生年金の適用拡大であり，今後の年金改正の重要な課題である。こうしたなか，社会保険庁は2010(平成22)年より**日本年金機構**に改編され，より効率的な事業の運営が求められるようになった。

● **私的年金の新しい役割**　厚生年金や国民年金などのように，国が加入を義務づけている公的年金以外に，個人や企業が任意で加入する私的年金の制度がある。私的年金は，企業がその従業員を対象に実施する年金制度である**企業年金**と，個人が必要に応じて保険会社から購入する**個人年金保険**がある。

企業年金は，企業による退職金の確保・分割払い，企業独自の福利厚生という形で，公的年金を補いながら発展してきた。1962(昭和37)年に税制適格退職年金制度が設立されたことや，1966(昭和41)年の厚生年金基金制度の導入により，急速に普及した。しかし，1990年代の資産運用の低迷，退職給付会計の導入，労働市場の流動化のなか，大きな転換期を迎えた。

とくに，厚生年金の一部を国にかわって支給する代行部分❶と，独自の上乗せ給付を行うプラスアルファ部分の支給を担っている厚生年金基金は，国におさめることが免除され，代行部分の給付に必要な保険料と企業が独自に上乗せしているプラスアルファ部分の保険料をあわせて資産運用した。1990年代前半のバブル崩壊以降，運用利まわりの悪化のため，代行部分の給付を確保するために必要な積立金を確保できなくなり，これを穴埋めするための年金債務が拡大し，企業経営を圧迫するようになった。

2002(平成14)年に「確定給付企業年金法」が成立し，国へのこの代行部分の返上が認められるようになると，多くの基金が代行返上を選択するようになり，厚生年金基金の数も大きく減少した。また，2004(平成16)年の年金改正において，**確定拠出年金**の拠出限度額の引き上げが行われ，その後も個人型確定拠出年金(iDeCo)の導入などが進められた。2020(令和2)年の改革では，加入対象者，加入可能年齢の拡大などの拡充が進められ，私的年金が老後所得のもう1つの柱になることが期待されている。私的年金は公的年金の給付水準低下を補う新たな役割が期待されつつある。

> **NOTE**
> ❶代行部分
> 　老齢厚生年金(報酬比例部分)のうち，過去の報酬の再評価分と物価スライド分を除いた部分。

C 社会手当

先に述べたように，わが国における社会手当は，きわめて限定的なものである。

1 児童手当

　子どもに関する手当は，近年，目まぐるしく制度の変更がなされている。1971（昭和46）年に制定され支給されてきた児童手当にかわり，2010（平成22）年度には子ども手当が導入されたが，2012（平成24）年度より再び児童手当が支給されている。

　児童手当の対象は，0歳から中学校修了前（15歳の到達後の年度末まで）となっている。金額は，●表5-4のとおりである。ただし，手当の受給には扶養家族の人数に応じて所得制限がある。

　児童手当の財源は，3歳未満児分については，事業主，公費（国，地方自治体）であり，3歳以上中学校修了前までの費用は，被用者，非被用者を問わず全額公費である。国の負担は2/3，都道府県は1/6，市町村は1/6となっていた（3歳児未満の事業主の負担分は，適用事業所の事業主が拠出する）。

2 児童扶養手当・特別児童扶養手当

● **児童扶養手当**　離婚・死亡・遺棄などの理由で，父親または母親と生計が同一ではないひとり親世帯等の所得保障のための手当である。この制度は，1962（昭和37）年に導入され，近年では所得制限を厳しくする改正が行われ

● 表5-4　児童手当制度

目的	○家庭等の生活の安定に寄与する。 ○次代の社会を担う児童の健やかな成長に資する。	
支給対象となる児童	中学校修了までの国内に住所を有する児童	
所得制限	あり（例：夫婦・児童2人世帯の場合は年収960万円）	
支給額	①所得制限額未満 　3歳未満　　　　　　　　　　　　　　　　　　　月額 15,000円 　3歳以上小学校修了前（第1子・第2子）　　　　月額 10,000円 　3歳以上小学校修了前（第3子以降）　　　　　月額 15,000円 　中学生　　　　　　　　　　　　　　　　　　　月額 10,000円 ②所得制限額以上（当分の間の特例給付）　　　　月額　5,000円*	
費用負担	（3歳未満） 被用者分　　事業主 7/15　　国 16/45　　地方 8/45 非被用者分　国 2/3　　地方 1/3 特例給付分　国 2/3　　地方 1/3 公務員分　　所属庁 10/10	（3歳から中学校修了前） 国 2/3　　地方 1/3 国 2/3　　地方 1/3 国 2/3　　地方 1/3 所属庁 10/10
給付費	2020年度予算案 給付総額　　2兆929億円 　┌ 国　　　　1兆1496億円 　│ 地方　　　　5748億円 　│ 事業主　　　1765億円 　└ 公務員　　　1919億円	

* 2022（令和4）年10月より年収1200万円以上世帯への特別納付は廃止される。
（内閣府資料をもとに作成）

た。また，2010（平成22）年には，給付対象がそれまでの母子世帯に加え父子世帯にも広げられ，2012（平成24）年8月から，配偶者からの暴力（DV）で裁判所からの保護命令が出された世帯にも支給されることとなった。

受給額は大きく分けて，全額受給（43,160円）と一部受給がある。所得限度額をこえる所得がある場合は，そのこえた分に応じて，月額43,150円から10,180円までの10円きざみの受給額となる（2020〔令和2〕年4月以降，児童1人の場合）。一定以上の所得になると，受給できなくなる。児童2人のときは10,180〜5,100円，児童3人以上のときは，3人目から児童1人増えるごとに6,110〜3,060円加算される。手当額は，基本的に，消費者物価指数に応じて改定される。また，手当の受給開始から5年以上を経過した場合や，特段の事情がないにもかかわらず，就業意欲がみられない場合などは，手当が一部支給停止（1/2の減額）となる。

● **特別児童扶養手当**　精神または身体に障害を有する20歳未満の児童をもつ父母，保護者に対する手当である。障害の重さによって1級と2級があり，児童1人の場合の給付額は1級が月額52,500円，2級は月額34,970円であり（2020〔令和2〕年4月から），給付水準は消費者物価指数に基づいて改定される。扶養義務者の所得水準によって，支給制限がある。

3 障害者手当

障害年金以外の障害者向け所得保障制度には，**特別障害給付金**，**特別障害者手当**と**障害児福祉手当**がある。

● **特別障害給付金**　特別障害給付金は，無年金障害者の一部に対する救済制度である❶。その受給者は，① 1991（平成3）年3月以前の国民年金任意加入対象であった学生，② 1986（昭和61）年3月以前の国民年金任意加入対象であった被用者（厚生年金，共済組合等の加入者）の配偶者であって，国民年金に任意加入していなかった期間内に初診日があり，現在，障害基礎年金1，2級相当の障害に該当する者である。支給額は，1級月額52,450円，2級月額41,960円（2021〔令和3〕年度）で物価スライドがある。

● **特別障害者手当**　特別障害者手当は，20歳以上で，身体または精神に著しく重度の障害があり，日常生活において常時特別の介護を必要とする人に対する給付であり，給付額は月額27,350円（2021年度）である。所得制限があり，受給者や配偶者，扶養義務者の所得が限度額をこえる場合は支給されない。また，支給は在宅の場合に限られる。

● **障害児福祉手当**　障害児福祉手当は，身体または精神において著しい重度の障害があり，日常生活において常時特別の介護を必要とする20歳未満の障害者が対象である。給付額は月額14,880円である（2021年度）。ただし，本人，配偶者および扶養義務者の所得水準によって，支給制限がある。

NOTE

❶ 1989年までは20歳以上であっても学生は任意加入であり，学生無年金障害者を生み出す原因になった。

D 労働保険制度

1972(昭和47)年4月から，**労働者災害補償保険**と**雇用保険**の保険料の徴収が労働保険として一本化された。なお，両保険料の徴収は一本化されたが，適用対象が完全に統一されたわけではないため，実際にはいくつかの保険料徴収のパターンが残っている。

1 雇用保険制度

1974(昭和49)年に「失業保険法」が「雇用保険法」に改正され，従来の失業給付に加え，失業予防がその目的とされた。雇用保険制度は，労働者が失業した場合に失業給付(基本手当等)を支給することなどにより，雇用におけるセーフティネットの役割を果たしている。失業中の家計を下支えする効果があり，安定した生活のもとでの求職活動を可能にすることにより，就職を促進させる機能をもつ。さらにマクロ経済的には，失業防止や所得保障により，消費の減少による景気の落ち込みを抑制する効果もある。

1 保険者と被保険者

● **保険者** 雇用保険の保険者は政府である。雇用保険被保険者は，原則として事業所規模にかかわらず，事業所に雇われる労働者である。しかし，個人経営で従業員が4人以下の農林水産業や畜産業などの事業は，暫定的に任意適用となっている。

● **被保険者** 被保険者は，おおむね4つに大別され，① 一般被保険者，② 高年齢被保険者(65歳以上で③，④ を除く者)，③ 短期雇用特例被保険者(季節的な労働者)，④ 日雇い労働被保険者が対象となる。

適用除外は，以下のように雇用される者である。① 短時間労働者で短時間労働被保険者に該当しない者(1週20時間未満，雇用期間31日未満の者)，② 日雇い労働者で日雇い労働被保険者に該当しない者，③ 4か月以内の季節的事業に雇用される者，④ 国・都道府県・市町村などで雇用されて離職したとき，雇用保険の失業給付の内容以上の給付を受ける者。

なお，高等学校や大学，専門学校などの昼間部の学生は雇用されても労働者と認められないので，被保険者とはならない。短時間労働者は，1週間の所定労働時間が20時間以上，雇用期間が31日以上の見込みで労働条件が就業規則で定められている場合は，被保険者とされる。

● **財源** 雇用保険の財源は，保険料と国庫負担によってまかなわれている。一般保険料は，事業主と被保険者が負担する(○表5-5)。失業のリスクが異なる産業別に，保険料は若干異なる。

2 給付の種類

雇用保険給付は，○図5-3 で示すように，大きく失業等給付と付帯2事業

表 5-5 雇用保険の保険料率と負担率（2021 年度）

	雇用保険料率	被保険者負担率	事業主負担率
一般の事業	9/1,000	3/1,000	6/1,000
農林水産 清酒製造の事業	11/1,000	4/1,000	7/1,000
建設の事業	12/1,000	4/1,000	8/1,000

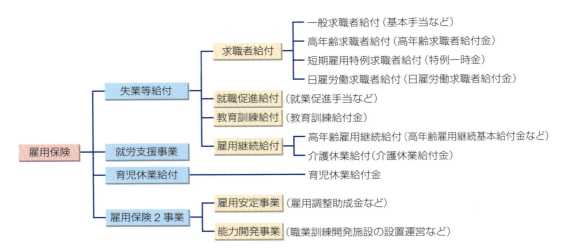

図 5-3 雇用保険制度の給付

から構成される。失業等給付については，**求職者給付，就職促進給付，教育訓練給付，雇用継続給付**がある。

● **求職者給付** 失業中の所得保障であり，労働の意思・能力があるにもかかわらず，本人や公共職業安定所の努力によっても失業状態である場合に受給できる。4週間に1回の失業認定日に，公共職業安定所にて失業の認定を受けることが求められる。原則，離職2年前に被保険者期間が通算12か月（特定の場合離職1年前に通算6か月）以上あることが受給条件である。

基本手当日額は，原則として前職の賃金日額の50～80%（60～65歳未満は45～80%）である。基本手当日額には，上限と下限額が設定されている。

基本手当の給付日数は，年齢，被保険者期間，就職困難な条件などを考慮して，90～360日の間となっている（●表5-6）。なお，公共職業安定所の紹介する職業や公共職業訓練を理由なく拒否した場合は，1か月間基本手当の支給が制限される。また，離職理由において正当な理由なく自己都合退職した場合は，3か月間給付制限される。

なお，2017（平成29）年1月以降，65歳以上の被保険者については「高年齢被保険者」という区分が設けられ，失業した場合は被保険者であった期間に応じて基本手当日額の30日分または50日分に相当する高年齢求職者給付が支給されることとなった。

● **就職促進給付・教育訓練給付** 就職促進給付は，失業者の再就職の促進

◐ 表 5-6　雇用保険基本手当の給付日数の比較

a. 特定受給資格者および特定理由離職者に対する給付日数

年齢区分　＼　被保険者期間	1年未満	1年以上5年未満	5年以上10年未満	10年以上20年未満	20年以上
30歳未満	90日	90日	120日	180日	—
30歳以上35歳未満		120日(90日)*	180日	210日	240日
35歳以上45歳未満		150日(90日)*		240日	270日
45歳以上60歳未満		180日	240日	270日	330日
60歳以上65歳未満		150日	180日	210日	240日

＊ 受給資格にかかわる離職日が2017年3月31日以前の場合。

b. 特定受給資格者，特定理由離職者および就職困難者以外の離職者に対する給付日数

年齢区分　＼　被保険者期間	1年未満	1年以上5年未満	5年以上10年未満	10年以上20年未満	20年以上
全年齢	—	90日	90日	120日	150日

c. 就職困難者に対する給付日数

年齢区分　＼　被保険者期間	1年未満	1年以上5年未満	5年以上10年未満	10年以上20年未満	20年以上
45歳未満	150日	300日			
45歳以上65歳未満		360日			

※ 特定受給資格者とは，「倒産」「解雇」などにより離職した者であり，特定理由離職者とは，期間の定めのある労働契約の期間が満了し，かつ当該労働契約の更新がないことにより離職した者，正当な理由のある自己都合により離職した者である。

と援助を目的に，早期に再就職した場合に支給される。教育訓練給付は，職務能力や技能の取得を支援するものであり，被保険者期間が3年(初支給の場合は1年)以上の者が，厚生労働大臣が指定する教育訓練を受けた場合，その費用の一部が支給される。

● **雇用継続給付**　高齢，育児，介護で雇用の連続がむずかしくなった場合，雇用の継続を援助する給付金である。高年齢雇用継続給付，育児休業給付，介護休業給付の3種類がある。

　1 **高年齢雇用継続給付**　高齢者の再雇用や再就職を促進するための給付金で，失業給付を受けずに引きつづき雇用されている人を対象とした**高年齢雇用継続基本給付金**と，失業給付を受け再就職した時点での支給残日数が100日以上の人を対象とした**高年齢再就職給付金**の2種類がある。

　高年齢雇用継続基本給付金は，60歳以上65歳未満の雇用保険の被保険者であること，被保険者であった期間が通算5年以上あること，60歳時点に比べて75%未満の賃金であること，賃金額が月額360,584円未満(2021〔令和

〕年末現在，毎年8月改訂）であることなどの条件で65歳まで支給される。受給額は，60歳時点での賃金額と60歳以降の賃金額の比に基づいて，賃金比が大きくなるほど給付額がしだいに減少するように設計されている。

　高年齢再就職給付金は，失業給付の基本手当を受給したのち，60歳以後に再就職して，再就職後の各月に支払われる賃金が直前の離職時の75%未満になる場合に支給される。

　② 育児休業給付　一定の条件を満たした被保険者が，1歳未満（パパママ育休プラス対象者は1歳2か月未満，延長事由該当者は1歳6か月未満，また2017年10月より保育所等を利用していない場合は2歳まで）の子を養育するために，育児休業を取得した場合に支給される。2014（平成26）年4月1日以降に育児休業を開始する場合，180日目までは休業開始前賃金の67%，以降は50%相当額が支給される。なお，育児休業給付は2020（令和2）年の改正で独立した給付として位置づけられた（● 130ページ，図5-3）。

　③ 介護休業給付等　一定の条件を満たした被保険者が，家族の介護を行うために介護休業を取得した場合，1人の対象家族あたり通算93日分を最大3回まで分割して取得でき，休業前賃金の67%相当が支給される。

　なお，雇用保険2事業の財源は，事業主の保険料のみで調達される。2事業のうち，とくに雇用調整助成金は2020年および2021年には新型コロナウイルス感染症の影響による企業の事業縮小などに伴う雇用調整（休業）の際に，休業手当などの一部を助成し，失業予防の役割を果たした。

　また，2020年4月の改正により，高年齢雇用継続給付の給付率の見直し，複数の事業主に雇用される65歳以上の労働者に対する雇用保険の適用，育児休業給付の位置づけの見直しと経理の明確化などの改革が行われ，順次施行されていくことになっている。

2　労働者災害補償保険制度

　労働者災害補償保険（労災保険）制度は，1947（昭和22）年に開始された。それまでは，業務上の災害の場合，屋内労働者は「健康保険法」で，屋外労働者については「労働者災害扶助責任保険法」によって保障されていた。1947年に「工場法」など労働者保護立法を統合した「労働基準法」が制定されたのを受けて，「健康保険法」と「労働者災害扶助責任保険法」に分かれていた災害補償を労災保険に一本化したものである。原則，すべての事業所に適用されるが，公務員に対しては個別の労働災害保障制度がある。

1　労災保険のしくみ

　労災保険は，労働者の業務中または通勤途上での事故，災害などによる障害，けが・病気，死亡などのリスクに対し，補償を行う社会保険制度である。業務上などの理由により上記のようなリスクを負った労働者の社会復帰を促進し，生活保障を行うことで，労働者とその家族を支援し，適正な労働条件を確保し，労働者の福祉の増進に寄与する制度である。

● 労災保険の対象者　労災保険の加入は，すべての会社や個人事業主に雇われて働く人が対象で，国籍や年齢，雇用形態，居住地などを問わない。ただし，国の直営事業，現場仕事でない一般的な管理事務を行う中央・地方の官公署には適用されない。また，一定の手続きを経れば，一部中小企業事業主，一部個人事業主，一部家内労働者，一人親方なども特別加入が認められる。また，2021（令和3）年9月より宅配代行業やITエンジニアなど一部のフリーランスも特別加入できることになった。

● 労災保険料　労災保険料率は，雇用保険と徴収が一本化された労働保険料のうちの労災保険分である。この労災保険料は，事業主は使用者の労働上の災害補償責任を担うべきであるという見地から，事業主のみの負担で，労働者側の負担は求められない。

　業務災害のリスクの程度は業種によって大きな差があるため，労災保険料は事業の種類ごとに決定される。最高の保険料率は鉱業（金属鉱業，非金属鉱業または石炭鉱業）の88/1,000，最低は金融業などの2.5/1,000と定められている。このうちの0.6/1,000は，通勤災害や二次健康診断など給付の料率である（2021年）。通勤災害のリスクは，業種とほとんど関係がないため一定である。

　また，個別の事業所の努力によって，災害はある程度予防できることから，労災保険料を業務災害の発生状況と関連させ，保険料率を最大40％増減させる**メリット制**がある。これは，労災予防に努めるように職場環境，就業環境を整備することで労災保険料率が軽減されるという経済的インセンティブを与え，逆に予防に努めず労災が多発すれば保険料が上昇するというペナルティを与えることで，事業主に就業環境の整備を促す措置である。

● 労災の認定　労災認定の判断基準は，通達によって業務起因性の一般的な判断基準のほか，各種の事故や疾病についての判断基準がある。業務と事故の因果関係（時間，場所）を要素として判断される。

　労災の給付に関しては，地域所轄の労働基準監督署が業務災害の認定を行う。業務上の疾病（いわゆる**職業病**）は，業務による有害因子をどの程度評価するかで判断される。たとえば，業務上の負傷による病気や手足の障害，騒音などによるの難聴，塵肺，発がん性物質や過労による病気などがある。最近は，過労死が増加しており，業務起因性に関する認定基準が設けられてはいるが，認定には企業側の協力が必要である場合が多い。

2　給付の種類

　労災保険の給付は，業務災害に関する給付と通勤災害に関する給付に分けることができる。いずれも治療，療養のための現物給付（療養給付）と，障害によって失われた所得を保障する現金給付（休業給付，傷病給付，障害給付，介護給付，遺族給付）がある。

　業務災害は「療養補償給付」，通勤災害は「療養給付」などのように，業務災害の給付には名称に「補償」が入る。便宜上，ここでは「療養（補償）給付」と記し，両方を示すこととする。○図5-4（○134ページ）で（補償）がつい

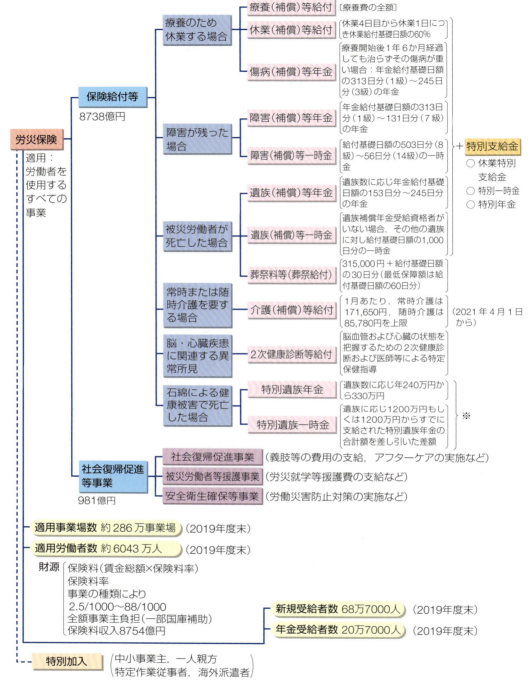

○図 5-4　労働者災害補償保険制度の概要（2019 年度予算額）
（「厚生労働白書」令和 3 年版による）

ているものが業務災害の給付で，ついていないものが通勤災害の給付である。

　なお，業務外の場合には医療保険で保障される（◉第3章「医療保障」）。

● **療養（補償）給付**　業務上の事故・通勤上の災害で負傷や疾病を負った場合，その治療は，現物給付として療養補償給付で補償される。

　被災した労働者は，受診した労災指定病院などを経由して，所轄の労働基準監督署に保険給付を請求する。療養補償給付に要した費用は，労災指定医療機関等から，健康保険同様，医療機関所轄の労働基準監督署に請求される。その費用は，労災保険の診療報酬で計算され，被災労働者の一部負担はなく，全額が労災保険から支出される。

　一方，通勤災害の場合にも療養給付が支給されるが，こちらは定額の一部負担金がある。給付内容は療養補償給付と同一である。

● **休業（補償）給付**　被保険者が業務・通勤災害による疾病などで休業する場合には，休業第4日目から休業（補償）給付および休業特別支給金が支給される。それぞれ平均賃金（休業給付基本日額）の60％，20％の水準である。休業（補償）給付を受けて1年6か月を経過してもなお，重度の症状（1級から3級）である場合，傷病（補償）年金，傷病特別年金・傷病特別支給金が支払われる。

● **障害給付・介護給付**　障害が残った場合には，障害（補償）給付および障害特別支給金の給付対象になる。障害の程度が重い場合（障害の程度に応じて障害等級1級～7級）には，障害（補償）年金，障害特別年金が支給される。また，障害の程度が8～14級の場合は，障害（補償）一時金および障害特別一時金が支給される。死亡した場合には，遺族に遺族（補償）給付が支払われる。これら給付額は，事故にあった労働者の平均賃金から計算される給付基礎日額を基準に計算される。このほか，介護を要する状態にあるときは介護補償給付が支給される。

　なお，厚生年金，国民年金は業務上・外を区別せずに年金給付を行うため，労災年金と給付が競合する場合がある。両方の年金が同一の事由で併給される場合，一定率を労災年金に乗じて減額し，給付を調整することになっている。

　このほか，事業主が行う「労働安全衛生法」に基づく定期健康診断（1次健康診断）などにおいて，一定の項目検査について異常の所見がある場合は，労災保険から2次健康診断等給付が行われる（現物給付）。

📝 work　復習と課題

❶ わが国の所得保障制度にはどのようなものがあるのか，あげてみよう。

❷ 年金保険の種類とその対象者，給付の種類をまとめてみよう。

❸ 近年の年金保険制度の改正について，整理してみよう。

❹ わが国の社会手当にはどのようなものがあるかあげ，その内容をまとめてみよう。

❺ 労災保険の適用になる事故や傷害，疾病などにはどのようなものがあるか，考えてみよう。

参考文献

1. 2021年版社会保険ブック. 健康と年金出版社, 2021.
2. 厚生労働省編：厚生労働白書, 令和3年版. 2021.
3. 駒村康平：日本の年金. 岩波書店, 2014.

― 社会保障・社会福祉 ―

第 6 章

公的扶助

> **本章の目標**
> - 本章では，生活保護制度を中心に，現代社会における貧困や低所得者問題に対応する公的扶助制度について学ぶ。生活保護制度は，憲法に規定される生存権を，国が国民に対して保障し実現するためのものである。
> - 制度の内容とともに，どのような変遷を経て今日にいたったか，また制度適用の実態と動向についてみていく。

A 貧困・低所得問題と公的扶助制度

1 貧困・低所得の概念

　生活に直接かかわる「貧困」あるいは「低所得」とは，どのような状態をさすのであろうか。

　「貧困」とは，個人もしくは家族が社会生活を営むために必要な資源（または生活資料）を欠く状態をさしている。「低所得」とは，所得という側面に焦点をあてた概念で，所得の高低という観点から必要な資源（または生活資料）が相対的に低位にある状態をさしている。

　これらの貧困，あるいは低所得は，所得・資産がともに十分でないまたは所得が十分でないため，社会生活を維持していくことができない事態を引きおこす。とりわけ，貧困においては，生活と労働の両面において非人間的な条件におかれ，その結果として精神的・肉体的状態の悪化や社会的諸関係の希薄・喪失をも含んだ概念としてとらえられる。

　社会福祉制度においては，最低生活水準以下の生活状態にある者を貧困者，また貧困者と同等あるいはそれに近い生活水準にある者を低所得者と限定して使用している。

2 貧困・低所得者の生活問題

　貧困・低所得者の生活問題は，所得・資産の不十分さなどの経済的問題が基底となり発生する。それは，雇用の不安定，低賃金，失業といった労働にかかわる問題から，経済的基盤の不安定からくる消費の萎縮や住環境の悪化などの生活の諸側面にまで，多岐にわたってあらわれる傾向がある。

　そして，直接的には経済的問題というかたちであらわれるが，傷病や精神疾患などの健康や，家族や社会関係などの非経済的問題にも影響を与え，問題をより複雑化・重層化・広汎化させるという側面をもっている。したがって，その問題は，量的広がりとともに質的深さを伴っているのが一般的傾向である。

　今日的な特徴としては，貧困・低所得者のなかに多様な生活課題をかかえる人たち，具体的には，地域のなかで孤立しネットワークをもてない高齢者

や障害者，傷病・精神疾患，DV，児童虐待，ホームレス，2世代以上にわたって貧困の状態が続く貧困の世代間継承（再生産）など，各種生活課題とのかかわりに苦慮する人たちが増えてきていることがあげられる。

3 貧困・低所得者と社会福祉制度

貧困・低所得者に対応する制度として，**公的扶助制度**がある。公的扶助は，社会保障制度体系の1つとして，社会保険制度とならんで国民生活を保障するものである。

社会保険は，生活上の困難をもたらす一定の事由（保険事故）に対して，被保険者はあらかじめ保険料を拠出し，保険事故が生じたときに保険者が給付を行う公的制度であり，いわば事前的な防貧対策であるといえる。

それに対して，公的扶助制度は，国民の健康と生活を最終的に保障する制度として機能しており，その特徴として，貧困・低所得者を対象としていること，最低生活の保障を行うこと，公的責任で行うこと，資力調査あるいは所得調査を伴うこと，租税を財源としていること，貧困・低所得状態になったあとに救済するという事後的な救貧対策であることなどがあげられる。

同制度は，大きくは，資力調査を要件とする貧困者対策と，所得調査（所得制限）を要件とする低所得者対策の2つがある。所得調査は所得を調査するのに対し，資力調査は所得以外にも資産や能力等を調査するものである。

前者の貧困者対策には，生存権を実現する**生活保護制度**がある。生活に困窮している国民すべてに対して，生存権の規定する健康で文化的な最低限度の生活を保障する制度であり，そのうえで，積極的にそれらの人々の社会的自立を促進する相談援助活動を行うよう定められている。

後者の低所得者対策には，公的扶助（生活保護制度）と社会保険の中間的方法で現金給付を行う児童手当や児童扶養手当などの**社会手当制度**，社会福祉協議会が資金の貸付決定を行う**生活福祉資金貸付制度**，低所得者を中心に住宅を提供する**公営住宅制度**，2015（平成27）年4月施行の生活保護にいたる前の段階で支援を行う**生活困窮者自立支援制度**などがある。

B 生活保護制度のしくみ

1 生活保護制度の目的・原理・原則

1 目的

「**生活保護法**」は，憲法に定める**生存権**を実現するための制度として制定されている。このことについては，「生活保護法」第1条に，「この法律は，日本国憲法第25条に規定する理念に基づき，国が生活に困窮するすべての

国民に対し，その困窮の程度に応じ，必要な保護を行い，その最低限度の生活を保障するとともに，その自立を助長することを目的とする」として明記されている。

すなわち，生活に困窮している国民に対して，健康で文化的な最低限度の生活を保障する（所得保障をさす）だけでなく，さらに積極的にそれらの人々の社会的自立を促進する相談援助活動を行う（「生活保護法」では「自立助長」と条文規定しており，対人社会サービスをさす）ことも示されている。

2 基本原理

生活保護制度では，次の4つの基本原理を定めている。

■ 国家責任による最低生活保障の原理

この原理は，「生活保護法」の目的を規定した最も根本的な原理であり，具体的には生活に困窮する国民の保護を，国がその直接の責任において実施すべきことを規定している。また，単に生活困窮者に対して最低限度の生活を保障するだけでなく，自立の助長をはかることを目的としているとも規定している（法第1条）。

■ 保護請求権無差別平等の原理

この原理は，すべての国民は，この法律の定める要件を満たす限り，この法律による保護を無差別平等に受けることができることと規定している。すなわち，性別，社会的身分などはもとより，生活困窮となった原因については問わず，もっぱら生活に困窮する経済的状態だけに着目して保護を行うとしている（法第2条）。

■ 健康で文化的な最低生活保障の原理

この原理は，この制度で保障する最低生活保障の水準を規定したものである。生活保護制度で保障される最低限度の生活とは，憲法第25条に規定する生存権の保障の実現であり，健康で文化的な生活水準を維持するものでなければならないとしている（法第3条）。

■ 保護の補足性の原理

この原理は，国民の側において，保護を受けるためにまもるべき最低限の要件を規定している。保護に要する経費は租税でまかなわれており，保護受給にあたり，各自がそのもてる資産や能力などに応じて最善の努力をはかり，その努力をしてもなおかつ最低生活を営めない場合に，保護が適用される。すなわち，保護は，生活に困窮する者（要保護者）が，その利用しうる資産，能力そのほかあらゆるものを，その最低限度の生活の維持のために活用することを要件とし，また，民法に定める扶養義務者の扶養および他の法律に定める扶助は，すべてこの法律による保護に優先して行われるものとしている（法第4条）。

[1] 資産，能力その他あらゆるものの活用　ここでいう「資産」とは，預貯金・土地・家屋・事業用品・生活用品などを，「能力」とは労働の能力を，「その他あらゆるもの」とは，たとえば，ほかの公的貸付制度などによって貸付を受ければ，現在はもとより将来にわたって十分安定した生活を営むこ

とができるような場合は，まずその貸付を受けることを，「活用」とは最低限の生活の維持に積極的に役だてることを意味している。

2 **扶養義務者の扶養**　民法には扶養義務の規定があり，生活保護制度においては，民法で定められている扶養義務の履行（りこう）を保護に優先させることになっている。そして，その援助を受けてもなおかつ生活が困窮する場合に，はじめて保護が行われる。とりわけ現在の民法においては，夫婦間および未成熟の子に対する親は，「最後のパンの一片を分かって扶養しなければならない」といわれるほど強い扶養義務が課せられている。

3 **他の法律に定める扶助**　「生活保護法」以外のほかの法律による給付を受けることができるときは，それが優先して利用される。したがって，たとえば，「児童福祉法」や「介護保険法」などによる給付が受けられるときは，まず，これらの給付を受けなければならない。

3　生活保護実施上の原則

生活保護制度は，実施にあたり，次の4つの原則を定めている。

申請保護の原則

「生活保護法」は，申請行為を前提としてその権利の実現をはかることを原則としている。一方，保護の実施機関は，要保護者を発見した場合，あるいは町村長などによる通報があった場合，適切な処置をとる必要性があるとしている（法第7条）。

このように，法は申請保護を原則としながらも，要保護者が急迫した状況にあるときは，保護の申請がなくとも必要な保護を行うこと（職権保護）ができる旨を定めている。

基準および程度の原則

保護の具体的実施にあたって，どのような対象者にどの程度の保護が必要であるかが決められる。そこで，「生活保護法」においては，厚生労働大臣の定める基準により測定した，要保護者の需要（「生活保護法」では，必要〔ニーズ〕について需要という用語を使用する）を基準とし，そのうち，その者の金銭または物品で満たすことのできない不足分を補う程度において行うものと規定している（法第8条）。

現行の保護基準は，最低生活に必要な費用を各種の扶助ごとに金額で示しているが，この基準は保護が必要かどうかを判定するという機能も有している。つまり，保護基準は，保護の支給基準であると同時に，保護の要否の判定基準となっている。

必要即応の原則

保護が，要保護者の年齢や健康状態といった，個々の事情を考慮したうえで有効適切に行われなければならないことを定めている（法第9条）。

これは，生活保護制度が，個々の要保護者の実情に即して，有効適切な保護を行うという趣旨で設けられた規定である。

世帯単位の原則

同原則は，保護の要否や程度を，世帯単位で判定して実施することを規定

している（法第10条）。

　つまり，個々の困窮者には保護の請求権があるが，その者が保護が必要かどうか，あるいはどの程度の保護を要するかという判断は，その者の属している世帯単位で行うこととなっている。

2 生活保護の種類と方法

1 保護の種類・方法

● **保護の種類**　「生活保護法」で定める保護の種類は，**生活扶助，住宅扶助，教育扶助，介護扶助，医療扶助，出産扶助，生業扶助，葬祭扶助**の8種類に分けられている（◯図6-1）。保護は，必要に応じて1種類の扶助を受ける場合も，2種類以上の扶助を受ける場合もあり，前者を単給，後者を併給とよんでいる。

● **保護の方法**　給付は**金銭給付**（現金給付のこと。「生活保護法」では金銭という用語を使用）を原則とし，それができない場合には**現物給付**を行っている。扶助の種類別でみれば，医療扶助と介護扶助においては，給付の性格上，現物給付で行っており，それ以外は金銭給付の方法で行うことを原則としている。

　なお，「介護保険法」の制定に伴い創設された介護扶助は，被保険者については保険の1割負担部分に，保険加入のない者については，費用全額（10割）に対応する。一方，入所者生活費（入院患者日用品費に相当するもの）や介護保険料については生活扶助で対応するしくみとなっている。

　また，生活保護は居宅保護を原則としている。しかし，それが適当でない場合は，施設にて保護を行う。「生活保護法」で規定されている保護施設には，救護施設，更生施設，医療保護施設，授産施設，宿所提供施設の5種類があり，それぞれ施設の目的・対象・機能が違っている（◯表6-1）。

2 各扶助の内容

　各扶助は，次のような内容となっている。

◆ 生活扶助

　生活扶助の対象は，①衣食その他日常生活の需要を満たすために必要なもの，②移送（交通費），である。

　中心となるのは前者であり，その内容は，飲食物費や被服費などの個人的経費（第1類）と，水光熱費や家具什器費などの世帯共通経費（第2類），そして特別な生活需要に対応する各種加算や，臨時的な生活需要に対応する一時扶助に分けられる。

　第1類費，第2類費は，誰もが日常生活を営むうえで必要とする最低生活費であるのに対し，特定の生活需要がある者に対し，第1類費，第2類費のほかに一定額が上積みされる。これを**加算**とよんでおり，妊産婦加算，母子

B. 生活保護制度のしくみ　143

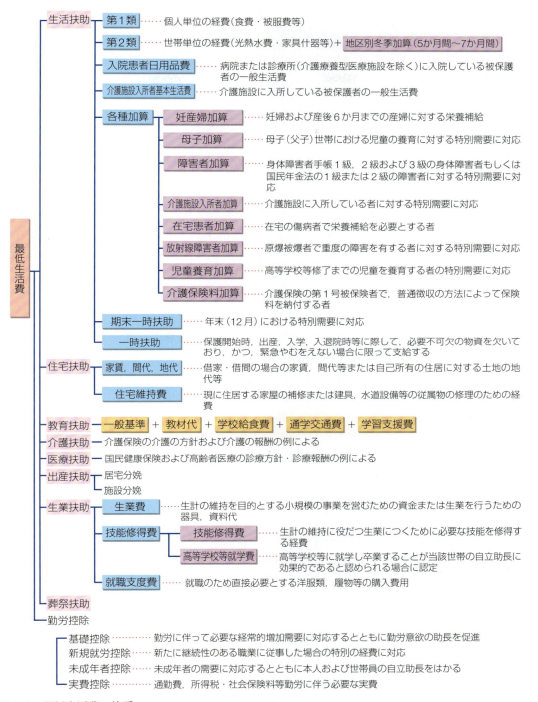

図 6-1　最低生活費の体系
(社会保障の手引 2022 年版, 中央法規出版, p.345 による, 一部改変)

加算, 障害者加算, 介護施設入所者加算, 在宅患者加算, 放射線障害者加算, 児童養育加算, 介護保険料加算の 8 種類がある。

　第 1 類費, 第 2 類費, 加算は, 衣食住など, 月々の経常的な最低生活需要

表 6-1　保護施設の概要

施設の種類	入(通)所・利用別	設置主体	施設の目的および対象者
救護施設	入所	都道府県　市町村　届出　社会福祉法人　日本赤十字社　認可	身体上または精神上著しい障害があるために独立して自立生活の用を弁ずることのできない要保護者を入所させ，生活扶助を行う。
更生施設	入所	同上	身体上または精神上の理由により養護および補導を必要とする要保護者を入所させ，生活扶助を行う。
医療保護施設	利用	同上	医療を必要とする要保護者に対して医療の給付を行う。
授産施設	通所	同上	身体上もしくは精神上の理由または世帯の事情により就業能力の限られている要保護者に対して，就労または技能の修得のために必要な機会および便宜を与えて，その自立を助長する。
宿所提供施設	利用	同上	住居のない要保護者の世帯に対して住宅扶助を行う。

のすべてを満たすための費用として認定されるもので，経常的最低生活費とよばれている。この経常的最低生活費のなかで必要な物資が確保できない場合に限って，一時的に一定のものの支給を認めている。たとえば，出産，入学，入退院などの場合や新しく生活保護を開始する場合に，主として被服費（ふとん，被服，新生児被服，寝巻き，おむつなど），入学準備金，家具什器，配電設備，水道等設備などがある。さらに，「移送」とよばれる，入退所や転居などの際の交通費などの支給がある。これらは臨時的（一時的）に認定する臨時的最低生活費であることから，**一時扶助**とよばれる。

　また，生活保護を受ける被保護者が入院している場合は「入院患者日用品費」が，介護施設に入所している場合は「介護施設入所者生活費」が支給される。

　生活扶助は居宅保護を原則とし，それができない場合は施設や私人宅にて保護を行う。また，金銭給付を原則とし，これによることができないときや，その他保護の目的を達するために必要があるときは，現物給付によって行うことができる。居宅における生活扶助の給付は，世帯単位で計算し，世帯主またはこれに準ずる者に対して交付する。ただし，それがむずかしいときは，被保護者に対して個々に交付することができる。

◆ 教育扶助

　教育扶助は，義務教育に伴って必要な費用を対象とし，具体的には，①義務教育に伴って必要な教科書その他の学用品，②義務教育に伴って必要な通学用品，③学校教育その他義務教育に伴って必要なもの，がこれにあたる。このため，義務教育でない高等学校等の就学費用は，教育扶助の対象とならない。小学校・中学校別の基準額，教材費，学級費など，学校給食費，通学交通費，校外活動参加費，学習支援費などが支給される。

　教育扶助は，原則として金銭給付によって行うが，これによることが適当

でないとき，その他保護の目的を達するために必要があるときは，現物給付によって行うことができる。教育扶助のための保護金品は，被保護者，その他親権者，未成年後見人，または被保護者の通学する学校の長に対して交付する。

◆ 住宅扶助

住宅扶助は，① 住居，② 補修その他住宅の維持のために必要なもの，に対して支給される。ここでいう「住居」とは，住まう場所という意味で使用している。具体的には，借家・借間住まいをしている場合の家賃・間代，または自己所有の住居に対する土地の地代にあてるべき費用が，一定の基準額の範囲内で支給される。また「補修その他住宅の維持のために必要なもの」として，被保護者の居住する家屋に破損などがある場合，設定の範囲内で，家屋補修，水道設備，配電設備などの費用が給付され，補修することができる。

住宅扶助は，金銭給付によって行われるが，これによることができないとき，これによることが適当でないとき，その他保護の目的を達するために必要があるときは，現物給付によって行うことができる。住宅扶助のうち，住居の現物給付は，宿所提供施設の利用や，宿所提供施設に委託して行う。また，住宅扶助のための給付は，世帯主またはこれに準ずる者に対して交付する。

◆ 医療扶助

医療扶助の対象範囲は，① 診察，② 薬剤または治療材料，③ 医学的処置，手術およびその他の治療ならびに施術，④ 居宅における療養上の管理およびその療養に伴う世話その他の看護，⑤ 病院または診療所への入院およびその療養に伴う世話その他の看護，⑥ 移送，である。

医療扶助は，原則として現物給付によって行うものとする。ただし，これによることができないとき，これによることが適当でないとき，その他保護の目的を達するために必要があるときは，金銭給付によって行うことができる。現物給付のうち，医療の給付は，生活保護法指定医療機関に委託して行う。または，医療保護施設を利用させ，医療保護施設に委託して行う。

◆ 介護扶助

介護扶助は，困窮のため最低限度の生活を維持することのできない，「介護保険法」に規定する要介護者および要支援者を対象として，① 居宅介護（居宅介護支援計画に基づき行うものに限る），② 福祉用具，③ 住宅改修，④ 施設介護，⑤ 介護予防（介護予防支援計画に基づき行うものに限る），⑥ 介護予防福祉用具，⑦ 介護予防住宅改修，⑧ 介護予防・日常生活支援，⑨ 移送，に対して行われる。

介護扶助は，原則として現物給付によって行う。ただし，これによることができないときなどには，金銭給付によって行うことができる。現物給付の

うち，居宅介護，施設介護などは，生活保護法指定介護機関に委託して行う。この指定介護機関とは，その事業として居宅介護を行う者，およびその事業として居宅介護支援計画を作成する者，介護老人福祉施設，介護老人保健施設および介護医療院などで，厚生労働大臣や都道府県知事，指定都市や中核市の市長により指定を受けた者などをいう。

　保護の補足性の原理に基づき，介護保険の保険給付が行われている場合，保険給付を優先し，自己負担分を扶助費として支給する。

◆ 出産扶助

　① 分娩の介助，② 分娩前および分娩後の処置，③ 脱脂綿，ガーゼその他の衛生材料の，出産にかかわる事項が対象となる。医療機関や在宅での出産に必要である分娩介助料，沐浴料，分娩前後の処置料などの費用が，基準額の範囲内で支給される。

　原則は金銭給付だが，それがむずかしい場合は，現物給付が行われる。

◆ 生業扶助

　生業扶助は，① 生業に必要な資金，器具または資料，② 生業に必要な技能の修得，③ 就労のために必要なものに対して行われる。具体的には，事業を経営するための設備費，運営費，器具購入費などの生業費，就業・就学のための授業料，教材費，交通費などの技能修得費（技能修得費，高等学校等就学費），就職が確定した者の被服などの購入費用としての就職支度費が，これにあたる。

　原則は金銭給付であるが，それがむずかしい場合は現物給付が行われる。

◆ 葬祭扶助

　葬祭扶助は，① 検案（医師が死体を検査すること），② 死体の運搬，③ 火葬または埋葬，④ 納骨その他葬祭のために必要なもの，を対象として支給される。困窮のため葬祭が行えない場合，また，生活保護を受けている者が死亡し，その葬祭を行う扶養義務者がいない場合や，死者の葬祭を行う扶養義務者がおらず，遺留した金品では葬祭がまかなえない場合に対し適用される。

　給付の方法は，金銭給付を原則とし，葬祭を行う者に給付する。

3 生活保護基準

1 生活保護基準の考え方

● **生活保護基準とは**　**生活保護基準**は，生活保護制度によって保障される最低生活水準として設定されるものである。すなわち，世帯収入がその基準を下まわると生活の維持がなりたたないと考えられる最低基準であり，収入が基準を下まわる場合は，生活保護の対象（被保護者・世帯）となる。

B. 生活保護制度のしくみ **147**

● **憲法第 25 条と生活保護基準**　生活保護基準は，憲法第 25 条の規定による「健康で文化的な最低限度の」生活水準でなければならないとうたわれており，単に生理的生存が可能な水準ではなく，人間としての尊厳が維持できる，社会的文化的生活が充足される水準でなければならない。

　このことから，生活保護基準は，生活保護制度の保障水準をあらわしているだけでなく，その国の国民に，国家がどの程度の生活レベルを保障していくのかを示すものでもある。その意味では，社会保障制度の根幹にかかわる機能を有しているといってよい。

2　生活保護基準の算定方式

● **算定の条件設定**　生活，教育，住宅，医療，介護，出産，生業，葬祭の 8 種類の扶助それぞれに基準が設けられており，各扶助により，年齢別，世帯人員別，所在地域別などによって設定されている。

　所在地域については，「級地」という概念を導入している。級地は，生活扶助，住宅扶助および葬祭扶助それぞれの基準生活費の算定に導入されている。これらの扶助は，所在地域の物価や地価などを照らし合わせて，地域格差をつけているのである。全国の市町村を 1 級地から 3 級地に分類，さらに生活扶助の基準生活費においては，1 級地-1，1 級地-2 のように各級地を 2 区分している。最も高い基準生活費は 1 級地-1 であり，以下，級地の数が増えるにしたがって低くなる。基準の適用は，原則として世帯の居住または現在地による。

● **算定方式の変遷**　生活扶助基準の算定方式は，時代により変化する。8 つの扶助のなか，最も基本的な扶助である生活扶助基準は，これまで▶表 6-2 のような算定方式の変遷をたどっている。

4　生活保護の費用

　生活保護に関する費用としては，▶表 6-3 のものがある。これらの費用は，国と都道府県，指定都市・中核市，市および福祉事務所を設置している町村が負担する。保護費に関していえば，国が全体の 3/4 を，その他のいずれかが 1/4 を負担している。生活保護は，法により国家責任で国民に最低生活保障を実施するものであると規定されており，国が高率の負担をしている。

5　生活保護の実施

1　被保護者の権利と義務

　被保護者（現に生活保護を受けている者）には，特別の権利が与えられている一方，義務も課せられる。

● **被保護者の権利**　被保護者の権利には，次のものがある。
　① 正当な理由がない限り，すでに決定された保護を不利益に変更される

第6章　公的扶助

● 表6-2　生活保護基準の算定方式の変遷

方式	内容
①マーケット・バスケット方式 1948(昭和23)〜1960(昭和35)年度	最低生活を維持するのに必要な飲食物費，被服費，水光熱費，家具什器などの個々の費目を具体的に積み上げ，最低生活費を算定する方式。ラウントリー方式，全物量方式，あるいは理論生計費方式ともいう。
②エンゲル方式 1961(昭和36)〜1964(昭和39)年度	家計に占める飲食物費の割合により生活程度を測定できるという，エンゲルの法則をもとに生活水準を算定する方式。実態生計費方式ともいう。
③格差縮小方式 1965(昭和40)〜1983(昭和58)年度	一般世帯と被保護世帯の消費水準格差を縮小する観点から，生活扶助基準改定率を決定する方式。具体的には，予算編成直前に公表される政府経済見通しによる，翌年度の国民消費水準ののび率(民間消費支出)を基礎とし，これにいわゆる格差縮小分を加味して，生活扶助基準の改定率を決定する。
④水準均衡方式 1984(昭和59)年度〜	格差縮小方式により算定した基準額が，一般国民の生活水準との均衡上おおむね妥当になったため，現在の格差の水準を維持しながら一般国民の生活水準の変動に即した改定を行う方式。具体的には，政府経済見通しによる当該年度の民間最終消費支出ののび率を基礎とし，さらに前年度までの一般国民の消費水準との調整を行う。

● 表6-3　生活保護に関する費用

費用	内容
保護費	各種扶助として，被保護者に対して給付する費用
保護施設事務費	生活保護施設における施設職員の人件費や運営管理費などの費用
委託事務費	生活保護施設以外の施設や私宅に被保護者の保護を委託した場合の費用
設備費	生活保護施設の新設費用や，施設の拡張，修繕，器具の購入などの，施設設備の整備費用
就労自立給付金・進学準備給付金に要する費用	被保護者の自立の助長をはかるため，安定した職業についたことにより保護を必要としなくなったと認めた者に対して，就労自立給付金を支給する費用，大学等に進学した場合，新生活立ち上げのために進学準備給付金を支給する費用
被保護者就労支援事業および被保護者健康管理支援事業実施に要する費用	就労の支援に関する問題につき，被保護者からの相談に応じ，必要な情報の提供および助言を行う事業を実施する費用，被保護者の健康の保持および増進をはかる被保護者健康管理支援事業を実施する費用
法施行に伴う地方公共団体の人件費	生活保護の決定や実施にかかわる行政職員の人件費
法施行に伴う必要な行政事務費	生活保護の決定や実施にかかわる職員の活動費用や事務用品などの消耗品費，通信運搬費などの費用

ことがない(不利益変更の禁止，法第56条)。②保護金品を標準として，租税その他の公課を課せられることがない(公課禁止，法第57条)。③すでに給付を受けた保護金品，またはこれを受ける権利を差し押さえられることがない(差押禁止，法第58条)。

● **被保護者の義務**　被保護者の義務には，次のものがある。

①保護を受ける権利をゆずり渡すことはできない(譲渡禁止，法第59条)。②つねに，能力に応じて勤労に励み，みずから健康の保持および増進に努め，収入，支出その他生計の状況を適切に把握するとともに，支出の節約をはかり，その他生活の維持および向上に努めなければならない(生活上の義務，法第60条)。③収入，支出その他生計の状況について変動があったと

き，または，居住地もしくは世帯の構成に異動があったときは，すみやかに，福祉事務所長にその旨を届け出なければならない（届出の義務，法第61条）。④福祉事務所長が生活の維持，向上，そのほか保護の目的達成に必要な指導または指示をしたときは，これに従わなければならない（指示などに従う義務，法第62条）。

2 費用の返還と徴収

また，次のような場合，保護費の返還と徴収が行われる。

①急迫した事情などにより，資力があるにもかかわらず保護を受けた場合（法第63条）。②届出の義務を，故意に怠ったり，あるいは虚偽の申告をした場合など，不正な手段により保護を受けた場合（法第78条）。なお，不正受給については，単に費用徴収にとどまらず，その理由によっては「生活保護法」の罰則規定（法第85条），あるいは刑法の規定に基づき処罰を受けることもある。③扶養義務者が十分な扶養能力を有しながら扶養しなかった場合（法第77条）にも，徴収が行われることがある。

3 不服の申し立て

当然受けられるはずの保護が正当な理由もなく行われなかった場合などには，行政上の不服申し立てによる救済の途が認められている。不服の申し立てには，次の2つの段階がある。

①福祉事務所長の行った保護開始・申請却下，保護の変更，保護停止・廃止，就労自立給付金または進学準備給付金の支給などの決定に不服がある者は，都道府県知事に対し，審査請求を行うことができる（審査請求，法第64条）。②都道府県知事の裁決に不服のある者は，さらに厚生労働大臣に対して再審査請求を行うことができる（再審査請求，法第66条）。また，都道府県知事の裁決を経たあとは，裁判所に対して訴訟を提起することもできる（法第69条）。

4 生活保護の実施過程

● **生活保護実施のプロセス** 生活保護の決定実施過程は，①受付→②申請→③資力調査→④要否判定→⑤決定（開始・却下）→⑥支給（変更・停止）→⑦廃止，のプロセスをとる。すなわち，原則として要保護者が申請を行い，保護の実施機関が，保護の要否の調査，保護が必要な場合その種類，程度および方法を決定し，給付を行う。

● **決定・実施機関** 保護の要否を判定し，決定・実施する機関は，申請者の居住地または現在地（居住地がないか明らかでない場合）を所管する**福祉事務所**（ ◯ 23ページ）であり，そこが実施責任を負う。

● **資力調査** 福祉事務所では，申請を受け付けると，地区を担当しているソーシャルワーカー（社会福祉主事）が家庭訪問などを実施し，保護の要否を調査する。これが，補足性の原理を満たしているかどうかを確認するための，**資力調査**（ミーンズテスト）である。

150　第6章　公的扶助

　この調査結果に基づいて，原則として世帯を単位に保護の要否を決定し，それを申請者に文書で通知する。この通知は，申請があった日から14日以内にしなければならないとなっているが，特別な理由がある場合は延長し，30日以内に行うこととなっている。

　保護の要否や程度は，生活保護基準によって定められた，その世帯の最低生活費と収入認定額とを対比させることによって決められる。そして，収入認定額が生活保護基準によって定められたその世帯の最低生活費を満たしていない場合に，その不足分を扶助費として給付する。

事例❶　生活保護を受けるアルコール依存症者

●【被保護者の状況】

　50歳単身男性。高校卒業後，農園での作業労働や飲食店勤務等に従事。20歳のころより飲酒を始め，30歳代に入ってからアルコール性てんかんや幻覚等の症状が出るようになった。32歳で結婚，妻の実家である公衆浴場を継いだが，経営不振のため10年ほどで店をたたみ，その際に離婚。3人の子どもは別れた妻が引き取り，以降単身で建築現場の職を転々とする。

　数年前から飲酒量が増加し，就労中にもてんかん発作や自殺衝動等があらわれアルコール依存症専門病院へ入院。医療費の支払いが困難となり，生活保護受給にいたる。

●【援助経過】

（1）援助計画

　入院治療専念とし，退院後も療養の継続と日常生活の安定を目ざす。親族との交流再開にも留意する。

（2）援助開始

　主治医の診断によれば，短期間での退院が可能。本人の断酒意欲も強く，退院後は施設入所を望んでおり，アルコール依存症者を対象とした施設への入所を検討する。

（3）施設入所

　3か月で退院し，更生施設へ入所。自助グループへの参加により，飲酒をすることのない安定した生活を送る。しかし，半年ほどで同室の入所者が奇異な行動をとることから精神的に不安定となり，再入院となった。本人に問題行動はなく，また断酒も継続しているため，アパートでの単身生活を検討。本人も単身での生活に不安はない様子である。

（4）居所設定・就労開始

　アパートへ転居し，単身での生活を開始する。毎日自助グループへ参加し，グループ運営にも携わるなど，安定した生活を送る。また，知人の紹介でマンション管理人として職を得る。久しぶりの就労であったが，仕事を継続している。

（5）再飲酒

　本人が飲酒のうえ搬送され入院したとの連絡が，病院から入る。旧友と再会し，つい飲んでしまったとのこと。翌日には退院となったが，落ち込みが激しく，仕事をやめてしまった。

（6）援助計画の見直し

　本人の再飲酒への後悔，自責の念は強い。日常生活自体は安定しており，

通院や自助グループへの参加も継続している。そのため，引きつづき単身生活を継続し，生活上留意すべきことを助言していく。

（7）断酒および就労の再開

　断酒および自助グループへの参加は継続しており，求職活動も再開した。先日，子どもから，母と再婚し一家でやり直してほしいと連絡が入る。本人としては，仕事を見つけてから，あらためて子どもへ連絡したい意向であった。

　数日後，清掃作業員としての就職が決定した。子どもも喜んでくれ，本人も感激していた。今後は，子どもや別れた妻と連携し，援助を継続していく。

【どう援助できるか】

　本事例の各種扶助の適用は，通常の在宅での飲食物費等の生活費，AA❶参加のための交通費，入院日常生活費等として生活扶助が，また診察料・通院交通費等として医療扶助，住宅費等として住宅扶助，就労開始にあたり就職支度費として生業扶助がある。

　ソーシャルワーカー（以下，ワーカー）がアルコールの問題をかかえている被保護者とかかわる場合，医療機関や自助グループ（AA や断酒会）にまかせてしまうことがある。

　しかし，医療機関の活用においては，ワーカー自身が依頼した医療機関の治療や活動内容を十分に知っておく必要がある。ワーカーが受診に同行・同席することで，被保護者の病状や断酒への意欲についても知ることができる。また，それと同時に，被保護者・医療機関・ワーカーのそれぞれが，病気やその回復に向けた援助計画の共有化をはかる機会にもなる。

　自助グループの活用においても，ワーカー自身が，その利用方法やプログラム内容がわかっていなければ，被保護者に十分に説明することができない。また，直接アルコール依存症の回復者や他の利用者と出会うことにより，自助グループの活用の有効性をより一層理解することができる。ワーカーは，自助グループを直接体験する機会をもつようにしたい。

　しかしながら，なかには自助グループの活用を拒否したり，消極的であったりする場合もある。自分で断酒を続けたい，あるいは他の社会資源を活用したいと申し出る被保護者もいる。確かに自助グループには一定の有効性があるが，ほかの方法では回復が望めないということではない。福祉事務所でミーティングを開いたり，医療機関でデイケアやミーティングを開いたりしているところもある。自助グループになじまない被保護者もいるため，「参加しない＝断酒できない」と考えるのではなく，ほかの方法もあるということを認識する必要がある。

　ワーカーは，被保護者の回復を信じ，動機づけ形成に関与し，支援を継続しなければならない。その過程では，過剰に期待したり，逆に失望したりすることもある。一生懸命になればなるほど，逆の結果になれば裏切られたと感じてしまうし，そのことを言動に出してしまいがちであるが，被保護者にとっては逆効果になることが多い。また，ワーカーがつねに関与し，被保護者の問題を処理してしまえば，逆に飲酒状況を支えるという関係（イネーブラー）にもなりかねないため，被保護者に余計な世話をするのではなく，距離をおいてあたたかく見まもる態度が必要となる。

　以下に，アルコール依存症者への援助の注意点をまとめておく。

NOTE

❶ **AA**
　Alcoholics Anonymous（無名のアルコール依存症者たち）の略。アメリカで始まったアルコール依存症者の自助グループで，世界各国に広まっている。わが国でも 1970 年代に始まり，全国各地で活動が行われている。

（1）アルコール依存症者の問題は，本人だけの問題ではない。アルコール依存症は，家族を巻き込む病気である。そのため，家族を含めた支援として考えなければならない。また，家族がアルコール依存症者の世話を焼くことが，かえって飲酒を支えてしまう関係（共依存）となっていることがあるため，保健所や専門機関の家族教室，家族会，自助グループなどへの参加を支援していく必要がある。

（2）アルコール依存症者の問題行動の 1 つに，周囲，とりわけ家族への暴力があげられる。この場合，家族の安全確保をはかる必要があり，親族，知人宅への一時逃避や，婦人相談所，児童相談所の一時保護施設の利用，および警察への通報などを行い，緊急避難させることも大切である。

（3）ワーカーがアルコール依存症者とかかわる場合，アルコール依存症は進行すれば死にいたる病ではあるが，専門的治療や自助グループの活用を行えば必ず回復すると考え，援助を進めていくことが重要となる。

C 低所得者対策

　低所得者対策には，主として**社会手当制度**，**生活福祉資金貸付制度**，**公営住宅制度**，**生活困窮者自立支援制度**がある。

1 社会手当制度

　社会手当は，社会保険と公的扶助（生活保護制度）の中間的性格をもつ，無拠出の，すなわち保険料などをおさめなくても受け取ることのできる，現金給付をさしている。所得制限のある選別的手当と所得制限のない普遍的手当に分かれ，わが国の支給する社会手当は，基本的に選別的手当である。

　わが国の社会手当としては，**児童手当**，**児童扶養手当**，**特別児童扶養手当**などがある（●各手当の詳細については第 5 章 C「社会手当」，126 ページ）。

2 生活福祉資金貸付制度

　生活福祉資金貸付制度は，低所得世帯や障害者，高齢者，失業者世帯などを対象として，低利子もしくは無利子で，生活に必要な資金を貸し付ける制度である。

　ここでいう低所得世帯とは，生活に要する経費をほかから得ることができず，貸付資金などを利用することによって，自活することができる世帯をさしている。また，障害者世帯とは，身体障害者手帳，療育手帳，精神障害者保健福祉手帳をもつ者がいる世帯であり，高齢者世帯とは，療養や介護を要する 65 歳以上の者がいる世帯をさす。そして，失業者世帯とは，おもな稼得者の失業により生計を維持することがむずかしくなった世帯である。

C. 低所得者対策　**153**

● 表 6-4　生活福祉資金の種類

資金の種類		内容
総合支援資金	生活支援費	生活再建までの間に必要な生活費用
	住宅入居費	敷金，礼金等住宅の賃貸契約を結ぶために必要な費用
	一時生活再建費	生活を再建するために一時的に必要かつ日常生活費でまかなうことが困難である費用 • 就職・転職を前提とした技能習得に要する経費 • 滞納している公共料金等の立てかえ費用 • 債務整理をするために必要な経費など
福祉資金	福祉費	生業を営むために必要な経費 技能習得に必要な経費およびその期間中の生計を維持するために必要な経費 住宅の増改築，補修等および公営住宅のゆずり受けに必要な経費 福祉用具等の購入に必要な経費 障害者用の自動車の購入に必要な経費 中国残留邦人等にかかわる国民年金保険料の追納に必要な経費 負傷または疾病の療養に必要な経費およびその療養期間中の生計を維持するために必要な経費 介護サービス，障害者サービス等を受けるのに必要な経費およびその期間中の生計を維持するために必要な経費 災害を受けたことにより臨時に必要となる経費 冠婚葬祭に必要な経費 住居の移転等，給排水設備などの設置に必要な経費 就職，技能習得等の支度に必要な経費 その他日常生活上一時的に必要な経費
	緊急小口資金	緊急かつ一時的に生計の維持が困難となった場合に貸し付ける少額の費用
教育支援資金	教育支援費	低所得世帯に属する者が高等学校，大学または高等専門学校に就学するのに必要な経費
	就学支度費	低所得世帯に属する者が高等学校，大学または高等専門学校への入学に際し必要な経費
不動産担保型生活資金	不動産担保型生活資金	低所得の高齢者世帯に対し，一定の居住用不動産を担保として生活資金を貸し付ける資金
	要保護世帯向け不動産担保型生活資金	要保護の高齢者世帯に対し，一定の居住用不動産を担保として生活資金を貸し付ける資金

● **貸付資金の種類**　資金は，● 表 6-4 のように大別することができる。

● **実施主体**　生活福祉資金貸付制度の実施主体は，都道府県社会福祉協議会であるが，貸付業務は市町村社会福祉協議会を経由して行われる。生活福祉資金貸付制度の利用者に対する相談業務については，市町村社会福祉協議会の担当職員だけでなく，地域の**民生委員**が担っている。とくに，民生委員は制度発足時から重要な役割を担っており，申し込みに関する相談だけでなく，世帯の調査や貸付世帯への日常的な訪問を通して，必要な援助活動を行っている。

3 公営住宅制度

　低所得者世帯や母子世帯，高齢者，心身障害者などを対象に，住宅を提供することを目的としている。1996（平成8）年の「公営住宅法」改正により，所得制限別の第1種，第2種の区分の撤廃，事業主体の民間住宅の買いとり借り上げが可能になったこと，社会福祉法人が公営住宅を住宅として使用できるようになるなど，その内容もかわってきている。

4 生活困窮者自立支援制度

　生活困窮者自立支援制度の具体策としては，必須事業として ① 利用者の状況に応じて最適な支援策を早期・包括的に策定する自立相談支援事業，② 離職により住まいを失った人等に対して家賃相当を有期で支給する住居確保給付金の支給，任意事業として ③ 就労準備支援，④ 一時生活支援，⑤ 家計相談支援，⑥ 学習支援などの事業が，2015（平成27）年4月より実施された。

　2018（平成30）年10月より「生活困窮者自立支援法」の一部が改正され，理念の明確化，各種事業の拡充（一時生活支援の対象の拡大，家計相談支援を家計改善支援へ，学習支援の内容を拡大し子どもの学習・生活支援へ），支援体制などの整備・強化などが行われた。

D 近年の動向

1 貧困・低所得者をめぐる問題

● **多様な生活問題**　近年の経済停滞と雇用環境の変化は国民生活の経済的基盤を揺るがし，貧困と社会的格差の拡大・深化をもたらしており，低所得者対策の諸制度の利用者や，貧困対策である生活保護受給者の数が増大した。とりわけ，働いているにもかかわらず生活がたちいかない稼働者の貧困（**ワーキングプア**）が深刻化している。また，人口の高齢化に伴う無年金・低年金高齢者も増加しており，さらには地域のなかでネットワークをもたず孤立化した失業者・高齢者・障害者や，貧困世帯の子どももまた貧困に陥るという貧困の世代間継承，DV（ドメスティック・バイオレンス）など，多様な生活課題をかかえた貧困・低所得者の問題が表面化している。

● **セーフティネット**　これらの諸問題は，貧困・低所得者問題の予防策として位置づけられている雇用や住宅などの関連制度や，社会保障・社会福祉諸制度が十分機能しなくなっていることを意味している。生活の安定のためには雇用や住宅の安定が欠かせず，また一般所得階層を対象とした第一のセーフティネットとしては雇用保険等の社会保険があるが，その機能不全に

より，最後のセーフティネットである生活保護制度，第一のセーフティネットと最後のセーフティネットの間をつなぐ，第二のセーフティネットの低所得者対策の担う役割が大きくなってきたといえる。

第二のセーフティネットとしては，職業訓練受講給付金（求職者支援制度），住宅手当（現・生活困窮者自立支援制度の住居確保給付金），総合支援資金貸付（生活福祉資金貸付制度），臨時特例つなぎ資金貸付がリーマンショックを機に新たに実施されたが，低所得者層のなかにはこれらの制度を利用しても労働市場への参入を果たせず，その後も最後のセーフティネットである生活保護制度を活用する人々が増加している状況となった。

2 貧困・低所得者対策の見直し

さまざまな救済策からもれた労働者・生活困窮者の増大や生活保護受給者の増加などを背景として，生活保護制度の前段階にある第二のセーフティネット，すなわち低所得者対策の充実強化と，国民の信頼にこたえられる生活保護制度の大幅な見直しが求められることとなった。

2012（平成24）年2月には，「社会保障・税一体改革大綱」において生活支援戦略が策定され，同年4月，社会保障審議会に「生活困窮者の生活支援の在り方に関する特別部会」が設置されて生活困窮者対策および生活保護制度の見直しに関する具体的な制度設計について審議が重ねられた。この部会報告をふまえて，2013（平成25）年12月，今後の生活困窮者対策・生活保護制度の見直しを総合的に取り組むべく，「生活保護法」の一部改正および**「生活困窮者自立支援法」**が公布された。これにより，生活保護制度の見直し，生活困窮者対策に総合的に取り組むとともに，生活保護基準の見直しが行われた。

このように，貧困・低所得者対策として生活保護制度の見直しと新たな生活困窮者支援対策がうち出され，今後の貧困・低所得者の拡大をくいとめ，生活困窮者の生活再建を目ざした対策が講じられようとしている。

さらに，2018（平成30）年6月，「生活保護法」および「生活困窮者自立支援法」の一部改正が行われた。ここでは，生活保護制度における自立支援の強化・適正化が保護基準の見直しとともになされ，生活困窮者自立支援制度においても生活困窮者の自立支援の強化が目ざされ，制度の拡充がはかられた。

3 生活保護制度および低所得者対策の動向

生活保護制度においては，近年の経済・雇用環境を反映し，受給者数が増加している。戦後最少であった1995（平成7）年度の約88万人をさかいに毎年増加傾向にあり，2011（平成23）年度には戦後最多の約207万人となった。その後も増加を続け，2015（平成27）年3月には，約217万4000人と現行制度下での過去最高に達したが，以降減少傾向にあり，2019（令和元）年度は約

207 万 3000 人となった。

　新型コロナウイルス感染症流行の影響は，2020（令和 2 ）年度においては生活保護受給者数は対前年比では 100％前後で横ばいであったが，住居確保給付金（生活困窮者自立支援制度），緊急小口資金・総合支援資金（生活福祉資金貸付制度）の給付実績や貸付決定件数が激増している。

✏ work　復習と課題

❶ 生活保護実施における 4 つの原則をあげ，それぞれの内容を整理してみよう。
❷ 低所得者対策にはどのようなものがあるか，あげてみよう。
❸ 生活保護を取り巻く最近の動向について，まとめてみよう。

参考文献
1. 岡部卓：新版福祉事務所ソーシャルワーカー必携──生活保護における社会福祉実践．全国社会福祉協議会出版部，2014.
2. 岡部卓編：生活困窮者自立支援──支援の考え方・制度解説・支援方法．中央法規出版，2018.
3. 厚生労働統計協会：国民の福祉と介護の動向．2021/2022.
4. 社会保障入門編集委員会：社会保障入門 2020．中央法規出版，2021.
5. 生活保護制度研究会編：生活保護のてびき，令和 2 年度版．第一法規，2021.
6. 生活保護手帳編集委員会編：生活保護手帳，2020 年度版．中央法規出版，2021.

― 社会保障・社会福祉 ―

第 7 章

社会福祉の分野とサービス

本章の目標
- 本章では，高齢者福祉，障害者福祉，児童家庭福祉の各分野について，その実態と課題を知り，それに対してどのような施策が展開されているかを学ぶ。
- 高齢者福祉に関しては，第4章「介護保障」とあわせて，総合的にその施策を理解することが大切である。

A 高齢者福祉

1 高齢者の状況

1 長寿化の進展

1947（昭和22）年に男子 50.06 年，女子 53.96 年であった平均寿命（0歳時平均余命）は，2020（令和2）年には，男子は 81.64 年，女子 87.74 年と大幅にのびており，人生 50 年時代から人生 80 年超時代になっていることがわかる。また，65 歳時点の平均余命をみると，1947 年には，男子が 10.16 年，女子が 12.22 年であったものが，2020 年には男子が 20.05 年，女子が 24.91 年となっており，高齢期が長くなってきていることが示されている（●表 7-1）。わが国は，世界トップクラスの長寿国になっているのである。

2 高齢者の健康

2019（令和元）年の厚生労働省の「国民生活基礎調査」によると，65 歳以上の高齢者のうち，自分の健康について「ふつう」「まあよい」「よい」と思っている者が，男性で 77.9％，女性で 76.4％を占め，逆に「よくない」「あまりよくない」と思っている者がそれぞれ 20.6％，21.8％を占めている。75 歳以上でみても，男性の 71.2％，女性の 69.2％が「ふつう」以上の健康であるという意識をもっており，高齢になるほど健康上の問題をもっている人は増えるものの，健康で活躍している高齢者も多数存在することがうかがわれる。

●表 7-1 平均余命の推移

暦年	男 0歳	男 20歳	男 40歳	男 65歳	男 90歳	女 0歳	女 20歳	女 40歳	女 65歳	女 90歳
1947（昭和22）	50.06	40.89	26.88	10.16	2.56	53.96	44.87	30.39	12.22	2.45
1975（昭和50）	71.73	53.27	34.41	13.72	3.05	76.89	58.04	38.76	16.56	3.39
2000（平成12）	77.72	58.33	39.13	17.54	4.10	84.60	65.08	45.52	22.42	5.29
2020（令和 2）	81.64	61.97	42.57	20.05	4.59	87.74	68.04	48.40	24.91	5.92

＊ 1947 年は沖縄県を除く値
　0歳の平均余命が「平均寿命」
（1947 年，1975 年，2000 年は厚生労働省大臣官房統計情報部「完全生命表」，2020 年は同「簡易生命表」をもとに作成）

一方，後述の新オレンジプランによると，認知症の高齢者は，2012（平成24）年の約462万人から2025年には約700万人と今後大幅に増加することが予測されており，その対策の重要性が一層高まることが確実である。

3 高齢者のいる世帯

高齢化に伴い，高齢者のいる世帯はしだいに増加しており，2019（令和元）年で総世帯（5179万世帯）の半分近くを占めている。その内訳をみると，夫婦のみの世帯が32.3％，単独世帯が28.8％，親と未婚の子のみの世帯が20.0％，3世代世帯が9.4％となっており（国民生活基礎調査），今後も3世代世帯の割合が減る一方，単独世帯が大幅に増加することが予想されている。このことは，家族の介護などの機能がさらに低下することを意味する。

4 高齢者の所得

同様に，「国民生活基礎調査」によると，2018（平成30）年の高齢者世帯（65歳以上の者のみで構成するか，これに18歳未満の未婚の者が加わった世帯）の平均所得は312.6万円で，その約6割以上を公的年金・恩給が占めており，公的年金が高齢者の生活にとって不可欠のものになっていることがわかる。

また2014（平成26）年の総務省「全国消費実態調査」によると，65歳以上の夫婦のみの世帯の持ち家率は9割をこえ，年間収入は約440万円，貯蓄は2100万円超，負債は100万円未満となっている。高齢者のなかには，一定の資産をもち，生活にある程度のゆとりをもてる収入を得ている者も少なからずおり，少なくとも従来のように，高齢者を一律に経済的な弱者としてとらえる必要はなくなっている。

2 高齢者福祉の施策

1 高齢者福祉の基本的方向性

少子高齢化が急速に進み，将来的な労働力不足も懸念されるなかで，多くの高齢者が健康で長寿を享受でき，意欲のある高齢者は就労など積極的に社会参加ができるような環境を整備していくことが，なによりも重要であり，2020（令和2）年の「高年齢者雇用安定法」改正では，65～70歳までの高年齢者の就業確保措置が企業の努力義務とされた（2021〔令和3〕年度から施行）。また，ひとり暮らしの高齢者，認知症の高齢者の増加が予想されるなかで，健康を害し介護を要する状態になっても，住み慣れた家庭や地域で尊厳ある生活を続けていくことができるよう，在宅福祉，地域福祉のサービスを充実させていくことが必要であり，その基盤となる介護保険制度を，中長期的に持続可能で有効な制度として機能させていくことが重要である。そうしたことのためには，すべての者が高齢者の問題を自分のこととしてとらえ，制度づくりやその運営に積極的に参加していくことが大切であろう。

高齢者福祉の最大のサービスは，市場規模で 12 兆円をこえた**介護保険**による高齢者介護サービスであるが，それについては，第 4 章の介護保障を参照されたい。ここでは，「老人福祉法」（▶ 21 ページ）などに基づき実施されている，それ以外の高齢者の保健・福祉制度を中心に説明する。

2　在宅福祉事業

● **在宅介護支援センター運営事業**　在宅の要援護高齢者などに対し，総合的に相談に応じ，各種の保健・福祉サービスが総合的に受けられるよう，関係者間の連絡や調整を行い，在宅の高齢者やその家族を支援する事業である。1990（平成 2 ）年に創設され，中学校区域に 1 つをめどに整備されてきたが，介護保険制度による地域包括支援センターが創設されたことに伴い，同センターに移行した在宅介護支援センターも多い。

● **生活支援ハウス（高齢者生活福祉センター）運営事業**　高齢者に対して，（一定期間の）居住機能，（地域住民との）交流機能，介護支援機能を総合的に提供し，高齢者の地域での生活の継続をはかるための施設で，デイサービスとあわせて行われることも多い。地方型のケアハウスともよばれ，2005（平成 17）年度から補助金が廃止され，一般財源化された。

● **高齢者総合相談センター（シルバー 110 番）**　高齢者や家族がかかえる，法律など専門的なことがらを含めた各種の問題の相談に応じるとともに，市町村域の相談体制を支援するために設置された都道府県単位の相談機関である。

● **介護実習・普及センター**　老人介護の実習などを通じて，介護知識，技術の普及，啓発をはかるとともに，介護機器を展示し，その普及をはかるため，1992（平成 4 ）年度から都道府県，指定都市単位に設置されている機関である。特別養護老人ホームなどの体制が整っている拠点に支所が設置されている場合もある。

3　施設福祉等

● **養護老人ホーム**　養護老人ホームは，65 歳以上の者であって，環境上および経済的理由により居宅での生活が困難な者を入所させ，社会復帰や自立を目ざし，必要な指導，訓練などを行う施設であり，市町村の措置に基づき入所する。環境上の理由とは，家族や住居の状況から居宅での生活が困難な場合をいい，経済的な理由とは，生活保護を受けているか，住民税の所得割非課税などの場合をさす。「社会福祉法」の第 1 種社会福祉事業であり，設置主体が原則として地方自治体か社会福祉法人に限定されている。

2005（平成 17）年の「介護保険法」などの改正で，養護老人ホームの利用者が，たとえば外部にあるホームヘルパーステーションのホームヘルパーサービスなど，外部から提供される介護保険の居宅サービスを利用できるようになった。また，養護老人ホーム自体が居宅サービスの機能を備えれば，介護保険の「特定施設入居者生活介護」の事業者指定を受けられることになった（▶ 94 ページ）。

A. 高齢者福祉 **161**

● **軽費老人ホーム**　軽費老人ホームは，低額な料金で，家庭環境や住宅事情などの理由により居宅での生活が困難な者を入所させ，日常生活上必要な便宜を供与する施設であり，第1種社会福祉事業である。軽費老人ホームは，食事の提供や日常生活上の必要な便宜を供与するサービスを行うA型，自炊が原則のB型，高齢者が車椅子生活になっても自立した生活が送れるよう配慮した施設で，食事も提供されるケアハウスの3種がある。A型・B型は新設されておらず，軽費老人ホームの約9割がケアハウスになっている。軽費老人ホームは，介護保険の「特定施設入居者生活介護」の事業者指定を受けられる。

● **有料老人ホーム等**　有料老人ホームは，高齢者を入居させ，入浴，排泄，食事の介護，食事の提供，洗濯，掃除などの家事，健康管理サービスを提供することを目的とする施設であり，原則として利用者の負担で運営されるが，介護保険の「特定施設入居者生活介護」の事業者指定を受ければ，介護サービスが介護保険の居宅給付として提供される。都道府県知事に対し，事前に届けること，および毎年経営状況について報告することが義務づけられている。また，誇大広告の禁止，重要事項説明書による十分な説明と体験入所の実施，契約内容の明示，30年の長期事業収支見込みの作成などを求めた指導指針が示されている。都市部を中心に富裕層向けの施設の建設なども増加している。2011（平成23）年の介護保険法等の改正で，サービス費用以外の権利金等の受領禁止，前払い金の返還などが定められ，利用者保護がはかられた❶。

　また，2011年に高齢者の居住の安定確保に関する法律が改正され，従来の高齢者向け賃貸住宅制度を廃止し，新たに**サービス付き高齢者向け住宅**が創設された。これは，建物・サービス・契約などに関し一定の基準を満たした住宅が都道府県知事などの登録を受けられるもので，補助金や低利融資，税制などによる支援で整備を推進することとされており，介護保険の「特定施設入居者生活介護」の指定を受けられる場合もある。

◻ NOTE
❶ 2017（平成29）年に介護保険法等改正で老人福祉法が改正され，都道府県知事による情報公表制度や悪質なホームに対する事業停止命令の創設など，利用者保護の強化が2018（平成30）年度から実施された。

4 認知症高齢者対策

　認知症高齢者グループホーム（〔介護予防〕**認知症対応型共同生活介護**）など，介護保険によるサービスを含め，多くの在宅・施設サービスが認知症高齢者対策にもなっている。ここでは，認知症高齢者対策に特化したものとして，臨床的な研究を行うとともに，認知症介護に関する専門的な知識，技術の研修を行って，認知症介護の専門家の養成を行っている認知症介護研究・研修センターをあげておきたい。同センターは，全国に3か所（東京，愛知，仙台）設置されている。

● **新オレンジプラン**　また，認知症の人の意思が尊重され，できる限り住み慣れた地域のよい環境で自分らしく暮らし続けることのできる社会の実現を目ざすとして，2015（平成27）年に**認知症施策推進総合戦略**（**新オレンジプラン**）も策定されている。厚生労働省が関係省庁と共同してまとめたもので，その後，数値目標が2020（令和2）年度末のものに更新された。① 認知症サ

ポーター❶の 1200 万人養成など認知症への理解を深めるための普及・啓発の推進，② 認知症初期集中支援チーム❷の全市町村設置など，認知症の容態に応じた適時・適切な医療・介護等の提供，③ 若年性認知症施策の強化，④ 認知症の人の介護者への支援，⑤ 認知症の人を含む高齢者にやさしい地域づくりの推進，⑥ 認知症の予防法・診断法・治療法・リハビリテーションモデル・介護モデルなどの研究開発およびその成果の普及の推進，⑦ 認知症の人やその家族の視点の重視，の 7 つの柱にそって総合的に施策を推進するとしている。精神科病院への入院を極力減らし，地域包括ケアシステムの実現を目ざすなかで，こうした認知症対策の確立が求められており，2017（平成 29）年の改正で「介護保険法」に基本理念が定められた。

　さらに，2018（平成 30）年には認知症施策推進関係閣僚会議が設置され，2019（令和元）年に**認知症施策推進大綱**を決定した。

5 高齢者虐待の対策

　要介護高齢者の増加に伴い，家庭や老人病院などの介護施設における高齢者に対する身体的・心理的虐待，介護や世話の放棄・放任等が，社会問題化している。高齢者虐待の問題については，介護保険の地域支援事業として，虐待の防止，早期発見などを行う権利擁護事業が行われている（⏵ 100 ページ）が，2006（平成 18）年度から「**高齢者虐待の防止，高齢者の養護者に対する支援等に関する法律**」（**高齢者虐待防止法**）も施行されている。同法では，高齢者虐待を家族など養護者によるものと介護施設の従事者によるものに分け，虐待の防止，虐待を受けた高齢者の保護，養護者の支援などのために，第一義的な責任を担う主体である市町村をはじめとする関係主体の責務や具体的な役割が規定されている。具体的には，市町村は，虐待にかかる通報などを受け，安全の確認や一時的な保護（〔特別〕養護老人ホームへの入所など）の措置をとる。こうした事務の一部については地域包括支援センターに委託できるとされており，権利擁護事業を含め，両者の連携協力など効果的な体制の構築が求められている。

6 高齢者の健康増進と社会参加促進対策

● **老人クラブの育成**　老人クラブは，老後を健康でゆたかなものにするためレクリエーション，教養の向上，社会奉仕活動などを行っている自主的な組織である。老人クラブの育成と活性化をはかるため，助成制度が設けられている。約 9 万のクラブに，約 500 万人が加入している。

● **高齢者の生きがいと健康づくり推進事業**　全国健康福祉祭（ねんりんピック）などの高齢者のスポーツ活動，健康づくり活動，高齢者大学の開催など，高齢者の生きがいと健康づくりの活動を推進する事業が行われている。

● **老人福祉センター**　老人福祉センターは，健康の増進，教養の向上，レクリエーションなどのための便宜を総合的に提供する地域の利用施設で，入浴設備が設けられている場合もある。全国に約 2,000 か所設置されている。

NOTE

❶認知症サポーター
　認知症について正しく理解し，認知症の人や家族を見まもり，支援する者。市町村や職場などで実施されている「認知症サポーター養成講座」の受講を要する。

❷認知症初期集中支援チーム
　医療・介護の専門職のチームで，認知症の（疑われる）人やその家族を訪問し，必要な医療・介護や家族支援などの初期の支援を包括的，集中的に行う。

3 老人保健事業

　1982(昭和57)年に制定された「**老人保健法**」に基づき，原則として40歳以上の者を対象に，市町村が実施主体となって，健康手帳の交付，健康教育，健康相談，健康診査などの老人保健事業が行われてきた。しかし，第3章で述べた医療制度改革に伴い，2008(平成20)年度から「老人保健法」が「**高齢者の医療の確保に関する法律**」に改正され，従来の老人保健事業は廃止された。

　同法により，40歳以上75歳未満の者については，加入する医療保険の保険者が主体となって生活習慣病などに関する**特定健康診査**と**特定保健指導**を行うことが義務づけられた(● 72ページ)。健康相談などについても，「健康増進法」に基づく生活習慣相談等に切りかわっているので，注意を要する。

　また，75歳以上の者(後期高齢者医療制度の被保険者)については，後期高齢者医療広域連合に，健康教育，健康相談，健康診査その他の事業を行う努力義務が課せられている。しかし，市町村が中心となって地域で壮年期からの保健事業を一貫して総合的に提供するというそれまでの方針がなぜ大きく転換することになったのか，その理念や理由は必ずしも明らかではない。

　なお，65歳以上の介護予防に関する事業については，介護保険制度の改正に伴い，2006(平成18)年度から介護保険の地域支援事業(介護予防・日常生活支援総合事業)に移行したことも付言しておきたい。

事例❷ ひとり暮らしの高齢者

【利用者の状況】

　80歳の男性。小学校の教師として定年まで勤め，その後も老人クラブのリーダーなどとして活躍していた。持ち家と若干のたくわえがあり，月額20万円強の年金を受給しているので経済的にそれほど大きな問題はないものの，75歳のときに妻に先立たれてひとり暮らしとなって以来，元気がなくなり，しだいに食事などの生活面にも問題が生じてきた。自転車で20分ほどのところに住む長女がときどき訪ねて生活を援助してきたが，長女にも高校生と中学生の2子がおり，自身も働いているため，父のために十分な時間をとることが困難な状況にあった。

【援助の経過】

　長女は父のことを相談すべく，職場の同僚から聞いた地域包括支援センターに連絡をとり，本人は長女同席のもと，社会福祉士の訪問を受けた。介護保険のケアマネジャーでもある社会福祉士は，介護保険の認定を申請することをすすめるとともに，食事，洗濯，掃除などの家事については，しぶる本人をねばり強く説得して，シルバー人材センターから家事援助者の派遣を受け，3人の候補者から本人の希望にそった2人の援助者を決定し，週4日の定期的な派遣を確保した。また，本人が要介護1と認定されたことを受け，通所介護サービスを受けられるよう調整を行うとともに，介護保険制度を利用して住宅改修を行い，便所および浴室に手すりを設置した。

これらのサービス，支援により，男性はその後2年弱にわたってなんとか在宅でのひとり暮らしの生活を継続することができた。しかし，その後，男性は，前立腺肥大症の悪化から常時尿道カテーテルをつけなければならない状況となった。また，脚力が急速に衰え，介護保険の介護度も一気に要介護3まで進んでしまった。ケアマネジャーとしての社会福祉士の努力もあって，訪問介護，訪問看護（尿道カテーテルの管理），通所介護を利用しながら2か月ほどはなんとか在宅生活を維持していたが，誤嚥性の肺炎で入院したのを契機にさらに衰え，直前のできごとや話の内容をすぐに忘れるなどの，認知症の症状も出はじめた。

長女は，入院してからの過度の安静や排泄介助のあり方などがさらに父親を衰えさせたとの印象を強くもち，ケアマネジャーになんとか退院させて在宅生活を継続させられる方法はないかと訴えた。ちょうどそのころ，介護保険制度の改革で新しく地域密着型サービスの1つとして制度化された小規模多機能型の居宅介護施設が，男性と長女の自宅の中間地点あたりに新設されることを聞いていたケアマネジャーは，その旨を長女に話した。長女はぜひ見学したいと話し，退院を希望していた本人，ケアマネジャーとともに訪問した。

施設は，病院での介護に疑問を感じて退職した看護師が，民家を借りて改修し創設したものであった。尿道カテーテルの管理などの医療的なケアにも明るい看護師の施設長との出会いにより，男性は，泊まり，通い，訪問のサービスをバランスよく利用しながら，再び在宅生活に戻ることができた。これまで援助を受けながら在宅生活を続けたなかで，近隣住民の理解も進み，一定の協力を得られるような関係を築いていたことも大きかった。車椅子のたすけを借りることも少なくないが，脚力も若干もち直し，毎日10分程度の散歩を楽しむまでに回復した。

ただ長女は，状態がこれ以上わるくなれば，施設に入所する以外ないのではないかと考えている。ケアマネジャーは，利用している小規模多機能型の居宅介護施設の施設長が2年後に認知症高齢者のグループホームの開設を計画していることを知り，認知症が進行した場合には，そこへ入所することも視野に入れながら援助を継続している。

【どう援助できるか】

この事例は，優秀なケアマネジャー（社会福祉士）らとの出会いにより，衰えながらもなんとか在宅でも生活を継続できているケースであり，現在の状況やレベルからみると成功しているケースといえるものであろう。以下，成功している要因を検討してみよう。

まず，援助の開始が早かったことがあげられる。要介護になる前の，早めの相談や通所介護の導入などが介護度の進行を遅らせ，在宅生活を継続できた要因であることは疑いない。このケースでは自発的な相談があったが，制度的には，早めの対応が必要な高齢者をどう把握できるかが問題になる。地域支援事業の介護予防・日常生活支援総合事業の対象者の把握の問題とも重なる重要な課題である。

しかし，在宅生活を継続できた最大の要因は，優秀なケアマネジャー（社会福祉士）との出会いであろう。介護保険によるサービスに限定せず，シルバー人材センターをはじめ，インフォーマルサポートを含む地域のさまざ

な社会資源を効果的に導入し，時間をかけて地域との関係をつくっていける優秀なケアマネジャー（社会福祉士）との出会いは，幸運というほかない。

　また，医療的なケアにも通じた看護師である施設長との出会い，介護保険制度の改正により，地域での生活を続けるための小規模多機能型の新しいサービスが導入されるなどの幸運も重なったといえる。現在，男性はなんとか在宅での生活を維持できているわけであるが，誰にでも等しく訪れる老後のことを考えると，この程度のことが幸運ではなく，当然のサービスとしてすべての利用者に保障されるくらいまで，ケアマネジャーなどの力量が向上し，介護保険などの制度が利用者本位のものとして定着することを願わずにはいられない。

B　障害者福祉

1　障害者の定義と実態

1　障害者の定義と分類

　障害者福祉の基盤である「障害者基本法」では，1993（平成5）年の改正において障害を，**身体障害**，**知的障害**，**精神障害**に分類し，わが国では「3障害」といわれるこれらの障害種別に福祉サービスが提供されてきた。◉表7-2 は，障害種別に在宅者と施設入所者とに分け，わが国の障害者数を示したものである。身体障害者が約436万人（人口1,000人あたり34人），知的障害者が109万4000人（同9人），精神障害者が419万3000人（同33人），合計964万7000人であり，国民の約7.6%がなんらかの障害を有していることになる。

　2011（平成23）年7月，「障害者基本法」の抜本的改正が行われ，「障害者」の定義がかわったことなどにより，これからも障害者数が増大すると考えられる（◉177ページ）。

2　身体障害者の特徴

　身体障害は，① 見えない，視力が弱い，視野が狭いなどの視覚障害，② 聞こえない，言語でのコミュニケーションがむずかしいなどの聴覚・言語障害，③ 手足に麻痺があるなどの肢体不自由，④ 心臓や腎臓など内臓機能のはたらきに支障がある内部障害などがある。

　身体障害者が全体として増えているのは，わが国の高齢社会の進展によるところが大きい。すなわち，高齢になると身体機能が衰えたり病気を発症し，その結果，障害を有するからである。◉図7-1 にみられるとおり，65歳以上の高齢者にあたる年代が7割以上を占めている。また，内部障害の増加が

表7-2　わが国の障害者数（推計）

		総数	在宅者	施設入所者
身体障害児・者	18歳未満	7.2万人	6.8万人	0.4万人
	18歳以上	419.5万人	412.5万人	7.0万人
	年齢不詳	9.3万人	9.3万人	―
	合計	436.0万人	428.7万人	7.3万人
知的障害児・者	18歳未満	22.5万人	21.4万人	1.1万人
	18歳以上	85.1万人	72.9万人	12.2万人
	年齢不詳	1.8万人	1.8万人	―
	合計	109.4万人	96.2万人	13.2万人

		総数	外来患者	入院患者
精神障害者	20歳未満	27.6万人	27.3万人	0.3万人
	20歳以上	391.6万人	361.8万人	29.8万人
	年齢不詳	0.7万人	0.7万人	0.0万人
	合計	419.3万人	389.1万人	30.2万人

資料：「身体障害者」在宅者：厚生労働省「生活のしづらさなどに関する調査」（2016年）
　　　　　　　　　施設入所者：厚生労働省「社会福祉施設等調査」（2018年）などより厚生労働省社会・援護局障害
　　　　　　　　　保健福祉部で作成
　　　「知的障害者」在宅者：厚生労働省「生活のしづらさなどに関する調査」（2016年）
　　　　　　　　　施設入所者：厚生労働省「社会福祉施設等調査」（2018年）より厚生労働省社会・援護局障害保健
　　　　　　　　　福祉部で作成
　　　「精神障害者」外来患者：厚生労働省「患者調査」（2017年）より厚生労働省社会・援護局障害保健福祉部で作成
　　　　　　　　　入院患者：厚生労働省「患者調査」（2017年）より厚生労働省社会・援護局障害保健福祉部で作成
＊1 精神障害者の数は，ICD-10の「V精神及び行動の障害」から知的障害（精神遅滞）を除いた数に，てんかんとアル
　　ツハイマーの数を加えた患者数に対応している。
＊2 身体障害児・者の施設入所者数には，高齢者関係施設入所者は含まれていない。
＊3 四捨五入で人数を出しているため，合計が一致しない場合がある。
（「障害者白書」令和3年版による，一部改変）

顕著であるが，これはその該当範囲が広がっているからである。大腸がんに
よる人工肛門造設者やHIV感染者，肝臓機能障害者など，医学の進歩とと
もに「障害とともに生きる人」は確実に増加している。さらに，「障害者基
本法」などの改正を受けて，難病の人も障害者としてのサービスや支援を受
けられるようになり，この場合は身体障害者に該当することが多い。

　福祉サービスを受けるためには，**身体障害者手帳**を取得することが原則で
あるが，「障害者総合支援法」に基づくサービスは受給者証があれば利用で
きる。知的障害や精神障害も同様で，手帳がなくとも必要に応じて柔軟な対
応がなされるようになってきている。

　身体障害は最も重い1級から6級までの6段階に分かれるが，重度の1・
2級の人が増えている。また，複数の身体障害や，知的障害を合併するなど，
重複障害を有する人が増加している。したがって，身体障害は「高齢化，重
複化，重度化」の傾向が顕著だといわれている。

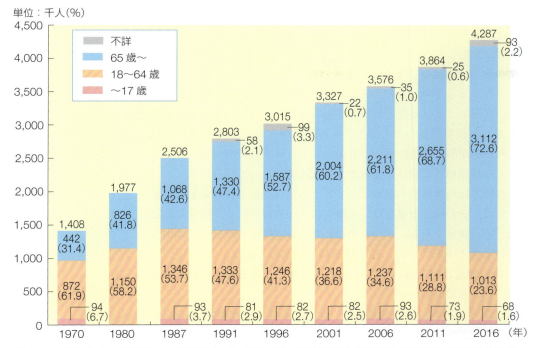

[資料]厚生労働省「身体障害児・者実態調査」（～2006 年），厚生労働省「生活のしづらさなどに関する調査」（2011・2016 年）
＊1 1980 年は身体障害児（0～17 歳）にかかる調査を行っていない。
＊2 四捨五入で人数を出しているため，合計が一致しない場合がある。

図 7-1　年齢階層別身体障害児・者数（在宅）の推移
（「障害者白書」令和 3 年度版による，一部改変）

3　知的障害者の特徴

　知的障害は，知的機能のはたらきに障害があり，計算ができない，漢字の読み書きがむずかしい，抽象的な考え方ができない，などの特徴がある。以前は「精神薄弱」とよばれたが，この言葉は差別的な語感も強いので，1999（平成 11）年に関連する法律改正が行われ，すべて「知的障害」に改められた。表 7-2 からも明らかなように，入所施設で暮らす人が 13 万人以上もいて，これらの人々の地域生活への移行を実現することが，わが国の障害者福祉の大きな課題である。

　また，わが国では知的障害を有する人は，調査結果では人口 1,000 人あたり 9 人であるが，理論上は 100 人あたり 2 人という数字も想定される。実際に支援を必要としながら，知的障害者の**療育手帳**を取得していない人は多いと考えられる。とくに軽度の人の取得率が低いが，むしろこれらの人々のほうが対人関係で困難をかかえていることも多く，濃密な支援を必要とすることもある。

4　精神障害者の特徴

　精神障害とは，精神機能面の障害を総称するものとされる。近年，うつと

診断される人が増えていたり，アルツハイマー型の認知症高齢者の支援が注目されたりと，精神障害は特別なものではないとの認識が広まりつつある。精神障害者数は急増しており，若い人への支援の必要性も高まっている。

　精神障害の症状や程度はさまざまであり，「揺れる障害」といわれるほど，ひとりの人のなかでもそのときどきにより症状の変化が大きい。統合失調症では，厳しい状況のときは妄想・幻聴などもみられ，長期入院している患者も多い。しかし，投薬管理なども進み，入院患者のうち，10万人ほどは地域の受け入れ体制が整えば退院可能ともいわれている。したがって，知的障害者と同じく，地域移行に向けた支援が大きな課題となっている。

　また，精神障害は精神医療の領域として考えるときと福祉の対象として考えるときとでは，その範囲が異なる。医療のほうが範囲が広く，福祉の対象となるのは，精神障害をもち，かつ長期にわたり日常生活や社会生活に相当な制限を受ける者とされている。**精神保健福祉手帳**の等級は1級（重度），2級（中度），3級（軽度）に分かれており，取得するとさまざまなサービスにつながりやすいとされている。

　2011（平成23）年7月の「障害者基本法」改正により，学習障害（LD）などの発達障害が「精神障害」の範疇で福祉サービスを利用できることになった。したがって，精神障害者がさらに増え，従来とは異なる新たな支援も求められよう。

5　障害の国際分類

　次に，このような「障害」をどうとらえるかについて，国際的な考え方の変遷をたどってみる。

◆ 国際障害分類（ICIDH）

　世界保健機関（WHO）は，国際障害者年の前年の1980（昭和55）年に**国際障害分類** International Classification of Impairments, Disabilities, and Handicaps（**ICIDH**）の試案を発表した。障害を3レベルに分けたことが画期的であり，わが国のリハビリテーションや福祉サービスのあり方に大きな影響を与えた。

　1 機能障害 impairment　生物学的，医学的レベルでとらえた客観的な障害（不自由）である。たとえば，交通事故により脊髄損傷になり両下肢が麻痺した場合など，純粋に医学的な障害を機能障害とよぶ。

　2 能力障害 disability　能力障害は，個人の生活レベルの障害といわれ，その地域の人々が一般的に行う方法で，動作や行動ができなくなった状態である。両足麻痺（機能障害）のため，「歩くことができない」ことが能力障害にあたる。しかし，車椅子を利用すれば移動は可能となり，「歩けない」という能力障害は改善される。このように，機能訓練や福祉機器の利用，環境整備などにより，能力障害は軽減できるという点が重要である。

　3 社会的不利 handicap　社会的不利は，その人が暮らしている社会で保障されるはずの基本的人権が，障害ゆえに制限されたり奪われたりすることである。両足麻痺（機能障害）により，歩行ができず（能力障害），通勤や働く

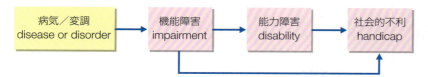

図 7-2　国際障害分類（ICIDH）の関係性

ことが困難となり解雇されることが，社会的不利にあたる。

　この社会的不利は，機能障害や能力障害が同程度であっても，その人が暮らしている社会の状況によって大きく異なる。たとえば同じ車椅子利用者でも，環境の整った地域で暮らしているか段差の多い地域に暮らすかで，その行動や社会的役割はかわってくる。また物理的条件だけでなく，障害者に対する偏見があるか，理解が進んでいるかなど，社会の意識によっても大きな違いが生まれる。

　このように障害を 3 つのレベルに分類することで，それぞれの障害の影響を軽減するために，どのような支援，アプローチが必要かが明らかになる。
図 7-2 は，障害が生じる原因となる「病気」や交通事故などの「変調」と，その後に続く，障害の 3 レベルの関係を示したものである。

◆ 国際生活機能分類（ICF）

● **ICIDH への批判**　リハビリテーションのあり方を大きくかえることになった ICIDH であるが，1990 年代に入るとさまざまな批判が登場する。ICIDH はとくに医学的な視点が強く，病気や事故を機に「機能障害→能力障害→社会的不利」と，一方的に厳しい状況へと進んでしまうという理解である。また，社会的・環境的な視点に乏しく，病気の予防や治療が最も重要ということになる，直線型の「医学モデル」であるとの批判が強かった。

　そこで，2001（平成 13）年，WHO の総会で，**国際生活機能分類** International Classification of Functioning, Disability and Health（**ICF**）が採択された。

● **ICF の 3 つのレベル**　ICF では，図 7-3 のようなモデルを提唱している。1 次的な医学的レベルを，「心身機能・身体構造 body functions and structures」とよび，そのマイナス面を ICIDH でも用いた「機能障害 impairment」と位置づけている。2 次的な個人生活レベルが「活動 activities」で，否定的側面が「活動の制限 limitation of activity」，3 次的な社会生活レベルが「参加 participation」であり，マイナス面が「参加の制約 restriction of participation」である。

● **ICF の特徴**　障害を 3 つのレベルでとらえる点は ICIDH と同じであるが，ICF では，「心身機能・身体構造」が「活動」，さらに「参加」に影響する一方向の流れだけでなく逆方向の流れもあるという，双方向型の視点にたっている。また，社会のあり方に注目し，「背景因子 contextual factors」の重要性を強調している。このことから，ICF は，ICIDH の「医学モデル」に対して「社会モデル」などといわれる。背景因子には，建築物などの物理的側面と市民の意識・態度などの社会的側面を合わせた「環境因子 environmental factors」と，障害者自身の経歴や周囲の人々との関係性などの「個人因

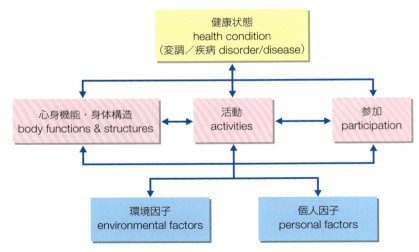

○図7-3　国際生活機能分類(ICF)の関係性

子 personal factors」とがある。

　また，ICFは，障害はマイナスだけでなくプラスにもはたらくとの視点にたつ。たとえば，障害を機に新たな出会いが生まれ，新しい活動や社会参加につながるというメリットも考えられる。活動に打ち込むために体調管理に留意するようになり，健康状態が安定するなど，3レベルと健康状態，背景因子とが，相互に関連し合う点を強調していることも特徴である。

　このICFの考え方は，2006(平成18)年に採択された国連の障害者の権利に関する条約(障害者権利条約)，2011(平成23)年に改正された「障害者基本法」の「障害」の定義などに大きな影響を与えている。

2　障害者福祉の理念

1　ノーマライゼーション

●**ノーマライゼーションの理念**　ノーマライゼーションの考え方は，1950年代後半，デンマークでコロニーとよばれる大規模収容施設での生活に反対する，知的障害者の親の会の運動が契機となって誕生した。当時の社会省の行政官であったバンク=ミケルセンは，「障害のある人たちに，障害のない人々と同じ生活条件をつくり出すことを『ノーマライゼーション』という」と述べている。すなわち，障害者本人をかえることではなく，障害があっても暮らせる社会にするために環境や周囲の人々のかかわり方を改めることを強調している。

●**障害者の権利宣言と国際障害者年**　1975(昭和50)年12月，国際連合(以下，国連)は「**障害者の権利宣言**」を採択し，リハビリテーションや労働・経済保障，差別や搾取からの保護などを主張した。第3条では，ノーマライゼーションの理念を掲げ，「障害者は，障害の原因，特質および程度にかか

わらず，同年齢の市民と同等の基本的権利をもち，このことは，まず第1に，できる限り普通の，また十分に満たされた，相応の生活を送ることができる権利を有することである」とうたっている。

　しかし，採択後も各国の取り組みは進まず，国連は1981（昭和56）年を**国際障害者年**とし，「完全参加と平等」をテーマに，世界規模のキャンペーンを展開した。その後，1983（昭和58）年から1992（平成4）年までの「**国連・障害者の10年**」を経て，ノーマライゼーションの考え方はさらに進展していく。

　こうした流れのなかで，1980年代にわが国にもノーマライゼーションの理念が浸透し，障害者福祉施策も大きく転換していった。

2 リハビリテーション

● **リハビリテーションとは**　一般に，**リハビリテーション**というと，四肢の機能訓練などを連想しがちである。しかし，機能回復は1つの手段にすぎず，目ざすところは，その人ならではの生き方が実現できるよう，本人を中心に多様な専門家がさまざまな支援を提供するということである。

　リハビリテーションという言葉がはじめて登場するのは，1920年，アメリカの「職業リハビリテーション法」においてである。第一次世界大戦で障害者となった兵士（傷病軍人）を，年金などで暮らす「税金に依存する者」から働いて税金をおさめる「納税者」にすることが目ざされた。

● **「ADL から QOL へ」**　リハビリテーション創設時の目標は職業的自立であり，そのために身のまわりのことを自分でできるようにする身辺自立が求められた。この身辺自立について，**日常生活動作** activities of daily living（**ADL**）という言葉がつかわれ，リハビリテーションはADLの自立を目ざしていた，といわれる。

　1980年代になると，「**生活の質**」などと訳されることが多い quality of life（**QOL**）という言葉が注目されはじめた。医師としてわが国のリハビリテーションをリードしてきた上田は，「人生の質」と訳すべきだと主張する。乳幼児期から高齢期までライフステージに応じた個別の支援を提供するのが，本来のリハビリテーションであるとの考えにたつからである[1]。

　このような視点から，リハビリテーションの目標の変化として，「ADL から QOL へ」という言葉も登場する。障害者に「ふつうの人」になることを求めると批判された時代から，障害をもった人の生き方そのものを支援するリハビリテーションへと，理念も，支援のあり方も大きく変化していく。さらに，2006（平成18）年の障害者権利条約では，障害がある仲間（ピア）の力を活用するピアサポートが強調され，障害者と専門職との協働がより質の高い暮らしを実現するといわれている。

1）上田敏：ADL から QOL へ．総合リハビリテーション　12（4）：261-266，1980．

3 自立生活運動（IL 運動）

● **新しい自立観**　このような変化に大きな影響を与えたのが，1970 年代にアメリカで重度障害者によって展開された**自立生活運動** Independent Living Movement（**IL 運動**）である。とくに注目されるのは，自立の概念を大きくかえたことである。

　従来の「自立」とは，自分が得た収入で生計をなりたたせるという経済的自立であり，その前提として身体的自立が求められた。このような自立観では，重度の障害がある人は自立が困難ということになり，家族や施設職員などに「依存」せざるをえない存在となる。

　しかし，IL 運動を通して，重い障害があっても納得できる人生を歩みたいと，施設や病院を出て地域で自分ならではの暮らしを求めていくこととなる。そのために必要なサービスや支援を受けながら，自分の信念に基づいた生き方を貫く，それこそが本当の意味の自立である，という考え方に到達した。

● **重度障害者が果たす社会的役割**　みずからに対する責任だけでなく，重度障害者が社会で果たすべき責務，すなわち雇用以外の社会的役割を追求し，実現していったことも，IL 運動の大きな成果である。

　わが国でも，障害者みずからが運営する**自立生活センター** Center for Independent Living（**CIL**）が 118 か所となっている（2021〔令和 3〕年 10 月現在）。ここでは，サービスの受け手であった体験をいかし，障害者が利用者本位のサービスの担い手となる。そのサービスは，ひとり暮らしや夫婦だけの高齢者世帯，子育てや介護を担っている女性などからも歓迎され，障害者ならではの視点と経験をいかし，地域のさまざまな市民を支えるまでになっている。

4 インクルージョン

● **教育におけるインクルージョン**　**インクルージョン** inclusion とは，「include（包み込む）」の名詞形で，「包含，包摂」などと訳されることも多い。ノーマライゼーションの発展とも考えられ，1980 年代にまず，学校教育の場で注目された。とくに白人と黒人の学びの場が分かれていたアメリカ，移民の多いオーストラリアなどで，あらゆる子どもが地域の学校に包み込まれ，必要な支援を得て教育を受けるべきであるとする「**インクルーシブな教育** inclusive education」という方向性が示されたのである（● 182 ページ）。

● **ソーシャル・インクルージョン**　福祉の分野では，1994 年，知的障害者の親の会の国際組織が「Inclusion International」と称するようになる。わが国の親の会も，英語での表記を「Inclusion Japan」と改め，インクルージョンを「通常の場面における援助つきの共生戦略」と規定した。

　「通常の場面」とは，学校教育であれば普通クラスであり，障害のない人と同じ場での暮らし，ということである。そして，「援助つき」とは，それぞれのニーズに応じて必要な援助が提供されることで，障害者権利条約の採択後は「合理的配慮」ともよばれる個別化された支援の重要性を指摘した。また「共生」を，「物理的な環境や生活様式の問題ではなく，重要なことは

社会における地位と役割が保障され，関係性が保てることである」と位置づけた[1]。すなわち，ともに生きるからこそ互いを認め合い，必要とし，地域で支え合って暮らすなかで，誰もがかけがえのない存在となるのである。

● **D & I** 2021（令和3）年7月23日，東京オリンピックの開会式が行われ，「Diversity & Inclusion」，略して「D & I」という言葉が多用された。これは「多様性と調和」と訳され，さまざまな場で使われつつある。オリンピックではLGBTQとよばれる性的マイノリティの選手も注目を集め，「多様性の尊重」という言葉も身近になってきた。また，国連のSDGs Sustainable Development Goals（持続可能な開発目標）では，No one will be left behind（誰ひとり取り残さない）という言葉が注目される。これらもインクルージョンそのものといえよう。

5 障害者の権利に関する条約

● **障害者権利条約の概要** 2006（平成18）年，ニューヨークの国連本部で「**障害者の権利に関する条約**」（**障害者権利条約**）が採択された。

条約の目的は，すべての人に保障される人権が，等しく障害者にも認められ，障害者の社会参加を進める，ということである。たとえば，移動やコミュニケーションで障害者が不利にならないようにするには，環境を整備したり，ガイドヘルパーや手話通訳などの支援が必要となる。このような，障害による困難を軽減・除去するための整備や支援を，条約では**合理的配慮** reasonable accommodation とよんでいる（第2条）。

50条からなるこの条約は，あらゆる分野での障害者差別を禁じ，合理的配慮を求めている。条約を批准した国は，障害者への差別を撤廃するために，さまざまな場面について，この合理的配慮を行うことが義務づけられる。

● **わが国への影響** このような国連の動向は，わが国の障害者福祉に大きな影響を与えた。民主党政権の誕生も契機となり，2010（平成22）年1月，「障がい者制度改革推進会議」がスタートした。障害者自身が主体となって，障害者関連の国内法の整備が進められ，2014（平成26）年1月，わが国も障害者権利条約の批准にいたった。

3 障害者福祉制度の変遷

1 障害者福祉制度の成立と障害種別の格差

戦後50年あまり，わが国の障害児・者福祉サービスは，4つの法律をもとに実施されてきた。

● **身体障害者福祉法** 1949（昭和24）年，戦争のために障害者となった兵士（傷病軍人）が職を得て経済的に自立することを目ざして，「**身体障害者福祉法**」が制定された。その後，対象が事故や病気で障害を有した人，脳性麻痺などの生まれながらに障害がある人へと広がっていった。法に基づく支援は，

1）松友了：「インクルージョン」の理念と実現への動向①．月刊福祉 79(7)：64-69，1996.

障害を克服するためのリハビリテーション（当時，「更生」という訳語を用いた）を行う施設建設から始まり，自分らしく地域で生きることへの支援に比重が移っていく。

● 知的障害者福祉法　1960（昭和35）年には，親の会の運動が実り，「**精神薄弱者福祉法**」が，「親亡き後」も安心して暮らせる入所施設を建設することを目ざして制定された。その後，1999（平成11）年には「**知的障害者福祉法**」に改正され，ノーマライゼーション理念の進展とともに，「施設から地域へ」と，支援の流れは大きくかわっていった。

● 精神保健福祉法　精神障害者に対しては，戦前から精神病者としての医療的な対応しかなされておらず，結果として強制入院や長期入院につながり，著しい人権侵害を引きおこすことにもなった。戦後，1950（昭和25）年に制定された「**精神衛生法**」は，1987（昭和62）年に「**精神保健法**」へと改正される。そして，1995（平成7）年に「**精神保健及び精神障害者福祉に関する法律**」（以下，略称の「**精神保健福祉法**」とする）に再改正され，ようやく福祉サービスが整備されはじめた。

● 児童福祉法　18歳未満の障害児に関しては，1947（昭和22）年に制定された「**児童福祉法**」のなかに障害児施設が位置づけられた。入所施設建設を中心に，治療と教育的な視点をあわせた「療育<small>（りょういく）</small>」が展開され，幼少時から親もとを離れての訓練・指導が実施された。1979（昭和54）年に各県に養護学校が設置され，障害児の全員就学が実現すると，家庭での生活が当然という流れにかわってくる。こうしたなかで家族支援なども注目されるが，なお，親や家族に大きな負担がかかっている現実は否定できない。

● 障害種別の格差　こうした障害者福祉制度の歴史から，わが国では身体障害，知的障害，精神障害のいずれであるかによって，利用できるサービスの質・量に大きな違いがある。この障害種別の格差と，入所施設中心の福祉であったことが，わが国の障害者福祉の大きな課題といわれていた。

2　社会福祉基礎構造改革と支援費制度

1997（平成9）年から社会福祉基礎構造改革として論議が重ねられ，2000（平成12）年はまさに「社会福祉変革の年」となった。同年4月の「介護保険法」の施行により，福祉サービスは「措置<small>（そち）</small>から契約」の時代にかわり，1950（昭和25）年に制定された「社会福祉事業法」が「社会福祉法」に改正された。ほかにも，「身体障害者福祉法」などを含めた8つの法律が改正されている。

この改革に伴い，2003（平成15）年4月からは，障害者福祉も**支援費制度**へ移行した。これまでの行政がサービスを決定するかたちから，障害者自身がサービスを選び，契約する制度となったのである。ノーマライゼーションの実現を目ざし，1人ひとりの自己決定が尊重され，サービスを選択できる時代に入ったといえる。権利擁護や地域生活支援が改革の方向性として明確にされ，サービスの利用者と提供者との対等な関係性も強調された。また，これまで福祉サービスの運営主体は行政か社会福祉法人であったが，民間企

業や NPO 法人の参入も認められることとなった。

しかし，支援費制度がスタートすると，知的障害者の外出を支援するガイドヘルパーの利用などが増大し，財源の確保が大きな課題となった。新たなシステムが検討され，2006（平成 18）年 4 月，「障害者自立支援法」が施行されることとなる。

3 障害者基本計画

「国連・障害者の 10 年」（● 171 ページ）が終了すると，1993（平成 5 ）年度から 10 年間の国の方向性を示した**「障害者基本計画」**と，それを具現化するための重点施策である**「障害者プラン（ノーマライゼーション 7 か年戦略）」**（1996〔平成 8 〕～2002〔平成 14〕年）が打ち出された。

その後，支援費制度の開始に合わせ，新たな**「障害者基本計画」**（2003〔平成 15〕～2012〔平成 24〕年度），その前半 5 年の重点施策である**「障害者プラン（重点施策実施 5 か年計画）」**（2003〔平成 15〕～2007〔平成 19〕年度）が示された。これらは，前の計画・プランと区別するために，**「新障害者基本計画」****「新障害者プラン」**とよばれた。基盤となる考え方としては，「障害の有無にかかわらず，国民誰もが相互に人格と個性を尊重し合う共生社会の実現」が掲げられた。これはインクルージョン理念（● 172 ページ）をわかりやすく示したもの，と評価することもできる。新障害者プランは，「重点施策実施（後期）5 か年計画」（2008〔平成 20〕～2012〔平成 24〕年度）に引き継がれ，さらに「障害者基本計画（第 3 次）」（2013〔平成 25〕～2017〔平成 29〕年度）が策定された。これは「第 3 次基本計画」とよばれ，2014（平成 26）年に批准された障害者権利条約の理念を反映したものとなった。

2018（平成 30）年 4 月からは「障害者基本計画（第 4 次）」（2018～2022 年度）がスタートし，「第 4 次基本計画」とよばれている。2016（平成 28）年 4 月に施行された「障害者差別解消法」，2020 年に開催が予定されていた東京パラリンピックなどを視野に入れ，社会のバリア（社会的障壁）除去や合理的配慮の提供などが強調されている。

4 障害者基本法の改正

1970（昭和 45）年に成立した「心身障害者対策基本法」は，ノーマライゼーション理念が盛り込まれ，福祉・保健・医療・教育・労働などの連携を強調し，当時としては画期的な法律と評価された。「国連・障害者の 10 年」を経て，1993（平成 5 ）年，**「障害者基本法」**へと改正された。

この改正により，障害者の定義が，それまでの身体障害・精神薄弱（現在の知的障害）の 2 障害から，精神障害を加えた 3 障害となり，法律の目的も，「保護や救済」から「自立と社会経済活動への参加」に改められた。

「障害者基本法」は，2004（平成 16）年に再改正された。改正の第 1 のポイントは，基本理念（第 4 条）に，「何人も，障害者に対して，障害を理由として，差別することその他の権利利益を侵害する行為をしてはならない」という差別禁止条項が盛り込まれたことである。第 2 は，以前は国だけに課せ

られていた障害者基本計画の策定義務であるが，都道府県・市町村にも，国の基本計画をもとにして，それぞれの計画策定を義務化したことである。これにより，身近な市町村が障害者福祉施策の主体と位置づけられ，障害者が地域で暮らす支援体制の確立に市町村が責任をもつことが期待された。

　2010(平成22)年の「障がい者制度改革推進会議」の設置により，当事者中心で障害者施策の大きな転換が検討されるなかで，2011(平成23)年7月，「障害者基本法」の抜本的改正が実現した(● 177ページ)。

5 発達障害者支援法の成立

　2004(平成16)年12月に「**発達障害者支援法**」が成立し，2005(平成17)年4月から施行された。この法律では，「グレーゾーン」「狭間(はざま)の障害」などといわれた**学習障害❶**learning disability(**LD**)，**注意欠陥多動性障害❷**attention-deficit/hyperactivity disorder(**ADHD**)，**高機能自閉症**などを有する人への支援を明確に位置づけた。そして，発達支援として，医療・福祉・教育の連携の重要性を指摘し，発達障害児を新たに**特別支援教育**(● 182ページ)の対象とした。

　国民には発達障害者への理解と社会参加への協力を求め，行政には啓発活動とともに早期発見・発達支援を行うことを求めている。支援の中核機関として，**発達障害者支援センター**を位置づけ，都道府県が設置することとした。

　2016(平成28)年5月に改正され，障害者権利条約の社会モデルの視点などをふまえて，「社会的障壁(しょうへき)」の除去，就労後の定着支援策などが盛り込まれた。

6 グランドデザイン案の登場

　2004(平成16)年10月，厚生労働省から「**今後の障害保健福祉施策について(改革のグランドデザイン案)**」が出され，① 障害保健福祉の総合化，② 自立支援型システムへの転換，③ 制度の持続可能性の確保の3点が示された。

　1点目の障害保健福祉の総合化では，身体障害，知的障害，精神障害の3障害に対する施策が総合化され，障害種別の格差が一気になくなるのかと大きな期待がいだかれた。2点目の自立支援型システムの転換では，障害者を弱者ととらえるのではなく，必要な支援を受けて自己実現・社会貢献を果たす主体的な存在と位置づけている。3点目の制度の持続とは，介護保険との統合により支援費制度を維持する財源を確保するということが考えられていた。

　しかし，このグランドデザイン案は介護保険との統合が困難と判断され，新たに2005(平成17)年2月，「障害者自立支援法(案)」が国会に提出された。

7 障害者自立支援法の成立

　2005(平成17)年10月に成立し2006(平成18)年4月から施行された「**障害者自立支援法**」は，障害者福祉の大きな転換をはかるものであった。①法律の理念，② 3障害の総合化，③「自立」概念の再確認，④ 施設体系・事

NOTE

❶❷ 2014(平成26)年，日本精神神経学会による『DMS-5　病名・用語翻訳ガイドライン』が公表され，LDの訳語を「限局性学習症」，ADHDの訳語を「注意欠如・多動症」とした。本書では，「発達障害者支援法」の記載に合わせた表記としている。

業体系の再編成，⑤ ケアマネジメントの制度化など，障害者自立支援法には評価された点も多い。しかし，課題も多く指摘され，とくにサービス量に応じて1割の利用料を徴収する「定率（応益）負担」に批判が集中し，施行後，何度も改正が重ねられることになった。

こうしたなか，2010（平成22）年1月に「障がい者制度改革推進会議」が設置され，同年6月に出された「第一次意見」で今後の法改正の方向性が示された。「障害者基本法」の抜本的改正，「障害者差別禁止法」の制定とともに，「障害者自立支援法」は廃止し，新たに「障害者総合福祉法（仮称）」を成立させるとの方針が打ち出された。新法制定に向けた検討が続けられたが，2012（平成24）年6月，「障害者自立支援法」の改正法として，「**障害者の日常生活及び社会生活を総合的に支援するための法律**」（**障害者総合支援法**）が成立した（● 178ページ）。

4 新たな法体系の整備

1 障害者基本法の抜本的改正

● **障害者基本法改正の背景**　「障がい者制度改革推進会議」では当事者主体で議論を重ね，2010（平成22）年6月の「第一次意見」につづき12月には「第二次意見」が出され，「障害者基本法」を抜本的に改正するための具体的な提言がなされた。

国会で改正に向けた審議が行われていた2011（平成23）年3月11日，東日本大震災が勃発した。日本社会のあり方そのものが問われ，国民の意識や価値観が大きくかわることにもなった。こうした転換期にあった法改正ゆえに，防災対策などが付加されて，7月29日に新たな「**障害者基本法**」が成立し，8月5日から施行された。

● **改正の内容**　第1条の「目的」では，「全ての国民が，障害の有無によって分け隔てられることなく，相互に人格と個性を尊重し合いながら共生する社会を実現する……」とあり，「共生社会の実現」が掲げられた。「分け隔てられることなく」という文言が新たに入ったことが注目される。「合理的配慮」を提供することで，障害がない人と平等に権利の主体者として生きるということであり，インクルージョンの理念をあらわしているとも理解される。

最も注目されたのが第2条，「障害者の定義」の見直しである。「谷間の障害」をなくすための検討が重ねられ，身体・知的・精神という「3障害」の枠組みにかわりはないが，発達障害が「精神障害」の範疇に位置づけられ，「その他の心身の機能の障害」として難病による障害も含まれることとなった。また，「社会的障壁」という言葉が入ったことが高く評価されている。これは，階段などの物理的なバリアだけでなく，制度・慣行・観念など，障害者差別を生み出すあらゆる社会・環境要因をさす。障害の「社会モデル」といわれるICFの観点や障害者権利条約の障害者観が反映され，障害が個人と環境との相互作用によって生じることを明確にした。

第3条には「地域社会における共生等」が位置づけられ，「障害者でない者と等しく基本的人権を享有する」ことが強調されている。第4条では，「差別の禁止」がうたわれ，「合理的配慮」についても明記されている。さらに，第32〜34条で，「障害者政策委員会等」が位置づけられ，国・地方自治体ともに当事者主体で障害者基本計画が策定され，その実施状況を監視していく役割も障害者みずからが担っていくこととされた。

●**障害者政策委員会の設置**　2012(平成24)年3月，障がい者制度改革推進会議は廃止され，その役割も含めて，7月に「障害者基本法」に基づく障害者政策委員会が新たに設置された。当事者主体の視点を維持しながら新たな政策課題に取り組むとともに，2014(平成26)年1月に批准された障害者権利条約の履行状況に関する監視機関としての役割も担うことになった。

2 障害者虐待防止法の成立

こうした当事者中心の制度改革の流れとは別に，2011(平成23)年6月，議員立法で「**障害者 虐 待の防止，障害者の養護者に対する支援等に関する法律**」(**障害者虐待防止法**)が成立し，2012(平成24)年10月から施行された。

児童や高齢者分野ではすでに虐待防止法が制定されていたが，障害分野では深刻な障害者虐待が家庭・施設・職場などで頻発していた。そこで，障害者福祉に関心をもつ国会議員が党派をこえ，紆余曲折を経て成立させたものである。虐待を発見した場合の通報の義務，市町村の役割などが位置づけられ，障害者の権利擁護に役割を発揮しつつあるが，なお厳しい虐待も発生している。

3 障害者総合支援法の成立

2011(平成23)年8月，障がい者制度改革推進会議で新法制定に向けて検討を続けた成果として，「障害者総合福祉法の骨格に関する提言」(骨格提言)が提出された。しかし，当事者主体の骨格提言がほとんど反映されないまま，2012(平成24)年6月，「**障害者の日常生活及び社会生活を総合的に支援するための法律**」(**障害者総合支援法**)が成立した。この法律は，「障害者自立支援法」の一部改正でしかないとの批判もあり，多くの課題が残されたままであると指摘され，施行3年後の見直しが行われることとなった。

◆ 障害者総合支援法による支援

「障害者総合支援法」では，障害者基本法の改正をふまえ，法の理念が新たに規定され，「共生社会の実現」がうたわれた。また，身近な地域で支援を受けられることなどが強調され，さらに，障害者の範囲が拡大されたことも注目される。

●**新たな支援対象**　2011年の「障害者基本法」の改正で，「谷間の障害」「グレーゾーン」などといわれていた発達障害が，精神障害の範疇に位置づけられた(● 177ページ)。この際，同様に「谷間の障害」とされてきた，高次脳機能障害が，発達障害に準じて支援を受けられることとなった。そして，

2013(平成 25)年 4 月 1 日に施行された「障害者総合支援法」では，難病が制度の対象となった。2015(平成 27)年 1 月より**「難病の患者に対する医療等に関する法律」**が施行され，151 疾病が対象となり，児童の難病についても「児童福祉法」の一部改正により同様の扱いとなった。その後も，順次対象疾患は拡大されている。さらに，2016(平成 28)年 6 月の「障害者総合支援法」および「児童福祉法」の改正では，新生児医療の進展により新たな「谷間の障害」と指摘されていた医療的ケア児への支援も位置づけられた。2021(令和 3)年 6 月には，「医療的ケア児及びその家族に対する支援に関する法律(医療的ケア児支援法)」が成立し，9 月から施行された。医療的ケア児の成長に応じた支援を提供するとともに，家族の負担を軽減することが目ざされている。

● **サービス体系**　「障害者総合支援法」によるサービス提供のシステムは，大きく「介護給付」「訓練等給付・自立支援医療・補装具」「地域生活支援事業」という 3 領域に分かれている(●図7-4)。利用者負担は，介護保険と同様に応益負担とされているが，現実には所得に応じた**応能負担**となっているといわれる。

　1 **介護給付**　介護給付は，コンピュータによる一次判定のあと，市町村が設置する審査会の二次判定で**「障害支援区分」**を決定し，その区分に応じて必要なサービスが提供され，高齢者の介護保険と似たシステムである。「障害者自立支援法」では「障害程度区分」とされていたが，身体機能が重視され，知的障害者や精神障害者には不利になりがちとの批判が強かった。こうした指摘もふまえ，調査項目を再編して障害支援区分へと改められた。

　提供されるサービスには，居宅介護(ホームヘルプサービス)や，使いがってがよいとされる重度訪問介護(1 人のヘルパーが，身体介護・家事援助・外出支援・見まもりなどを必要に応じて柔軟に対応)などがある。重度訪問介護は，「障害者自立支援法」では重度の肢体不自由者だけが利用できたが，「障害者総合支援法」では，重度の知的障害者・精神障害者なども利用できるようになった。障害の特性に応じた外出支援である同行援護や行動援護，重度の障害者の日中活動の場である生活介護や療養介護，緊急時に利用する短期入所(ショートステイ)，そして，居住の場である施設入所支援などが，介護給付に位置づけられている。

　2 **訓練等給付・自立支援医療・補装具**　自立や就労のための「訓練等給付」，精神障害者の通院などの医療サービスにかかわる「自立支援医療」，車椅子などの「補装具」からなるこの領域は，介護保険制度などにはない，障害がある人に固有のサービスである。

　障害支援区分などとは関係なく，原則として希望者にはサービスが提供されることになっている。リハビリテーション施設などで行われる機能訓練や生活訓練が，自立訓練として位置づけられている。また，企業などへの雇用を目ざす就労移行支援，障害者の働く場を提供する就労継続支援などがある。

　「障害者自立支援法」では，重度障害者のグループホームとして位置づけられていたケアホームは，軽度障害者のグループホームとされていた「共同

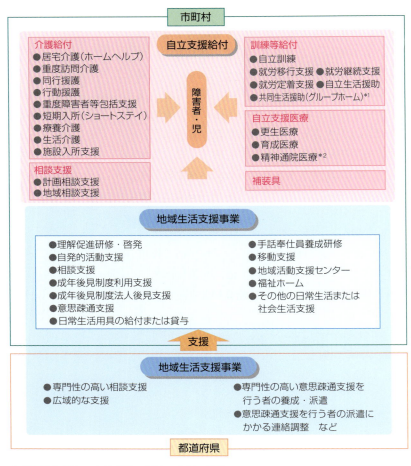

*1 従来のケアホームはグループホームに一元化。
*2 実施主体は都道府県など。

図7-4　障害者総合支援法によるサービス
（全国社会福祉協議会：障害者福祉サービスの利用について　2021年4月版．p.3．2021による，一部改変）

生活援助」という名称に一本化された。重度の人が暮らしている場合にはヘルパー派遣などが可能となり，ひとり暮らしができるサテライト型なども新設され，それぞれのニーズに応じた暮らし方が広がりつつある。

3　**地域生活支援事業**　先の2つの領域がおもに障害がある個人へのサービスであるのに対し，地域生活支援事業は市町村が整備しておき，必要に応じて障害がある本人・家族・集団に対して提供される。地域生活支援事業は，個人が単独で利用することもあれば，グループでの外出，講演会の手話通訳など，集団での利用もある。

　障害者のさまざまな相談に応じる相談支援や，手話通訳派遣などのコミュニケーション支援，支援費制度で利用が増大したガイドヘルプサービスも，移動支援として地域生活支援事業に位置づけられた。「障害者総合支援法」での新たな事業には，地域住民の啓発や当事者団体・ボランティア団体などの活動支援や，成年後見制度の利用を促進するための事業などが定められた。

これらは，障害者の地域生活を広範囲に支えるための事業であるといえよう。

　これらの事業の主体は市町村であり，都道府県の役割は人材育成などが中心となり，より身近な市町村主体でサービスが提供されていくと考えられる。

◆ 新しい施設体系・事業体系

　「障害者総合支援法」による現在のサービスの施設体系・事業体系は，「障害者自立支援法」の流れをくむものが多い。それまで，障害種別・年齢別に，33種類にも及んでいた施設体系が「障害者自立支援法」により再編成された。身近で必要な支援が受けられるよう，社会資源が少ない地域では，1つの施設が「多機能型」として複数の事業を運営し，多様なニーズにこたえていくことも可能となった。

　「障害者自立支援法」による体系では，日中活動の場と夜の居住支援の場とをはっきり分けるという大方針が掲げられた。生活の場も，施設入所は最小限にとどめ，グループホームや公営住宅の利用などを増やし，地域で暮らすための支援に重点を移すことが目ざされた。

　「障害者総合支援法」が施行されたのち，日中活動の場については新しい体系への移行が終了し，多様な障害者がともに活動する場が身近で利用できるようになってきている。しかし，夜の居住の場については，グループホームなどがなかなか増えず，ニーズに応じきれていない。地域住民の協力などを求め，障害がある人の地域でのあたり前の暮らしを確実に推進していく，地域ぐるみの活動が検討されている。

◆ 障害者総合支援法の検討課題と法改正

　「障害者自立支援法」を改正して「障害者総合支援法」が成立したという背景もあり，なお多くの基本的な課題が残されていた。そこで，法律施行後3年をめどとする検討事項として9項目が指摘された。移動支援や就労支援，コミュニケーション支援のあり方などをはじめ，相談支援事業や成年後見制度利用において，本人主体の支援を実現するために注目された意思決定支援など，地域生活を送るうえで重要な課題である。

　2016（平成28）年5月の改正では，入所施設やグループホーム（共同生活援助）に出向いて相談などを行う**自立生活援助**や，就職後の生活面の課題に対する**就労定着支援**などが新たに位置づけられ，2018（平成30）年4月から施行された。また，障害者の高齢化への対応として，昼間もグループホームで過ごせる日中サービス支援型共同生活援助も創設された。さらに，「共生型サービス」とよばれる，障害者の事業所が介護保険のサービスもあわせて提供できるしくみも導入された。つぎつぎと新たなサービスが登場するが，これらが真に利用者本位のものとなりうるか，今後の実践が問われている。

4 障害者差別解消法の成立

　障害者権利条約の批准を視野に入れ，障害者差別禁止法制定を目ざして「障がい者制度改革推進会議」で検討してきた法律が，2013（平成25）年6月

「障害を理由とする差別の解消の推進に関する法律」（障害者差別解消法）として成立した。障害者に対する差別をなくすために合理的配慮の提供などを求めている。しかし，合理的配慮について，行政機関などには法的に義務づけたが民間の事業者は努力義務であるなど多くの課題が残された。また，雇用場面での差別については，「**障害者雇用促進法**」の枠組みで対応することとなった（● 185 ページ）。

　2016（平成 28）年 4 月には，「障害者差別解消法」が施行され，「障害者雇用促進法」も改正された。国や地方自治体において，差別解消や合理的配慮の提供を具体化するための検討が続けられ，インクルージョン社会の実現が目ざされている。しかし，2017（平成 29）年の内閣府による「障害を理由とする差別等に関する調査」では，この法律を知っていると答えた人は 21.9% にすぎず，まだ浸透するにはいたっていない。2021（令和 3）年 5 月に，法律が改正され，民間事業者に対しても合理的配慮の提供が義務づけられた。

5 障害者福祉の関連施策

1 特別支援教育

● **インクルーシブな教育**　わが国では 1872（明治 5 ）年に「学制」が発布され，国民皆学となった。しかし，障害児の場合，親に対して「就学猶予・免除」を認めるというたてまえのもとに実際には学ぶ権利を奪われることになった子どもが数多く存在した。各都道府県に養護学校設置が義務づけられ，障害児の全員就学が実現したのが 1979（昭和 54）年である。しかし，この全員就学を機に，わが国では障害児だけの隔離された学びの場が確立されていくことになったとの指摘もある。

　いま，国際的な潮流は，「ともに学ぶ」方向へと確実に変化している。UNESCO は 1994（平成 6 ）年にサラマンカ宣言を出し，「すべての者への教育を Education for All」という方針を打ち出した。この宣言では，障害児だけでなく，移民なども含め人種・文化的に少数派の子どもたちなども「特別なニーズをもつ子ども」として把握することが提唱された。すべての子どもを包み込む教育を目ざし，インクルーシブな教育の実現を主張している。

● **特別な教育ニーズ**　2003（平成 15）年には，文部科学省も「特殊教育から特別支援教育へ」という障害児教育の転換を示した。**特別支援教育**では，従来の「障害児」だけでなく，学習障害（LD），注意欠陥多動性障害（ADHD），高機能自閉症など，発達障害を有する子どもも特別な教育的ニーズがあるとし，必要な支援を行うとしている。そして，これまでの盲・ろう・養護学校を一体化して特別支援学校などと改称し，地域の相談にも応じるセンター機能をもたせる，また教員の免許制度を改善する，などの方向性を打ち出した。

　文部科学省は 2002（平成 14）年に全国調査を行い，知的な遅れはないが学習面か行動面で著しい困難を示す子どもが，普通学級に 6.3%（約 68 万人）程度在籍しているという結果を発表した。さらに 2012（平成 24）年の調査では，

6.5％程度となり，2007（平成19）年4月から始まった特別支援教育では，このような発達障害児も対象となっている（●図7-5）。

2006（平成18）年5月の時点で，従来の特殊教育の対象児は，全児童生徒の1.86％にあたる約20万人であった。しかし，2019（令和元）年5月現在，従来の特殊教育にあたる特別支援学校・特別支援学級・通級による指導の対象児だけでも，合計で48万6000人（全児童生徒の5.0％）と著しく増加している。これ以外に，通常学級に在籍する発達障害児もおり，少子化によって子どもの数そのものは減っているにもかかわらず，障害ゆえに特別のニーズをもつ子どもは，わが国では激増しているといえよう。

多様なニーズにこたえる教育方法の開発，力量を備えた教師の養成などが緊急の課題であることが確認され，早急な対応が求められている。

● **地域の支援ネットワーク化と縦のケアマネジメント**　これまでの障害児教育は，教育という枠組みの中でのかかわりしかなく，医療や福祉，労働などとの連携が不十分であると批判されていた。卒業後に地域で生きるために

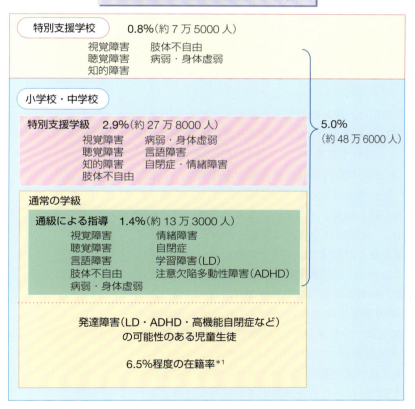

*1 この数値は，2012年に文部科学省が行った調査において学級担任を含む複数の教員により判断された回答に基づくものであり，医師の診断によるものでない。
*2 *1を除く数値は2019年5月1日現在

● 図7-5　特別支援教育の対象（義務教育段階）
（文部科学省資料，「障害者白書」令和3年版をもとに作成）

は，関連機関の支援ネットワークの構築が求められ，そのコーディネーターの役割を果たす専門職の存在が重要となる。このような連携を進めるために**広域特別支援連絡会**が設けられ，関連機関との調整を行うキーパーソンとして**特別支援教育コーディネーター**が位置づけられた。

しかし，就学期のこうした「横の連携」だけでなく，ライフサイクル全体を見すえた支援が求められ，「縦のケアマネジメント」という視点が注目されている[1]。乳幼児期から高齢期まで，ライフステージごとにキーパーソンや中核となる機関もかわるが，それぞれの段階をしっかりとつなぐケアマネジメントが重要となる。まさに「支援の縦・横のネットワーク化」が求められ，障害やそれに伴う特別のニーズを早い段階で把握し，1人ひとりに応じた具体的なかかわりを始めることがますます重要となっている。

2016（平成28）年4月の「障害者差別解消法」の施行により，教育分野においても障害のない子どもとの平等を実現することを目ざし，合理的配慮の提供などが検討されている。近年，就学年齢に達した医療的ケア児の通常学級で学びたいというニーズも増え，看護師の配置などが求められている。

2 就労支援

● **一般就労と福祉的就労**　障害者の就労形態は，大きく**一般就労**と**福祉的就労**とに分類される。わが国では，企業への就職や公務員として働く「雇用」と，「自営」などを合わせて一般就労とよぶ。また，授産施設や作業所などから始まった，とくに障害者のために設けられた場で働くことを，福祉的就労と総称する。

障害者の就労支援の大きな課題は，福祉的就労から雇用への移行を実現し，安定した就労を継続することにあるともいえる。「障害者自立支援法」では，**「就労移行」**として，このような流れを促進することを柱の1つとしていた。

● **障害者雇用施策の変遷**　わが国の障害者の就労に関する施策は，まず，戦争のために障害者となった傷痍軍人対策として始まった。そして，第二次世界大戦終了後に広く障害者全般を対象とするようになり，これは欧米も同じ流れである。わが国の場合，「就労困難な者」は医療・福祉との関連が深いので旧厚生省が担当し，雇用などが期待できる「その他の者」については旧労働省が対応してきた。すなわち，旧労働省担当の一般就労と旧厚生省担当の福祉的就労との2本柱で，障害者の就労支援施策が展開されてきた。

1960（昭和35）年に「身体障害者雇用促進法」が制定され，**雇用率制度**が導入された。当時の雇用率制度は，全従業員数の1.3％にあたる身体障害者を雇うように努めるという，努力義務でしかなかった。1976（昭和51）年に抜本的な改正が行われ，努力義務が法定義務に改められ，企業は全従業員の1.5％（1988〔昭和63〕年からは1.6％）にあたる身体障害者を雇わなければならないことになった。

1）東京都社会福祉協議会：障害がある人のライフステージを見据えた支援　支援課題と提言──『縦のケアマネジメント』の確立に向けて．pp.4-5，2005．

1987（昭和62）年には，名称も**「障害者の雇用の促進等に関する法律」**（障害者雇用促進法）へと改正され，精神薄弱者（1999〔平成11〕年より「知的障害者」に改称）と精神障害者を含め，すべての障害者が雇用促進の対象となった。しかし，雇用義務が課せられていたのは身体障害者だけで，その後も法律の改正が続いた。

1997（平成9）年には，知的障害者雇用も義務化された。それに伴って雇用率も上げられ，従業員数の1.8％にあたる身体障害者，あるいは知的障害者を雇用することが企業に課せられた。法定雇用率は，民間企業，国および地方公共団体，教育委員会などの事業主区分により定められ，2013（平成25）年度からはさらに民間企業で2.0％に引き上げられた。

2002（平成14）年の改正では，生活面の支援がより求められる知的障害者などに配慮し，**障害者就業・生活支援センター**や**職場適応援助者**（**ジョブコーチ**）**事業**が創設された。障害者が働きやすい環境や支援を整えた職場として，**特例子会社**（ ▶ plus）を設置する動きなども増えている。また，知的障害者や精神障害者に対する就労支援の有効な手法として注目されているのが，アメリカで開発された**援助つき雇用** supported employment である。これは，従来のように就職する前の評価や訓練に力を注ぐのではなく，まずは働く場を開拓し，その現場でそれぞれの障害者に応じて必要な援助を提供するシステムをさす。そして，実際の職場でこのような援助を提供するのがジョブコーチである。

2006（平成18）年4月の改正において，精神障害者の雇用も雇用率に算入できることになり，さらに2018（平成30）年4月からは精神障害者についても雇用が義務化された。これに伴い法定雇用率も，民間事業所が2.2％（改正前は2.0％），国・地方公共団体は2.5％（同2.3％），教育委員会は2.4％（同2.2％）に引き上げられた。体調の変動が大きい精神障害者の特性に配慮するために，短時間労働や勤務時間帯の工夫などが求められている。また，ジョブコーチ制度の強化，3か月間試行的に働くトライアル雇用なども位置づけられ，多様な障害者の就労自立を推進することが目ざされてきた。

● **雇用障害者数・雇用率の推移** ▶ 図7-6は，民間企業で雇用されている障害者数と実雇用率の推移を示したものである。年々，雇用される障害者が増え，とくに「障害者自立支援法」が施行された2006年ころからの増加が顕著で，2019（令和元）年6月時点の実雇用率は2.11％に達している。しかし，

---

plus	**特例子会社**

　車椅子を使用する人が働きやすい環境を整えたり，清掃などの知的障害者が従事しやすい仕事を担当する職場を独立させ，「子会社」と位置づける。この子会社に仕事を発注する「親会社」は，子会社で働く障害者を親会社の従業員として雇用率にカウントできる。こうした特例子会社制度は，1997年の障害者雇用促進法の改正で位置づけられ，2021年1月現在542社が認定されている。

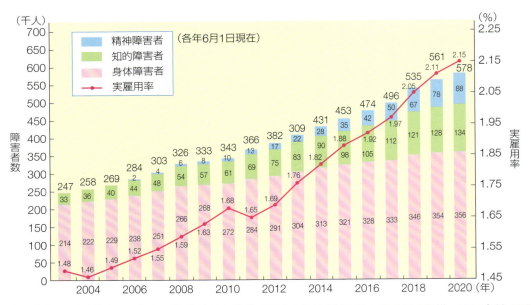

*1 雇用義務のある企業(2012年までは56人以上規模, 2013年から2017年は50人以上規模, 2018年は45.5人以上規模の企業)についての集計である。
*2 「障害者の数」とは, 次にあげる者の合計数である。
　2005年度まで：身体障害者(重度身体障害者はダブルカウント)
　　　　　　　　知的障害者(重度知的障害者はダブルカウント)
　　　　　　　　重度身体障害者である短時間労働者
　　　　　　　　重度知的障害者である短時間労働者
　2006年度以降　身体障害者(重度身体障害者はダブルカウント)
　2010年まで　　知的障害者(重度知的障害者はダブルカウント)
　　　　　　　　重度身体障害者である短時間労働者
　　　　　　　　重度知的障害者である短時間労働者
　　　　　　　　精神障害者
　　　　　　　　精神障害者である短時間労働者
　　　　　　　　(精神障害者である短時間労働者は0.5人でカウント)
　2011年度以降：身体障害者(重度身体障害者はダブルカウント)
　　　　　　　　知的障害者(重度知的障害者はダブルカウント)
　　　　　　　　重度身体障害者である短時間労働者
　　　　　　　　重度知的障害者である短時間労働者
　　　　　　　　精神障害者
　　　　　　　　身体障害者である短時間労働者(身体障害者である短時間労働者は0.5人でカウント)
　　　　　　　　知的障害者である短時間労働者(知的障害者である短時間労働者は0.5人でカウント)
　　　　　　　　精神障害者である短時間労働者(精神障害者である短時間労働者は0.5人でカウント)
*3 法定雇用率は2012年までは1.8%, 2013年4月から2017年までは2.0%, 2018年4月以降は2.2%となっている。

図7-6　障害者の雇用率の推移(民間企業)
(「障害者白書」令和3年版による, 一部改変)

　これは福祉的就労から雇用へと移行する障害者が増えたというだけではなく,「障害者雇用促進法」の改正により, 雇用率にカウントできる障害者の枠が広がったことも大きいと考えられる。また, 2020年でも雇用されている障害者のうち6割以上を身体障害者が占め, とくに精神障害者の雇用は進んでいないといわれていたが, 制度改正などもあり精神障害者雇用の増加傾向がみられる。
　2017年5月現在, 国の機関(省庁など)の障害者の実雇用率は2.50%, 都道

府県の機関は 2.44％，都道府県の教育委員会は 2.22％と，どこも法定雇用率を達成していると公表されていた。しかし，2018（平成 30）年 8 月に，障害者手帳をもたないなど本来は雇用率に換算できない人々も含まれていたことが明らかになった。「障害者雇用の水増し問題」などといわれ，行政の信頼が失墜することとなり，その後，抜本的な対応が進められている。

● **福祉的就労の課題**　「障害者自立支援法」が施行される前年の 2007（平成 19）年 10 月の時点で，障害種別の授産施設が約 3,000 か所，そこで約 1 万 2000 人が働いていた。また，最低賃金が保障される 73 か所の福祉工場で働く障害者は，2,646 人であった。そして，法律で定められた施設ではないが，より重度の人が身近で働く場として，10〜20 人定員の，地域作業所や小規模作業所などとよばれるところが数多く存在していた。働く場が確保できない重度障害者のために，親の会などが中心となって設立して行政からの補助金などで運営し，2007 年度には全国に 6,000 か所近く，9 万人もの障害者が利用していた。

　当時の授産施設の平均工賃は，1 か月に 1 万 3000 円程度であった。厚生労働省は，2007 年度から 5 か年での工賃倍増計画を打ち出し，2011（平成 23）年度までに実現することを目ざした。しかし，リーマンショック後の世界的な不況の影響などもあり，いまも大きくはかわらない状況が続いており，2019（令和元）年度の厚生労働省調査によると，後述の就労継続支援 B 型事業所の平均工賃は月額 16,369 円である。

● **障害者自立支援法と就労自立**　2005（平成 17）年 10 月に「障害者自立支援法」が成立し，障害がある人も働いて自立を目ざす「就労自立」が強調された。これまで，授産施設などの福祉的就労から雇用の場へ移行する人は年間 1％程度であったが，厚生労働省は 7％にまで増やすという目標を掲げた。そのために，3 障害別に設置されていた従来の施設体系を再編成し，**就労移行支援事業**や**就労継続支援事業**などを位置づけたのである。

　就労移行支援では，一般就労を希望する障害者に，原則 2 年間で作業訓練や職場実習，就職後の定着支援等を実施する。就労継続支援は，A 型と B 型とに分かれる。A 型はそれまでの福祉工場にあたり，ただちに企業等への就職が見込めない障害者に対して，就労機会を提供し，知識や能力の向上を目ざして雇用に向けた支援を実施する。B 型では，雇用されることがむずかしい障害者に対して，工賃の目標を設定し，収入を増やすことなどが目ざされている。これまでは授産施設などがなかった地域も多いため，空き教室や空き店舗を利用し，身近な地域に福祉的就労の場を設置できるような制度に改めた。2012（平成 24）年 3 月までに，障害者施設はそれぞれの地域特性やニーズに応じて新しい体系に移行することが求められた。作業所なども，現在では地域生活支援事業の地域活動支援センターに移行し，法内施設となっているところが多い。

　2019（令和元）年の厚生労働省の調査によると，全国で就労移行支援事業所 3,399 か所（利用者 40,062 人），就労継続支援（A 型）事業所 3,860 か所（同 86,031 人），就労継続支援（B 型）事業所 12,497 か所（同 332,487 人）となって

いる。事業所数，利用者数ともに以前と比べ著しく増加しており，利用者数については障害者数が増えたこともあるが，1人の障害者が複数の事業所を利用するようになったことも大きいと考えられる。すなわち，障害者にとっては活動の場が広がり，ニーズに合わせて多様な生き方が実現できるようになったともいえよう。

3 ケアマネジメントと地域づくり

● **ケアマネジメントの誕生と意義** 支援費制度の開始を機に，ノーマライゼーション理念の実現を目ざし，障害がある人の地域生活支援が強調された。自己決定に基づいた地域での生活を実現し，継続するための手法として，**ケアマネジメント**の検討や実践が重ねられてきた。「障害者自立支援法」では，相談支援事業として位置づけられたが，その理念と実際の手法，現状と課題などについて概観する。

ケアマネジメントの考え方は，1970年代のアメリカで，精神病院を退院して地域で暮らそうとする精神障害者を支援するなかから生まれてきた。地域の暮らしをイメージできず，みずからのニーズを整理しきれない精神障害者に対して，ニーズを明確にし，必要な資源と結びつけることを目ざした。

わが国では，2000（平成12）年にスタートした介護保険制度のなかで**介護支援専門員（ケアマネジャー）**が資格化され，高齢者ケアマネジメントの担い手とされている（●98ページ）。

● **障害者ケアマネジメントの特徴** 1995（平成7）年度より，当時の厚生省が，身体障害，知的障害，精神障害の障害種別にケアマネジメントについての検討を開始した。この年の12月には，「障害者プラン（ノーマライゼーション7か年戦略）」が策定され，「施設福祉から地域福祉へ」という方針転換が打ち出され，具体的な支援の手法としてケアマネジメントが注目をあびた。在宅での介護が中心の高齢者と違い，障害者ケアマネジメントでは，乳幼児期からの療育，教育，就労，地域での暮らしと，ライフサイクルに応じた広範囲の支援が求められる（「縦のケアマネジメント」，●184ページ）。こうした視点をふまえ，それぞれの自己決定を尊重し，障害特性に応じた多様な支援が必要となってくるのである。

● **障害者ケアマネジメントの理念** 2003（平成15）年度からの支援費制度の開始に合わせ，ケアマネジメントは障害者の地域生活を実現する手法とされ，基本理念として，次の5点があげられた。すなわち，① ノーマライゼーションの実現に向けた支援，② 自立と社会参加の支援，③ 主体性，自己決定の尊重・支援，④ 地域における生活の個別支援，⑤ エンパワメントの視点による支援である。

2006（平成18）年12月に障害者権利条約が採択されると，第12条（法律の前にひとしく認められる権利）の考え方に基づき，「自己決定の尊重」にかわり「意思決定支援」が注目されるようになった。いかに障害が重くとも，誰もがみずからの意思を有しており，家族や後見人などの代行決定ではなく，あくまでも本人の意思決定を支援し，その生き方を支えるという視点である。

2011（平成23）年の「障害者基本法」の改正で，第23条に「意思決定の支援」が明記され，厚生労働省から障害者や認知症の意思決定支援のガイドライン[1,2]も出され，さまざまな分野で意思決定支援の実践が広まっている。

● **エンパワメントと地域生活支援**　エンパワメントはアメリカの黒人への支援のなかで提唱されたのが，その始まりである。厚生省（当時）は，障害者ケアマネジメントとの関連で，エンパワメントを次のように定義した。「社会的に不利な状況におかれた人々の自己実現を目ざしており，その人の有するハンディキャップやマイナス面に注目するのではなく，長所，力，強さに着目して援助することです。このような援助方法により，サービス利用者が自分の能力や長所に気づき，自分に自信がもてるようになり，ニーズを満たすために主体的に取り組めるようになることを目ざします。エンパワメントの理念においては，援助者はサービス利用者と同等の立場に立つパートナーということになります」。

これまでリハビリテーションや障害児教育では，「障害の克服」を目ざして「できない部分」やマイナス面にのみ着目してきた。その結果，障害者はみずからを否定せざるをえない状況に追い込まれることも多かった。エンパワメントの考え方ではマイナスよりもプラス面に着目し，自分に自信をもって，自分ならではの生き方を求めていくことの重要性を強調している。実践の場では「いいとこさがし」といった言葉が用いられ，1980年代にアメリカで精神障害者の支援において展開されたストレングスモデル[3]が注目されている。

また，ここで強調しておきたいのは，このような支援にかかわるなかで，ケアマネジャー自身が大きな力を得て，支援者としても成長するという点である。障害がある人がエンパワメントされたのはもちろん，かかわっていた私たちもまたエンパワメントされた，という支援者の声をしばしば耳にする。これこそが，パートナーシップに基づくエンパワメントの成果であるといえよう。

● **障害者自立支援法とケアマネジメント**　「障害者自立支援法」では，障害者の施設や病院からの「地域移行」と「就労自立」が大きな柱とされた。そして，それを実現するための手法として，ケアマネジメントが地域生活支援事業のなかに「相談支援事業」として位置づけられ，「障害者総合支援法」への改正後も引き継がれている。厚生労働省は，ケアマネジメントを次のように定義している。「利用者が地域社会による見まもりや支援を受けながら，地域での望ましい生活の維持継続を阻害するさまざまな複合的な生活課題（ニーズ）に対して，生活の目標を明らかにし，課題解決にいたる道筋と方向を明らかにして，地域社会にある資源の活用・改善・開発を通して，総合的かつ効率的に継続して利用者のニーズに基づく課題解決をはかっていくプロ

1）厚生労働省：障害福祉サービス等の提供に係る意思決定支援ガイドライン．2017.
2）厚生労働省：認知症の人の日常生活・社会生活における意思決定支援ガイドライン．2018.
3）小澤温監修：相談支援専門員のためのストレングスモデルに基づく障害者ケアマネジメントマニュアル——サービス等利用計画の質を高める．中央法規出版，2015.

セスと，それを支えるシステム」。そして，社会資源を改善・開発するためのシステムの重要性を強調している。

「障害者自立支援法」では，このシステムづくりの中核として，関係機関と連絡調整を行う**自立支援協議会**の設置を求めた。2010（平成22）年12月の「障害者自立支援法」の一部改正では，相談支援体制の強化が打ち出され，自立支援協議会が法律上に位置づけられた。地域の支援ネットワークを具体化するための組織として法定化され，施設や病院からの地域移行や地域生活の定着を促進するために，自立支援協議会の役割が期待された。

また，この改正で，新たに**基幹相談支援センター**が地域の相談支援の拠点として位置づけられた。発達障害も含めて，身体障害・知的障害・精神障害の3障害に対応するワンストップ型の相談窓口としての役割を果たす。支援困難事例への対応や相談支援事業者への助言，病院や施設からの地域移行や地域定着支援の中核機関でもある。2012（平成24）年10月から施行された「障害者虐待防止法」（178ページ）の市町村障害者虐待防止センターの役割を兼ねることもでき，新しい成年後見制度利用支援事業の実施なども行われる。自立支援協議会❶の運営を委託することもでき，まさに地域の支援ネットワークの中枢，権利擁護・虐待防止の拠点として大きな役割が期待されている（図7-7）。

> **NOTE**
> ❶ 2012年に成立した障害者総合支援法への改正では，「自立支援協議会」の名称を地域の実状に応じて弾力的に変更できるとして，単に「協議会」としている。

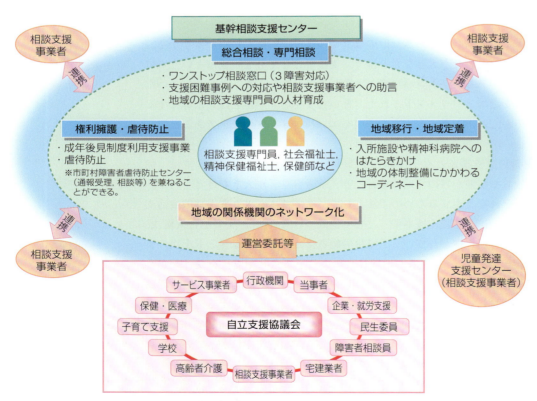

図7-7 基幹相談支援センターの役割と関係機関のネットワーク化
（厚生労働省資料による，一部改変）

B. 障害者福祉 **191**

> **事例 ❸ 家族ぐるみの支援（知的障害者の息子と身体障害者の父）**

【利用者の状況】

　就労継続支援 B 型の事業所に通う軽度知的障害の息子（24 歳）と父親（56 歳）の 2 人暮らし。父は家具職人であったが，53 歳のときに脳血管障害で左半身麻痺（身体障害 2 級）となり生活保護受給に。介護保険でヘルパーを利用し，デイサービスにも通う。

　息子は特別支援学校卒業後，1 年ほど就職するが解雇されて現在の事業所に。父が倒れてからは，「昼食代が出せないから，もう施設には通わなくてよい」と言われ，通所しなくなる。食事は 1 日に，父親がつくる大きなおにぎり 1 つ程度。父がデイサービスに行くときは，食事代として 300 円を渡されて図書館などで過ごす。

　父は入浴サービスを利用しているが，息子は風呂にも入れず不衛生。気に入らないと父が息子を棒でたたくなどの虐待もあり，1 年ほど前から息子は夜尿もみられて精神的に不安定であった。みかねた父親のヘルパーから市役所に相談があり，障害者センターのケアマネジャー（相談支援専門員）が対応することになる。

【支援経過】

　息子が父親のヘルパーと障害者センターへ相談に来所する。ケアマネジャーが経過を聞き，看護師が息子の栄養状態がわるいことや，虐待による傷あとを確認する。本人に今後の希望をたずねると，父親と離れて友だちと一緒の暮らしがしたいと答える。

　その 1 週間後，本人，父親，父親のヘルパー，生活保護担当ワーカー，息子の知的障害担当ワーカー，障害者センターのケアマネジャー，看護師とでケア会議を開く。本人は父親と離れたいと主張するが，父親は納得せず，その場でも息子に暴力をふるう。しかし，本人の意思はかたく，ヘルパーもその方向をすすめ，当面，障害者支援施設への入所が適当との結論になる。

　父親に対しては，生活保護担当ワーカーと身体障害担当ワーカーとが協力して説得に努めた。息子にはケアマネジャーが，その後 2 回自宅訪問して意思を再確認。看護師も同行して，食事や入浴状況の改善を促す。しかし，父親は強硬に入所に反対し，スタッフの前でも暴力をふるった。

　こうしたなかで入所の緊急性が高いと判断され，ケア会議から 2 週間後，受け入れ施設がみつかる。すぐにケアマネジャーが本人と施設を見学し，たまたま学校時代の友人もいて，本人も早く入所したいとの意向を示す。

　ヘルパーの紹介で，父親が頼りにしていた以前の仕事仲間も説得に協力し，これを機に，父親は無理のない範囲で下請け的な仕事も依頼されるようになる。職人としての誇りを回復でき，障害者センターの作業療法士が仕事のやり方について助言したこともよい方向にはたらいた。父親も態度をかえ，施設入所に同意した。当面は施設において本人の評価を行い，新たな地域生活の実現に向けて支援を提供することとなった。

【どう支援できるか】

　この事例のように，知的障害者への支援といっても，知的障害者福祉という枠の中だけでは地域の暮らしは支えきれないことが多い。本事例では，息子に対してはおもに知的障害者福祉，父親に対しては身体障害者福祉と介護保険，そして生活保護など，多分野にわたる支援があって 2 人の生活はな

りたっている。このように複数の分野や法律による支援を，家族構成員それぞれに提供しなければ地域での生活を続けられない複合的な課題を有する世帯が増えている。以前は「多問題家族」などとよばれていたが，この事例では虐待もからみ，まさに「家族ぐるみ」の多様な支援が求められている。

　障害児の場合，コミュニケーションがむずかしいこともあり，障害がない子どもよりも虐待を受けやすいなど，障害と虐待との関係も注目されている[1]。これは成人障害者の場合も同じで，障害児・者の入所施設では，家族から虐待を受けた人の利用が増えている。また，結果として犯罪者となってしまった人など，障害者施設は複雑な課題をかかえ，支援が困難な事例が増えている。2012（平成24）年10月から施行された「障害者虐待防止法」なども関係して，新たな地域の支援システムの検討も求められている。

　施設からの地域移行が強調されるが，近年，入所施設では虐待や犯罪など，新たな課題をもって利用する障害者が増えている。施設側も，こうしたニーズにこたえうる力量が求められる。そして，このような困難事例について，あらためて地域生活への移行を実現しようとする場合，入所施設や担当ワーカーの努力だけで成果をあげられるはずがない。そこで，地域の関連機関や多様な専門職を巻き込み，地域の人々の協力も得るケアマネジメントが力を発揮するのである。

　本事例の場合も，市役所の各部門のケースワーカー，介護保険のヘルパーや地域の仕事仲間まで，それぞれが重要な役割を果たし，ここに看護師も加わってその専門性を十二分に発揮している。

　障害がある人の地域生活支援では，まず本人の意思を尊重し，それを実現するために多様な職種や機関が，従来の専門性の枠をこえ，新たな支援を創造しながらかかわっていくことが求められる。これがケアマネジメントの真髄・意義であり，「障害者総合支援法」に規定された相談支援事業，（自立支援）協議会に求められる役割でもある。そして，ケアマネジメント実践を確実に積み重ねていけば，地域そのものが大きくかわり，「地域の福祉力」が高まっていくのである。

1）杉山登志郎：子ども虐待という第四の発達障害．学習研究社，2007．

C 児童家庭福祉

1 児童と育ちの環境としての家庭生活の現状

1 児童の定義と現状

● 児童とは　「子ども」とは，未成熟の者をさす用語だが，年齢的には，民法で成年に達しない者と規定されるなど複数の定義をもつ。社会福祉の制度では，児童という用語で定義されることが多い。児童とは，わが国では，

1947(昭和22)年制定の「**児童福祉法**」で満18歳に満たない者として定義されている。さらに，「児童福祉法」では，児童の育成に国民が努力することが求められており，社会皆で，生活保障や愛護すべきと考えられている。「児童」という用語を使うとき，私たちは，社会によりまもっていく対象として考えている。

　他方，児童には，もうひとつの側面がある。1951(昭和26)年に児童憲章制定会議で制定された**児童憲章**は，法律とは異なり，社会で自発的に国民が遵守していこうと宣言したものである。児童憲章では，児童は人として尊ばれ，社会の一員として重んぜられるとされている。さらに，「児童福祉法」第1条では，2016(平成28)年改正により，すべての児童は，成長，発達，自立を等しく保障される権利を有すると規定された。これは，児童が大人にまもられるだけの対象でなく，一個人として，尊重される側面をもつと考えることもできる。子どもとは，社会でまもる対象という側面と，一個人として尊重する主体という側面との両方をあわせもつものとして，理解することが必要である。

● **児童の現状**　18歳未満の児童は，2020(令和2)年の人口統計によれば，1512万人であり，全人口の12.0%となっている。出生の状況について，出生数と合計特殊出生率の推移によれば，過去約70年間で，出生はおおむね減少して推移してきている(● 29ページ，図2-2)。

　出生数でみれば，第1次ベビーブーム(1947〔昭和22〕～1949〔昭和24〕年)で誕生した子どもが出産適齢期に入ったと考えられる第2次ベビーブーム(1971〔昭和46〕～1974〔昭和49〕年)は，多くの出産があった。ところが，人口を分母とした合計特殊出生率でみると，この期間は，わが国で人口を維持するのに必要な水準(人口置換水準)とされる2.08を大きく上まわることはなかった。合計特殊出生率が人口置換水準を相当期間下まわっている状況を**少子化**という。

2　育ちの環境としての家庭の現状

● **家庭環境の変化**　子どもの育ちの環境としての家庭は，変化してきている。世帯構成の人数の変化を，平均世帯人員の推移でみれば，期間を通しておおむね減少傾向にある(● 34ページ)。さらに，世帯がいかなるメンバーによって構成されているかを世帯構成割合の推移でみれば，3世代世帯が減少し，単独世帯が増加してきたことがわかる(● 35ページ，図2-6)。この世帯人員の減少や世帯構成の単純化は**核家族化**とよばれ，「夫婦とその未婚の子女」「夫婦のみ」「父親または母親とその未婚の子」の世帯が増えてきている。

● **社会全体での子育て**　今日の社会では，養育する家庭だけで子どもの成長や発達の環境を確保することはむずかしくなっている。地域の変化を含めて，社会全体で子どもの養育環境の形成に携わっていく必要がある。

　2016(平成28)年改正の「児童福祉法」では，児童の保護者が「第一義的責任」をもち，国および地方公共団体はともに責任を負うと規定されている。

さらにすべての国民は、児童の意見尊重や最善の利益を優先して育成に努力することが求められている。

また、2012(平成24)年成立の「子ども・子育て支援法」は、「父母その他の保護者が子育てについての第一義的責任を有するという基本的認識の下に、家庭、学校、地域、職域その他の社会のあらゆる分野における全ての構成員が、各々の役割を果たすとともに、相互に協力して行われなければならない」と規定している。私たちの社会では、地域社会の多様なメンバーの参加が前提となって、子育てを考えなければならない。では、そのしくみとして活用される、制度や施策について次にみていくこととしたい。

2 児童にかかわる法と施策

1 児童福祉法

社会福祉のすべての法令の根拠は、日本国憲法である。憲法第25条には、「すべて国民は、健康で文化的な最低限度の生活を営む権利を有する」とされ、国が、すべての生活部面について、社会福祉、社会保障および公衆衛生の向上と増進に取り組むことになっている。ほかにも、社会福祉の根拠として、基本的人権(第11条)、幸福追求権(第13条)、平等権(第14条)などがある。

ただ、これらの条文には、児童福祉の具体的な内容はふれられていない。この権利を児童を対象として具体化して保障するのが、**児童福祉法**などの法令である。

● **対象**　「児童福祉法」は、児童を18歳未満のすべての者を対象として、健全な育成と福祉の増進を目ざす。児童はさらに、▶**表7-3**のように区分されている。また、里親や一部の施設の活用には、18歳をこえても活用できることになっている。さらに、福祉の対象として、障害児・妊産婦・保護者が規定されている。とくに、妊産婦が対象となることは、児童が生まれる前の母親の胎内にいるところから、福祉の対象とされていることを示している。

この法律が制定された1947(昭和22)年は、第二次世界大戦の終戦直後であり、厚生省(現厚生労働省)「全国孤児一斉調査」によれば、戦災で親などの保護者のいない児童は12万3000人をこえていたとされる。しかし、「児童福祉法」が、その対象を保護者のない児童や貧困児童とせずにすべての児童を対象としたことは、当時としては先見的なことであった。

● **児童福祉の担い手**　児童福祉は、保護者とともに、国および地方公共団体が行政の役割として福祉を行う責任をもち、進められる。しくみとして中心的な担い手となる機関には、▶**表7-4**のものがある。**児童相談所**が、児童虐待の保護などで中心的な専門機関となっているが、家庭児童相談室や保健所も、身近な地域で最前線の相談窓口としての重要な役割を果たすようになってきている。

● **児童福祉施設**　「児童福祉法」には、地域の児童や保護者が、活用でき

○ 表 7-3　児童福祉法の対象

対象区分	定義
乳児	満 1 歳に満たない者
幼児	満 1 歳から小学校就学の始期に達するまでの者
少年	小学校就学の始期から満 18 歳に達するまでの者
障害児	身体障害，知的障害，精神障害，発達障害，難病のある児童
妊産婦	妊娠中または出産後 1 年以内の女子
保護者	親権者，未成年後見人その他，児童を現に監護する者

○ 表 7-4　児童福祉のおもな機関

施設	内容
児童相談所	都道府県，指定都市に設置の義務づけがされ，政令で定める市，特別区に設置が求められる機関である。市町村をこえた広域で児童や家庭の相談に専門的知識技術で対応する。調査，判定を行い，一時保護などの措置をとることができる。
子育て世代包括支援センター（母子健康包括支援センター）	市町村に必要に応じて設置され，妊産婦および乳幼児の実情把握，妊娠・出産・子育てに関する相談，支援プランの策定，関連機関との連絡調整など，子育て世代への包括的な支援を行う。
家庭児童相談室	福祉事務所に設置することができる機関であり，市町村において，児童や妊産婦の実情把握，相談対応などを行う。

る資源として児童福祉施設が規定されている。児童福祉施設は ○ 表 7-5 のとおりであり，家庭で生活しながら通所する施設もあれば，児童や母子家庭が入所して生活する施設もある。

2　母子保健法と母子保健施策

◆ 母子保健法

　「母子保健法」は，1965（昭和 40）年に制定され，生まれる前と生まれた直後の児童および母親の健康のため，保健指導・健康診査・医療などを行う制度である。対象は，「児童福祉法」の対象を基本としながら，○ 表 7-6 のようになる。とくに，乳児をさらに細かく新生児，未熟児，低体重児と定義している。

　「母子保健法」によるおもな制度として，次のものが規定されている。
● **母子健康手帳**　妊娠をした者は，市町村に妊娠の届出をすることが義務となっている。そして，妊娠の届出がされた者に市町村が交付することが義務づけられているのが母子健康手帳である。この手帳には，児童の保護者の状況，児童の出生状況，妊婦や乳幼児の健康状態，妊婦の職業や環境の状況，検査結果，母親学級の状況などが記録される。
● **健康診査**　「母子保健法」で規定されているおもな健康診査には，① 妊産婦対象，② 1 歳半から 2 歳未満の幼児対象，③ 3 歳から 4 歳未満の幼児対

▶表 7-5 児童福祉施設

施設	目的
助産施設	保健上必要があるにもかかわらず，経済的な理由により入院助産を受けることができない妊産婦を入所させて，助産を受けさせることを目的とする施設
乳児院	乳児（とくに必要のある場合には，幼児を含む）を入院させて養育し，退院した児童についても，相談その他の援助を行うことを目的とする施設
母子生活支援施設	配偶者のない，またはこれに準ずる事情にある女性と養育する児童を入所させて保護するとともに，自立促進のために生活を支援し，あわせて退所した者について相談その他の援助を行うことを目的とする施設
保育所	保護者の委託を受けて，保育を必要とする乳児や幼児を保育することを目的とする施設
幼保連携型認定こども園	義務教育およびその後の教育の基礎をつちかうものとしての満3歳以上の幼児に対する教育および保育を必要とする子どもに対する保育を一体的に行い，これらの子どもの健やかな成長がはかられるよう適当な環境を与えて，その心身の発達を助長するとともに，保護者に対する子育ての支援を行うことを目的とする施設
児童厚生施設	児童遊園，児童館など，児童に健全な遊びを与えて健康を増進し，情操をゆたかにすることを目的とする施設
児童養護施設	保護者のない児童（とくに必要がある場合以外，乳児を除く），虐待されている児童，その他養護を要する児童を入所させて養護し，あわせて退所した児童に対する相談その他の自立のための援助を行うことを目的とする施設
障害児入所施設	障害児を入所させて支援を行うことを目的とする施設 ①福祉型障害児入所施設：保護，日常生活の指導および独立自活に必要な知識技能の付与を目的とする ②医療型障害児入所施設：保護，日常生活の指導，独立自活に必要な知識技能の付与および治療を目的とする
児童発達支援センター	障害児を日々保護者のもとから通わせて支援を提供することを目的とする施設 ①福祉型児童発達支援センター：日常生活における基本的動作の指導，独立自活に必要な知識技能の付与または集団生活への適応のための訓練を目的とする ②医療型児童発達支援センター：日常生活における基本的動作の指導，独立自活に必要な知識技能の付与または集団生活への適応のための訓練および治療を目的とする
児童心理治療施設	交友関係その他の環境上の理由により社会生活への適応が困難となった児童を，短期間入所させたり保護者のもとから通わせて，あわせて退所した者について社会生活適応に必要な心理治療および生活指導，相談その他の援助を行うことを目的とする施設
児童自立支援施設	不良行為をなしたり，なすおそれのある児童，家庭環境その他の環境上の理由により生活指導等を要する児童を入所させたり保護者のもとから通わせて，個々の児童の状況に応じて必要な指導を行い，その自立を支援し，あわせて退所した児童について相談その他の援助を行うことを目的とする施設
児童家庭支援センター	地域の児童福祉に関する各種の問題につき，児童，母子家庭その他の家庭，地域住民その他からの相談に応じて必要な助言を行うとともに，保護を要する児童やその保護者に対する指導を行い，あわせて児童相談所，児童福祉施設などとの連絡調整を総合的に行い，地域の児童家庭福祉の向上をはかることを目的とする施設

象のものがある。②と③は，市町村に実施が義務づけられており，①は市町村が必要に応じてだが積極的にすすめる（勧奨する）ことになっている。

● **訪問指導**　健康診査により健康状態が確認されるが，必要に応じて訪問して保健指導を実施する。訪問指導には，①妊産婦対象，②新生児・未熟児対象のものがある。①は，市町村が，医師・助産師・保健師などにより，妊娠や出産に支障のある，疾病などがある妊産婦を訪問して指導する。②は，市町村が，医師・助産師・保健師などにより，養育上必要がある新生

C. 児童家庭福祉　197

● 表 7-6　母子保健法の対象の定義

対象区分	定義
妊産婦	妊娠中または出産後 1 年以内の女子
乳児	満 1 歳に満たない者
新生児	出生後 28 日を経過しない乳児
未熟児	身体の発育が未熟のまま出生した乳児であって，正常児が出生時に有する諸機能を得るにいたるまでの者
低体重児	体重が 2,500 グラム未満の乳児
幼児	満 1 歳から小学校就学の始期に達するまでの者
保護者	親権者，未成年後見人その他，児童を現に監護する者

児・未熟児の保護者を訪問して指導する。妊娠期から子育て期までの切れ目ない支援を行う**母子健康包括支援センター**，「児童福祉法」による**乳児家庭全戸訪問事業**とあわせ，すべての乳幼児のいる家庭を支援に結びつけることが目ざされている。

● **母子栄養強化・養育医療**　市町村は，妊産婦，乳児，幼児に対して，健康保持や増進のために必要な栄養の援助を努力することになっている（**母子栄養強化事業**）。さらに，市町村は，養育のため病院や診療所に入院や通院が必要な未熟児に対して，診察，薬や手術等の治療，看護や移送などを支給する（**養育医療**）。

◆ 健やか親子 21

　2001（平成 13）年から，母子保健に関する事業として，都道府県および市町村において「健やか親子 21」の取り組みが行われている。「健やか親子 21」は，母子の健康水準を向上させるためのさまざまな取り組みを推進する国民運動計画であり，2015（平成 27）年からの「健やか親子 21（第 2 次）」では，地域や家庭環境などの違いにかかわらず同じ水準の母子保健サービスが受けられるよう，「切れ目ない妊産婦・乳幼児への保健対策」などの基盤課題が設定されている。

◆ 小児慢性特定疾病

　母子保健に関連する「児童福祉法」等による施策として，小児慢性特定疾病対策がある。児童の慢性疾患のうち，小児がんなど特定の疾患については，治療期間が長く，医療費負担が高額となる。都道府県，指定都市，中核市により，疾患の治療方法の確立と普及，患者家庭の医療費の負担軽減につながるよう医療費の自己負担分の補助が行われている。医療費補助の対象は，特定疾患群に指定されている慢性疾患をもつ 18 歳未満の児童で，引きつづき治療が必要な場合は，20 歳未満まで適用される。

　以上がおもな施策であるが，母子保健はすべての児童と保護者にとって，支援の入り口となる初期の重要な役割を果たしていることがわかる。した

198　第7章　社会福祉の分野とサービス

がって，健康の確認や病気・障害の発見だけでなく，子育ての入り口にたつ親に，いかに子育ての知識や技術を伝え，親としての意欲を引き出すかが重要となる。

3　ひとり親家庭の支援

◆ 母子及び父子並びに寡婦福祉法

　ひとり親家庭の福祉は，1964（昭和39）年に制定され，2014（平成26）年に現在の法令名に改正された「母子及び父子並びに寡婦福祉法」を中心に展開されている。対象は，20歳未満の児童を養育する母子家庭等（母子家庭，父子家庭で事実婚を含む），寡婦（かつて配偶者のない母子家庭の母であり民法上児童を扶養していた者）である。

　都道府県や市町村は，母子家庭等や寡婦の生活の安定と向上のために，地域の実情に応じた措置を積極的かつ計画的に進めることが求められている。これにより，市町村を中心に**母子・父子自立支援員**が配置されており，福祉事務所等において，相談，自立に必要な指導や助言，職業能力の向上および求職活動に関する支援を行う。さらに，**母子福祉資金，父子福祉資金，寡婦福祉資金**は，経済的自立の助成と生活意欲の助長，母子・父子家庭の扶養する児童の福祉の増進のために貸し付ける資金として活用されている。

◆ 児童扶養手当法

　児童扶養手当は，1961（昭和36）年に母子家庭のための社会手当制度として制定された「児童扶養手当法」により進められている。2010（平成22）年の法改正により，支給対象が父子家庭にも拡大された（● 128ページ）。

4　DV 対策

● **DV 防止法**　家族のなかの暴力，とくに配偶者の間の暴力は，家庭という閉じた生活の場で展開し，外からは見えにくい暴力の問題として，深刻な被害を及ぼすことになる。これは，**ドメスティック・バイオレンス** domestic violence（**DV**）とよばれる。DV への対応は，2001（平成13）年に制定され2013（平成25）年に名称が改正された「**配偶者からの暴力の防止及び被害者の保護等に関する法律**」（**DV 防止法**）により，取り組みが進められている。

　DV は，配偶者からの身体に対する暴力（身体に対する不法な攻撃であって生命または身体に危害を及ぼすもの）またはこれに準ずる心身に有害な影響を及ぼす言動と定義されており，離婚や事実婚の解消ののちに継続されている暴力も含められている。

● **配偶者暴力相談支援センター**　対応の機関としては，**配偶者暴力相談支援センター**があり，都道府県が**婦人相談所**などの施設を活用して設置することとなっている。配偶者暴力相談支援センターは，被害者の相談にのるとともに，医学的・心理学的指導を行っている。さらに，被害者の自立のために，民間団体と連携して，就業の促進，住宅の確保，援護等に関する制度の利用

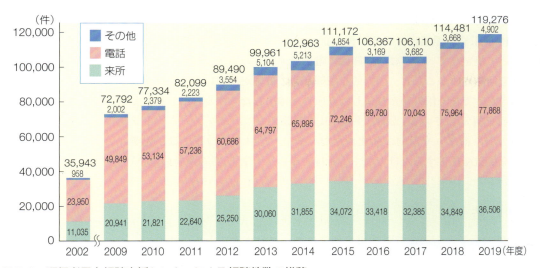

○図 7-8　配偶者暴力相談支援センターによる相談件数の推移
（内閣府男女共同参画局「配偶者暴力相談支援センターにおける配偶者からの暴力が関係する相談件数等の結果について」をもとに作成）

について，情報提供，助言，連絡調整を行うこととなっている。また，緊急時には，被害者やその家族の安全を確保するための一時保護を行う。なお，2007（平成 19）年の DV 防止法改正により，市町村にもセンターの設置に努めることが求められている。被害者の保護のために，発見者がセンターや警察官への通報に努力することが規定され，被害者が生命または身体に危害が加えられることを防止するため，裁判所に「保護命令」の申し立てを行い，つきまとい等の行為を禁止できることとなっている。保護命令の対象は，被害者本人だけでなく，その親族や未成年の子の連れ去りの危険がある場合にも適用される。

● **法律の対象**　DV 対策については，あわせて 2000（平成 12）年に成立した「ストーカー行為等の規制等に関する法律」や刑法により規制が行われてきた。しかし，個別のケースでは，家庭の関係性が多様となっていることで，法律の定義にあてはまらないケースも出てきた。そこで，対応拡大のため，2013（平成 25）年の DV 防止法改正により，「配偶者」としての位置づけが明確でなくても「生活の本拠を共にする交際」であると認められれば，DV 防止法の規定を適用できるようになった。

● **DV の現状**　DV は，配偶者暴力相談支援センターの対応件数でみると，増加傾向にある（○図 7-8）。内閣府男女共同参画局によれば，2019（令和元）年度の年間の相談の内訳は，女性からの相談が 116,374 件（97.5％）であり，加害者との関係は，婚姻の届出ありが 95,217 件（79.8％）であった。

5　児童買春，児童ポルノに係る行為等の規制及び処罰並びに児童の保護等に関する法律

児童に対する性的搾取や性的虐待の被害から児童を保護するために，1999（平成 11）年に制定された本法は，2014（平成 26）年に「児童買春，児童ポル

ノに係る行為等の規制及び処罰並びに児童の保護等に関する法律」に改称された。18歳未満の児童に対する，児童買春や児童ポルノの被害の防止と処罰について規定している。この問題は，電子ファイルの画像などがインターネットを通じて広がるなど，国際的な犯罪として被害が出ている。したがって，国内だけでなく国外から輸入したり国外へ輸出したりする行為も対象として量刑を規定している。2004（平成16）年の改正では，インターネットを通じての取り締まりや罰則が強化された。また，2014年の改正では，児童ポルノを製造や提供するだけでなく，所持する行為も禁止（単純所持の禁止）されている。

6 少年法

　20歳未満の子どもの非行や刑事事件等について対応するための法律が，1948（昭和23）年に制定された「少年法」である。この法令では，少年を20歳未満と定義し，健全な育成と環境の調整等を行うことを目的としている。対応としては，少年を非行等の状況で，① 罪を犯した少年（犯罪少年），② 14歳に満たないで刑罰法令に触れる行為を成した少年（触法少年），③ 保護者の監督に服さないなどで，その性格または環境に照らして，将来，罪を犯し，または刑罰法令に触れる行為をする虞のある少年（虞犯少年），の3つに区分し，家庭裁判所の審判に付する対応をとることとなっている。2000（平成12）年の改正により，16歳以上の少年で，故意の犯罪行為により被害者を死亡させた罪を犯したとみとめられる場合は，家庭裁判所は，管轄地方裁判所に対応する検察庁の検察官に送致しなければならないこととなった。2021（令和3）年の改正では，民法の18歳を成年とする改正に伴い，18歳，19歳を「特定少年」と定義し，引きつづき少年法の適用対象とするなどの改正が行われた。

3 少子化対策と子育て支援

1 少子化の課題と家族

● **少子化をめぐる家族環境**　子どもの成長や発達を支える環境としての家庭は，核家族化としてふれた。世帯員が減少し，世帯構成が単純化することで，親となる若い家族は，いかにもち合わせた資源で子育てに対処ができるかどうか，不安に感じることもあるだろう。地域のつながりを含めて，多世代での支え合いの環境が期待できなくなった社会では，子育て自体が家族の大きな課題となる。1980年代ごろから，多様化していく家族のかたちのひとつとして，DINKs（ディンクス，Double Income No Kids：共働きで子どものいない家族）とよばれる家族行動のかたちが指摘された。この行動は，当面の子どものいない家族を維持しながら，子育てのタイミングを選択する行動であった。

● **1.57ショック**　こうした個人の行動が社会に大きな影響力として受けと

められたのが，1990（平成2）年の「**1.57ショック**」である。これは，1989（平成元）年の合計特殊出生率が，第二次大戦後で最低を記録していた1966（昭和41）年を下まわり，1.57を記録したという衝撃がマスコミ等で大きく取り上げられたことをさす。合計特殊出生率の推移をみれば，その状況は細かく上下動を繰り返してきた（● 29ページ，図2-2）。当時の最低であった1966年は，干支の暦の「丙午」にあたり，民間伝承から，出産を控える歴史的な経過があった。ところが，1989年は，丙午とは無関係に出生が最低を記録したことが衝撃的に受けとめられたのである。このことは，わが国の少子化への対応に緊急性が高まっていることが広く受けとめられるきっかけとなった。

　出生の状況を長期的にみると，第2次ベビーブームは第1次ベビーブームの出生数をこえなかった。その後，2005（平成17）年には，1899（明治32）年に人口動態の統計をとりはじめて以来，はじめて出生数が死亡数を下まわった。こうした状況のなかで，少子化対策に取り組んでいくこととなった。

2 少子化対策から次世代育成支援へ

● **エンゼルプラン**　1.57ショック以降，政府は，少子化対策の取り組みを進めている。保護者の子育てをどのように支援していくのかについてのわが国最初の計画が，1994（平成6）年「今後の子育て支援のための施策の基本的方向について」（**エンゼルプラン**）であり，同時に「緊急保育対策等5か年事業」が策定された。1999（平成11）年に，これを引き継ぐ「**少子化対策推進基本方針**」と「重点的に推進すべき少子化対策の具体的実施計画について」（**新エンゼルプラン**）が策定された。これはさらなる5年間の目標数値を設定し，保育だけでなく，雇用，母子保健，相談，教育等の事業を加えたものであった。

● **育児・介護休業法**　1995（平成7）年には「育児休業等に関する法律」を改正し，「**育児休業，介護休業等育児又は家族介護を行う労働者の福祉に関する法律**」（**育児・介護休業法**）が成立した。これは，育児休業，子の看護休暇などの制度により，事業主の対応や労働者の支援を目的とするものである。育児休業は，子が1歳に達する日までの申し出た期間取得でき，両親とも取得する場合には1歳2か月まで，保育所に入所できない等の場合には2歳まで取得できる。育児休業の取得に関しては，男性の取得率向上が社会的課題となっている。近年の制度改正では，出生後8週間以内に4週間まで取得できるように具体的な規定が追加され，分割して2回まで取得できる，申出期限を直前2週間までに緩和するなどの改正が行われている。

● **次世代育成支援対策**　こうした施策が進むなかで，少子化傾向に歯どめをかけるべく，保護者の子育てをいかに支援していくかという視点の取り組みが求められた。2003（平成15）年に制定された「**次世代育成支援対策推進法**」と「**少子化社会対策基本法**」は，次の世代を社会皆で支えていく必要があるという観点から，次世代育成支援対策という幅広い取り組みが目ざされた。

「次世代育成支援対策推進法」は，地方自治体だけでなく，保護者を雇用する事業主を対象として，取り組みの行動計画を策定していくことが規定された。「少子化社会対策基本法」は，内閣府に，総理大臣を会長とする少子化社会対策会議を設置した。これにより，2004(平成16)年「**少子化社会対策大綱**」が策定され，少子化対策を進めていくうえでの視点，重点課題，具体的行動が整理された。この大綱を受けて，同年，「少子化社会対策大綱に基づく具体的実施計画について」(**子ども・子育て応援プラン**)が策定され，新エンゼルプランを引き継ぐ5年間の計画と目標が定められた。

3 子ども・子育て支援

●**子ども・子育てビジョン**　「日本の将来推計人口(2006年12月推計)」の厳しい推計値などを受け，2007(平成19)年，少子化社会対策会議において「子どもと家族を応援する日本」重点戦略が策定された。この間，子育て支援という観点だけでなく，働き方の見直しによる仕事と生活の調和の実現が議論され，同じく2007年に「**仕事と生活の調和(ワーク・ライフ・バランス)憲章**」が策定された。

　また2010(平成22)年には，「**子ども・子育てビジョン**」が閣議決定された。これは，子ども・子育て支援施策を行っていく際の3つの姿勢として，「1　生命(いのち)と育ちを大切にする」「2　困っている声に応える」「3　生活(くらし)を支える」を示している。この3つの大切な姿勢をふまえ，「目指すべき社会への政策4本柱」と「12の主要施策」に従って，具体的な取り組みを進める新しい大綱となった。

●**子ども・子育て支援制度**　2012(平成24)年，少子化社会対策会議では，国や地域をあげて，子どもや家庭を支援する新しい支え合いのしくみを構築するための「子ども・子育て新システムに関する基本制度」などを決定した。これを具体化するかたちで，2012年「**子ども・子育て関連3法**」(「子ども・子育て支援法」「就学前の子どもに関する教育，保育等の総合的な提供の推進に関する法律の一部を改正する法律」「子ども・子育て支援法及び就学前の子どもに関する教育，保育等の総合的な提供の推進に関する法律の一部を改正する法律の施行に伴う関係法律の整備等に関する法律」)が制定された。

　この新制度では，① 認定こども園，幼稚園，保育所を通じた共通の給付である「施設型給付」および小規模保育，家庭的保育等への給付である「地域型保育給付」の創設，② 2006(平成18)年に創設された認定こども園制度の改善，③ 地域の子ども・子育て支援の充実のため，「地域子ども・子育て支援事業」(情報提供・助言等を行う利用者支援，地域子育て支援拠点等の市町村事業)の制度化，などが具体化された。子育て支援を利用するために，保護者は，3つの認定区分により，認定を受けてサービスの給付を受けることとなった(●表7-7)。さらに，2017(平成29)年には「**子育て安心プラン**」が策定され，都市部の保育の受け皿の拡大や市町村による保護者への「寄り添う支援」などが計画されている。

◯表 7-7　子ども・子育て支援制度 3 つの認定区分

認定区分	認定内容	利用施設など
1 号認定 (教育標準時間認定)	子どもが満 3 歳以上で，幼稚園等での教育を希望する場合	幼稚園，認定こども園
2 号認定 (満 3 歳以上・保育認定)	子どもが満 3 歳以上で「保育の必要な事由」に該当し，保育所等での保育を希望する場合	保育所，認定こども園
3 号認定 (満 3 歳未満・保育認定)	子どもが満 3 歳未満で「保育の必要な事由」に該当し，保育所等での保育を希望する場合	保育所，認定こども園，地域型保育

　2018(平成 30)年の「幼児教育無償化の制度の具体化に向けた方針」に基づき，家庭の経済的負担の軽減をはかる対策が進められることとなり，2019(令和元)年 5 月，「子ども・子育て支援法」が改正された。この改正では，市町村の確認を受けた幼児期の教育および保育などを行う施設を市町村の認定を受けた子どもが利用する際の費用を給付する幼児教育・保育の無償化制度が設けられ，同年 10 月より実施された。

4　保育施策

● **保育施策の経緯**　保育は，子育てする保護者にとって，仕事と家庭生活の両立のために最も重要な施策であり資源である。保育所などの待機児童解消をはじめとする保育施策を質・量ともに充実・強化するために，政府により，2001(平成 13)年に**「仕事と子育ての両立支援等の方針(待機児童ゼロ作戦)」**，2008(平成 20)年**「新待機児童ゼロ作戦」**が発表されてきた。2013(平成 25)年には，「待機児童解消加速化プラン」が政府により策定され，待機児童解消に意欲的に取り組む地方自治体に対し，国による取り組みの支援が打ち出された。あわせて，2015(平成 27)年に**「保育士確保プラン」**が策定され，人材の確保が進められている。

● **保育の利用**　保育は，「児童福祉法」により保護者の就労や疾病等の理由で「保育に欠ける」状態にあることをもって行われてきた。1997(平成 9)年の「児童福祉法」改正により，認可保育を利用する場合に，保育の認定を市町村が行い，保護者が利用したい保育所を申し込んで利用する方式に改正された。その後，子ども・子育て支援制度の施行により，市町村が「保育の必要性の事由」(◯表 7-8)に該当するか認定し，「2 号認定(3 歳以上)」または「3 号認定(3 歳未満)」により，利用したい施設を選んで申し込みをし，利用することとなった。

●表 7-8　保育の必要性の事由（「子ども・子育て支援法」施行規則）

次のいずれかに該当すること。
　①就労（フルタイムのほか，パートタイム，夜間，居宅内の労働など，基本的にすべての就労を含む）
　②妊娠，出産
　③保護者の疾病，障害
　④同居または長期入院等している親族の介護・看護
　⑤災害復旧
　⑥求職活動（起業準備を含む）
　⑦就学（職業訓練校等における職業訓練を含む）
　⑧児童虐待や DV のおそれがあること
　⑨育児休業取得中に，すでに保育を利用している子どもがいて継続利用が必要であること
　⑩その他，上記に類する状態として市町村が認める場合
※ひとり親家庭，生活保護世帯，生計中心者の失業，子どもに障害がある場合などには，保育の優先的な利用が可能。

4　児童虐待対策

1　児童虐待の防止等に関する法律

　わが国において，児童虐待とは，民法の親権の規定の背景もあり，保護者の責任のあり方にゆだねられる時代が長くあった。その後，児童虐待の社会的認知は進んだが，1989（平成元）年に国連で「**児童の権利に関する条約**」が採択され，1994（平成 6）年に日本がこれに批准し，社会的にも児童の独立した権利のしくみが構築されることで大きな転換を迎えることとなった。2000（平成 12）年に「**児童虐待の防止等に関する法律**」が制定され，児童虐待の対策は，この法令を中心に進められている。

● **児童虐待とは**　児童虐待とは，●表 7-9 のように 4 つに区分され定義されているが，とくに，単なる子どもに対しての身体的な暴力ではなく，性的虐待，ネグレクト，心理的虐待についても規定されていることは重要である。親や家族との親密な関係性において行われる暴力という側面から，社会的対応が必要とされてくる。

● **通告の義務と早期発見の努力**　児童虐待の対応については，「**通告の義務**」があり，児童虐待を受けたと思われる児童を発見した者は，すみやかに直接または児童委員を介して，福祉事務所もしくは児童相談所に通告しなければならないとされている。この際，重要なのは，「受けたと思われる」という発見者の主観によりすでに通告の義務が生じているとされていることである。通告には，刑法の秘密漏示罪や守秘義務の規定は適用されないこととされている。さらに，「**早期発見の努力**」として，学校，児童福祉施設，病院その他児童の福祉に業務上関係のある団体および学校の教職員，児童福祉施設の職員，医師，保健師，弁護士その他児童の福祉に職務上関係のある者は，児童虐待を発見しやすい立場にあることを自覚し，早期発見に努めなければならないとされている。

C. 児童家庭福祉　205

● 表7-9　児童虐待の定義

身体的虐待	殴る，蹴る，投げ落とす，激しく揺さぶる，やけどを負わせる，溺れさせる，首を絞める，縄などにより一室に拘束する　など
性的虐待	子どもへの性的行為，性的行為を見せる，性器を触るまたは触らせる，ポルノグラフィの被写体にする　など
ネグレクト	家に閉じ込める，食事を与えない，ひどく不潔にする，自動車の中に放置する，重い病気になっても病院に連れて行かない　など
心理的虐待	言葉によるおどし，無視，きょうだい間での差別的扱い，子どもの目の前で家族に対して暴力をふるう（ドメスティック・バイオレンス：DV）など

（厚生労働省ホームページ「児童虐待の定義と現状」による）

● **法改正の経緯**　また，2007（平成19）年の改正により，保護者が児童の安否確認に拒否的な場合は，都道府県知事が地方裁判所，家庭裁判所，簡易裁判所の許可状をとることにより，強制的に住居の鍵を開けて捜索ができることとなっている。2011（平成23）年には，民法が改正され，「親権停止」が創設され，2年を区切って保護者の親権を一時停止させる申し立てができることとなった。このように，児童の命や心身の保護を最優先にしくみが整備されてきたことがわかる。

　2016（平成28）年には，「児童福祉法」等の一部改正により，政令で定める特別区が児童相談所を設置するとともに，市町村が母子健康包括支援センターの設置に努めるなどの改正がなされた。2017（平成29）年改正では，虐待を受けている児童の保護者に対する指導への家庭裁判所関与，家庭裁判所による一時保護の審査の導入，さらに同意のある保護の場合でも接近禁止命令を行うことができるなどが規定された。

　2019（令和元）年改正では，児童福祉施設の長などや親権者が，児童のしつけに際して体罰を加えてはならないことが規定された。さらに児童相談所の体制強化として，弁護士の配置やこれに準ずる措置をとるとともに，児童相談所に医師および保健師を配置すること，児童福祉司の数は，人口，児童虐待対応件数などを総合的に勘案して政令で定める基準を標準として都道府県が定めること，一時保護などの介入的対応を行う職員と保護者支援を行う職員を分けること，関係機関の連携強化として，要保護児童対策地域協議会から情報提供などの求めがあった関係機関はこれに応ずるよう努めるなどの「児童福祉法」などの改正が行われた。

2　児童虐待の現状と対応

● **相談対応件数**　児童虐待の現状は，1990（平成2）年以降，国が統計で把握する児童相談所の対応でみると，件数は急激な増大を示してきた（●図7-9）。さらに，その内訳（●図7-10）をみると，身体的虐待と心理的虐待が多く，性的虐待は比較すると目だたない数字だが，発見や被害の把握がむずかしい特徴も考慮する必要がある。虐待の加害者でみると，実母が最も多いが，これは，実母が孤立して子育てにあたっていて，ほかの家族が子育てにかか

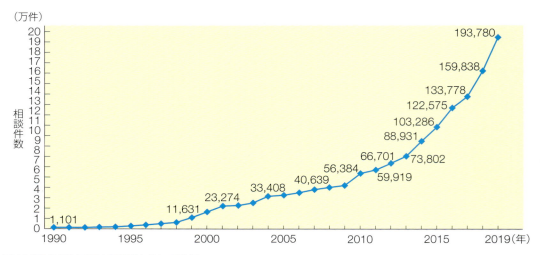

＊2010（平成22）年度は福島県を除いて集計。

○図7-9　児童虐待対応件数の推移
（厚生労働省「福祉行政報告例」をもとに作成）

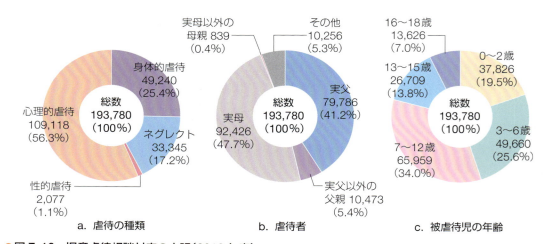

○図7-10　児童虐待相談対応の内訳（2019年度）
（厚生労働省「令和元年度福祉行政報告例」をもとに作成）

わる機会が少ないことも念頭におく必要があるだろう。

● **保護のしくみ**　児童虐待の保護のしくみは，○図7-11のようになっている。虐待を受けている子どもの一時保護は，児童相談所長または都道府県知事の決定により行われる。

　虐待の対応の中核的機関はあくまでも児童相談所であるが，地域の子育て家庭がかかえるさまざまな相談に対して地域社会で対応していくことが，児童虐待にいたる前の段階での予防として必要となる。そこで，2004（平成16）年の児童福祉法改正により，市町村の担当課でまずは第一義的に相談を受けて，より専門性の高い支援が必要となった際に児童相談所へつなげるという役割の分担が行われている。さらに，市町村，都道府県などに設置される「要保護児童対策地域協議会」では，地域の実情に合わせて，多様なメン

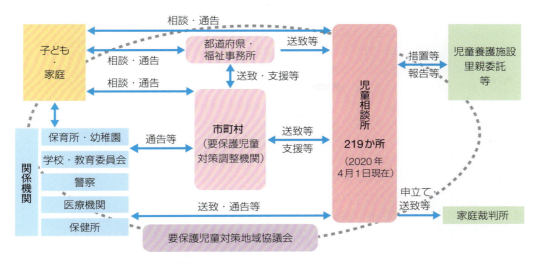

○図7-11　地域における児童虐待防止システム
(「厚生労働白書」令和3年版による)

バーによる構成で会議を開催し，地域の保護が必要なケースの情報収集や共有，支援内容の協議が行われている。

　児童虐待に対しては，事後的な対応だけでなく，その手前で悩んでいる多くの子育て家庭の支援も，予防として重要である。2008(平成20)年の児童福祉法改正により母子健康手帳を交付するすべての世帯を市町村等が訪問する乳児家庭全戸訪問事業も進められている。

> **事例❹　児童虐待**
> 【利用者の状況】
> 　A太(4歳，男児)は，母親(24歳)が再婚したころから，母親の再婚相手である継父(25歳)から暴言をあびせられたり，十分な食事を与えられなかったりすることが多くなった。継父からどなられたあとで，家をとびだし，泣きながら近所をはだしで歩いているところを近所の児童委員に発見された。児童委員が児童相談所へ通告し保護され，児童養護施設入所となった。
> 　継父は，児童相談所の入所の説得に，はじめは意外という反応であったが，結果的に積極的な反対はなかった。母親は，あまり積極的な意思の表明はなく，継父が同意するならという様子だった。
> 【援助の経過】
> 　児童養護施設に入所したあとのA太は，入所直後から落ち着いた生活をし，与えられた食事はきちんと食べ，健康状態も改善されたようであった。施設の児童たちには，A太は「おとなしくてよい子」という印象であった。しかし，施設の保育士は，ほかの児童と遊ぶ様子がみられる機会が少なく，遊ぶ際にも，ほかの児童におもちゃをゆずることが多く，職員になにか要求をすることが少ないことが気になっていた。そこで，集団で過ごしているときも，積極的に目線を合わせるようにしたり，個別に声かけしたり，就寝前にじっくりかかわったりする機会を多くとるように心がけた。

一方，児童相談所では，母親と継父と継続的に面談の機会をもつようにしていた。継父は，施設入所となってから2か月ほどすると，Ａ太を引き取りたいと申し出るようになった。ただ，児童相談所の児童福祉司は，保護の段階から面談を繰り返しても，なかなか母親のはっきりとした意思の表明がみられないことが気になっていた。そこで，当初，継父と母親を一緒に面談することにしていたが，母親だけを個別に面談する機会をもつこととした。

【どう援助できるか】

母親とＡ太の家庭に，継父が新しく入ってくる場面は，3者にとって，大きな生活の変化となったはずである。家族は，一緒に生活したり再婚すれば，それだけですぐに家族になるわけではなく，家族メンバーが新しいつながり方をつくり直していかなければいけない。

施設という生活の場において，施設保育士は，集団のなかで児童をみていく視点と，個別にみていく視点を両方もちながら，児童の様子を把握していく必要がある。Ａ太は，年齢的にも発達課題としても，自分の要求を主張していく時期である。そうした要求がみられないことに着目し，外見上おとなびてみえても，ていねいに個別の状況で内面の成長をさぐっていく必要がある。

また，地域の家庭を支援する児童相談所の児童福祉司は，家族を全体として把握する視点と，個別の家族メンバーとして把握する視点の両方をもつ必要がある。継父と母親は，新しい結婚生活のなかで前夫との間の子であるＡ太を位置づけることにとまどいがみられたはずである。Ａ太が保護された生活を経験したことで，ようやくＡ太を含めた新しい家族のあり方をさぐる機会をもつことができたのだろう。そのためには，母親について，継父との関係づくりとＡ太の養育との関係を整理する相談の支援が必要となろう。このように，児童福祉の機関や施設は，家庭が本来もつ力を取り戻したり，関係を再構築したりするために活用する資源となっていくことが求められる。

5 子どもの人権と貧困対策

1 児童の権利に関する条約

児童の権利の確立は，国際社会において，20世紀を通して進められてきた。児童の権利という概念がまだない時代に，スウェーデンの社会思想家エレン＝ケイは，男性を中心とした世界が戦争の歴史を歩んできた問題を指摘し，20世紀は，児童と女性が中心となって平和な世界を築いていくべきだと訴えた。

●**ジュネーブ宣言**　その後，国際連盟において，1924年に「**ジュネーブ（ジェネヴァ）宣言**」が採択された。これは，全5条からなる短い文書であったが，すべての国が，人種，国籍，信条にかかわりなくすべての児童に発達，栄養，非行更生等の提供，搾取からの保護等が保障されるべきとする，児童についての世界史上初の宣言であった。第一次大戦から第二次大戦中は，エレン＝ケイが危惧したように，戦争の世界に戻ってしまうが，個別の実践活

動では，児童の権利確立に大きな影響を与えた事例があった。

● **児童の権利に関する宣言**　その後，国際連合で，1959 年に「**児童の権利に関する宣言**」が採択された。これは，全 10 条からなり，姓名や国籍の保障等による，より具体的な権利の概念が整理されている。

● **児童の権利に関する条約**　最も大きな進歩となったのは，1989 年国際連合で採択された「**児童の権利に関する条約**」である。これは，世界史上初の権利を提唱した条約であり，54 条からなる体系的なものであった。

　まず，条約は，児童を 18 歳未満のすべての者として定義し，締約国が，児童の最善の権利のためにすべての措置をとることが規定されている。さらに，「意見表明権（第 12 条）」，「表現の自由（第 13 条）」，「思想，良心，宗教の自由（第 14 条）」，「結社集会の自由（第 15 条）」などの子どもの権利が大人から受動的に提供されるのではなく，能動的主体的な権利として位置づけられていることが特徴となっている。また，締約国は，この条約に規定されている権利の実現のため，最大限の対応をすることが求められている。わが国は，この条約に 1994（平成 6）年に批准した。政府は，この条約の具体化のため，1997 年の児童福祉法改正をはじめ，法整備を進めてきた。各自治体では，この条約の主旨を子どもたちにわかりやすく伝えるために，パンフレット（権利ノート）などが作成され，児童相談所を中心として配付されている。

2　子どもの貧困への対応

● **子どもの貧困の状況**　児童の権利の確立とともに，20 世紀を通して取り組みが行われてきたのが，子どもの貧困への対応である。子どもの貧困とは，児童が生まれ育った家庭や世帯の貧困の影響から，教育機会や将来設計に格差が生まれてしまう課題である。主として，特定の社会のなかの格差の問題として指摘され，経済的に豊かになったと考えられていた先進資本主義国における世帯の格差の問題として，取り組まれている。

　子どもの貧困の現状は，社会の標準的な所得（可処分所得を世帯人員の平方根で割った値の中央値）の，そのまた半分以下の所得しかない世帯人員を相対的貧困と定義し，その割合を 17 歳以下の児童でみたもので算出される（**子どもの相対的貧困率**）。2018（平成 30）年の「国民生活基礎調査」によると，わが国の子どもの相対的貧困率（17 歳以下）は 13.5％と厳しい現状となっている。

● **世界の対応**　子どもの貧困への対応については，保護者の責任のもと対応されてきた歴史が長いが，1960 年代のアメリカ合衆国でジョンソン大統領が取り組みを宣言し，全米の就学前児童を対象とするプログラム（Head Start Program）が創設されたこと，1970 年代にイギリスで就労する世帯への現金サポートプログラム（Family Income Supplement）が導入されたなどの動きがある。1990 年代には，イギリスで，4 歳未満児童への家庭支援等のプログラム（Sure Start Local Program）が創設され，2010 年には，「子どもの貧困対策法」が制定された。

● **わが国での取り組み**　わが国では，2013(平成25)年「**子どもの貧困対策の推進に関する法律**」が制定されている。これにより，2014(平成26)年「**子供の貧困対策に関する大綱**」が策定された。大綱では，「子供の貧困に関する指標」(策定時)として，生活保護世帯に属する子どもの高等学校進学率90.8％，スクールソーシャルワーカーの配置人数1,008人，母子家庭の就業率80.6％(非正規47.4％)，子供の貧困率16.3％などの25の指標が取り上げられた。これに基づき，重点施策として，① 教育の支援，② 生活の支援，③ 保護者に対する就労支援，④ 経済的支援，⑤ 調査研究等，⑥ 施策の推進体制などがあげられ，国と自治体が主体となって進めることになっている。たとえば，① では，学校を中心として，スクールソーシャルワーカーの配置の充実，教育費負担の軽減を目ざすなどの施策が行われている。

　「子どもの貧困対策の推進に関する法律」については，2019(令和元)年に法改正が行われ，法の目的に「子どもの現在及び将来」や「夢や希望」といった文言や，都道府県の義務となっている計画の策定について，市町村も対象とする規定が追加されている。

　以上のように，子どもの権利の確立や貧困対策とは，子どもをまもる環境を整備していくことをさす。子どもの権利の確立や貧困対策の推進という課題に取り組むためには，子どもの個人としての自立の尊重と，それをまもっていくための成長・発達の環境の保障という両方の視点が重要となる。

✎ work　復習と課題

❶ 高齢者の生活状況について，まとめてみよう。
❷ 高齢者福祉の施策を整理してみよう。
❸ ノーマライゼーションの理念について，まとめてみよう。
❹ 障害者へのサービスの内容をあげてみよう。
❺ 少子化対策としてどのような施策が必要か，話し合ってみよう。
❻ 児童相談所の役割について，まとめてみよう。

参考文献
1. 網野武博：児童福祉学――〈子ども主体〉への学際的アプローチ．中央法規出版，2002．
2. 石渡和実編著：「当事者主体」の視点に立つソーシャルワーク――はじめて学ぶ障害者福祉．みらい，2007．
3. エレン・ケイ著，小野寺信・小野寺百合子訳：児童の世紀．冨山房，1979．
4. 小澤温編：よくわかる障害者福祉，第7版(やわらかアカデミズム・〈わかる〉シリーズ)．ミネルヴァ書房，2020．
5. 柏女霊峰：子ども家庭福祉論，第2版．誠信書房，2011．
6. 厚生統計協会編：国民の福祉と介護の動向，2019/2020年．財団法人厚生統計協会，2019．
7. 佐藤久夫・小澤温：障害者福祉の世界，第5版(有斐閣アルマ)．有斐閣，2016．
8. 障害者福祉研究会編：ICF国際生活機能分類――国際障害分類改定版．中央法規出版，2002．
9. 高橋重宏監修：日本の子ども家庭福祉――児童福祉法制定60年の歩み．明石書店，2007．
10. 内閣府：平成19年版少子化社会白書．2007．
11. 内閣府：令和3年版障害者白書．2021．
12. 内閣府：令和3年版少子化社会対策白書．2021．

― 社会保障・社会福祉 ―

第 **8** 章

社会福祉実践と医療・看護

212 第8章　社会福祉実践と医療・看護

本章の目標

□ 本章では，援助とはなにかを学ぶ。医療現場，地域社会など多様な現場で展開される社会福祉実践の共通基盤として，どのような場合に援助が必要なのか，どのような援助方法があるのかを理解する。

□ また，医療・看護と社会福祉の関連を学び，看護師，医師，ソーシャルワーカーをはじめ，さまざまな職種間での連携の重要性を理解する。看護を実践するうえで，それぞれの役割をいかした援助ができるよう，具体的な連携の方法についても学ぶ。

A 社会福祉援助とは

1 援助とは

　人をたすけること，すなわち援助という行為は，一方で医療・看護などのように一定の資格者が行う専門性の高い行為でもあるが，もう一方では，誰もが日々の暮らしのなかで経験する行為でもある。援助とは，このように多種多様で非常に幅広い活動を含んでいるのだが，いずれの場合でも，援助として成立するためには，少なくとも2つの条件が必要になる。

● **援助の成立条件**　第1の条件は，誰かが困っている（たとえば道に迷うなど），あるいはよくない状態（たとえば病気やけがなど）に陥っているとか，望ましくない状況（たとえば生活費がなくなるなど）におかれているということである。誰も困っていない場合やその人が満足できる状況にいるような場合に，援助が必要とされることはない。

　また第2の条件は，望ましくない状態や状況に対して，誰かがなんとかよくしようとして実際に行動をおこすことである。たとえ誰かが困っていても，まわりの人々が見て見ぬふりをする場合や，たすけたくても手出しができないような場合には，援助が成立しているとはいえない。ただし，なんらかの行動をおこせば必ず状況がよくなるというわけでもないので，よくしようとすること，すなわち改善を目ざす過程そのものを援助として位置づけておいたほうがよい。

● **援助の定義**　これらの成立条件から，「援助とは，ある人のおかれている望ましくない状況の改善を目ざす行為である」と規定することができる。このことは，席をゆずる，荷物を持つ，物やお金を貸すなどの日常的な行為でも，あるいは，知識や情報を提供する，制度やサービスを活用する，病気やけがを治療するといった専門的な行為でも共通している。援助には，なんらかの問題状況と，その改善を目ざす実際的な方策とが必ず含まれているのである。

　では，こうした幅広い援助全般のなかで，「社会福祉」の援助はどのような特徴をもっているのであろうか。

2 社会福祉援助の法的規定

通常，各種の専門的な援助活動は，それぞれにどういう問題を扱うのかということを内外に示して，いわば自分たちの活動領域を定めている。専門的な援助は，あらゆる困った状況に取り組むのではなく，特定の問題状況への対応に限定されているのである。

たとえば，医師は患者の健康や生命をまもるための援助活動を行っており，弁護士は依頼者の法的権利をまもるための援助活動を行っている。では，社会福祉援助は，どのように活動領域を定めているのであろうか。

まずは，法律上の位置づけを確認することから始める。社会福祉に関連する法律は，児童や高齢者など領域を限定したものまで含めると数多く制定されているが，そのうち「社会福祉法」と「社会福祉士及び介護福祉士法」で確認しておく。

● **社会福祉法による規定** 「**社会福祉法**」は，社会福祉を目的とする事業の全分野における共通的基本事項を定めるための法律であるが，その第3条（福祉サービスの基本的理念）には，福祉サービスの内容として，「福祉サービスの利用者が心身ともに健やかに育成され，又はその有する能力に応じ自立した日常生活を営むことができるように支援するもの」と規定されている。すなわち，心身ともに健やかに育成されることと，能力に応じて自立した日常生活を営むことが福祉サービスの目標として位置づけられているのである。

このことを改善すべき問題状況という逆の視点からとらえ直せば，福祉サービスは，心身ともに健やかに育成されることが困難な状況，あるいは，能力に応じて自立した日常生活が営めない状況を，援助対象としているということになる。

● **社会福祉士及び介護福祉士法による規定** 「**社会福祉士及び介護福祉士法**」は，社会福祉士および介護福祉士の資格を定めてその業務の適正化をはかろうとするものだが，その第2条（定義）には，社会福祉士の相談援助活動，言いかえれば，社会福祉援助活動の対象を「身体上若しくは精神上の障害があること又は環境上の理由により日常生活を営むのに支障がある者の福祉に関する」ものであると明文化している。ここでも日常生活を営むのに支障がある状況が援助対象に位置づけられているのである。

このように，現行法における社会福祉援助とは，「日常生活」をキーワードとしながら，自立した日常生活を営むうえで生じるさまざまな支障や困難を改善するための援助活動とされている。

とはいえ，「日常生活」とは非常に多義的であいまいな言葉であり，そこにおいて改善されるべき「支障」「困難」「問題」といっても，かなり漠然としている。そのため，以下では「日常生活」をその意味に含む「生活（ライフ life）」がもっている主要な3つの意味を手がかりに，社会福祉援助の対象領域を整理することにしよう。

3 「生活（ライフ）」の三側面

「生活（ライフ）」もまた非常に多義的な言葉であるが，近年「**QOL**（quality of life）の向上」という援助理念が幅広い分野で用いられてきたことによって，大きく3つの意味に整理されるようになってきている。

●**生命**　1つ目の意味は，「生命」や「生命力」，「生存」などであり，人が生きているという最も根本的な現象をさし示している。この意味での「生活（ライフ）」を重視するのは，医療分野など，人の生命に直接関与する援助活動である。そこでは，生命を維持し成長させている身体的・知的・精神的な機能や能力などが重視されている。生活とは，あたり前のことであるが，人が生きていてこそなりたつことなのである。

●**日常生活**　2つ目の意味は，「日常生活」や「日々の営み」，あるいは「暮らしぶり」などであって，ある特定の時期と場所における具体的な生活の様式をさしている。この意味での「生活（ライフ）」は，マクロ的には政治や経済状況などの社会構造全般を含み，ミクロ的にはある人が間接的に所有したり所属するものとしての住まいや仕事をはじめ，収入や財産といった経済資源，さらには利用可能な各種制度・機関，施設やサービスといった社会資源などを含んでいる。

主として，社会福祉のさまざまな制度やサービスがこの側面での問題や困難に対応しようとしてつくられており，社会福祉援助活動がこの側面に注目してきたことは確かである。そこで，日常生活に焦点をあてる援助活動をここではとくに**生活支援**とよんで，その特徴を「生活支援の特徴」の項（● 216ページ）で整理することにしたい。

●**人生**　3つ目の意味は，「人生」や「生涯」，「生き方」などであり，日々の生活が蓄積されてひとつのまとまりをなしているものである。上述の生命にまつわる機能や能力，あるいは，日々の暮らしを支える収入や住居などがある程度客観的に測定・評価可能であるのに対して，この意味での「生活（ライフ）」は，あくまでも本人の主観的なとらえ方や意味づけ方に基づいている。

人は，自分の生活，あるいはその蓄積としての人生をさまざまなできごとを組み込んで時間的に流れるひとつの「**物語（ナラティブ** narrative）」として構成している。物語とは，いくつかのできごと（エピソード）を話の筋（プロット）によって結びつける形式をさしているが，人は，自分の人生を物語として理解し，あるいは表現することによって，過去から現在までの自分を首尾一貫して意味のある存在としてとらえることができる。それは日々の経験を解釈していくための基盤であると同時に，さらには今後進むべき道や将来のすがたを予想させてくれるものでもある。

物語として語られる人生については，社会福祉援助でも近年非常に注目が集まっており，「**ナラティブ・アプローチ** narrative approach」として整理されつつある。そのため，本章でも，「ナラティブ・アプローチ」の項（● 221

ページ)であらためて取り上げることにする。

　では，こうした「生活(ライフ)」，すなわち生命・日常生活・人生に対して，社会福祉援助はどのように対応しようとしてきたのであろうか。次に，現状における社会福祉援助技術の全体像を概観する。

4 社会福祉援助技術の分類

　人は，ひとつの「生活(ライフ)」を生きているのであるから，「生命」「日常生活」「人生」の3つの側面はそれぞれに独立しているわけではなく密接に影響し合っており，実際の援助活動ではすべてを視野におさめながら，かつ状況に応じて優先順位を決めていくといった柔軟な姿勢が必要となる。

　たとえば，疾病や身体障害をかかえている人に対しては，医学的な治療や機能回復訓練などによって身体的な能力を集中的に高める援助がまず優先され，一段落したところで住宅改造や障害年金の受給などを検討し，同時に障害をかかえながら生きることに向けた物語の書きかえに立ち会うことが求められる。あるいは，ホームレスの人には，まず住む場所の確保や生活保護の申請などの支援を優先させ，病気の治療や職業訓練なども行いながら，本人の望む将来像を聞きとっていくことなどが必要となる。

　このように，ある人のおかれている生活上の問題状況をいろいろな角度から援助するためには，多様な技法を組み合わせていく。そのため，従来より社会福祉の援助技術としては，さまざまなものが開発されてきている。そうした多くの社会福祉援助技術について，わが国では，▶表8-1のような分類が一般的である。

　このうち，**直接援助技術**とは，ソーシャルワーカー(社会福祉援助者，以下ワーカーとよぶ)がクライエント(援助の利用者)に「直接」はたらきかけて援助活動を行う際に活用される技術の総称であり，**個別援助技術**と**集団援**

▶表8-1　社会福祉援助技術の分類

1. 直接援助技術

①個別援助技術(ケースワーク)
②集団援助技術(グループワーク)

2. 間接援助技術

①地域援助技術(コミュニティワーク)
②社会福祉調査法(ソーシャルワーク・リサーチ)
③社会福祉運営管理(ソーシャル・アドミニストレーション)
④社会活動法(ソーシャル・アクション)
⑤社会福祉計画法(ソーシャル・プランニング)

3. 関連援助技術

①ネットワーク
②ケアマネジメント
③スーパービジョン
④コンサルテーション

助技術とに分けられている。以下では，2つの直接援助技術を中心に説明し，間接援助技術と関連援助技術については，簡単に紹介する。

B 個別援助技術（ケースワーク）

個別援助技術とは，ワーカーがクライエントのかかえる生活上の問題に対して個別に対応する技術の総称である。ここでは，生活環境の改善に焦点をあてる「生活支援」の特徴とその展開過程を整理し，そのうえで，近年注目が集まっている「ナラティブ・アプローチ」について説明する。

1 生活支援の特徴

「生活（ライフ）」には，3つの側面があり，また，それぞれは密接に影響し合っており，実際の援助活動では，すべてを視野におさめることが求められている。とはいえ，先にも述べたように，社会福祉援助が最も焦点をあてているのは，「日常生活」とか「日々の営み」とよばれている生活環境面である。そうした生活環境に焦点をあてる援助活動をここでは**生活支援**とよび，その特徴をみておくことにする。

ここでいう生活支援とは，「日常生活」や「日々の営み」を維持したり，少しでも生活環境の質を向上させるために，さまざまな資源を活用する援助活動をさしていて，社会福祉援助の中心的な特徴を示している。そうした資源のなかには，住居などの物理的な資源をはじめ，収入や資産などの経済的（金銭的）な資源，各種サービスや法制度といった社会的な資源，さらには，家族や親族，友人や近隣関係者といった直接的なケアや経済的支援を提供してくれる人的資源までもが含まれている。

● **生活支援の目的**　医療は，患者の病気やけがを治療したり，訓練を行うなど，患者本人の個人的な側面における変化を目ざそうとする。これに対して，社会福祉における生活支援では，クライエント本人ではなく，生活者としてのクライエントがおかれている生活環境の改善を目ざしている。

たとえば，車椅子を利用している人が電車に乗ろうとするとき，車椅子での利用が困難な構造の駅の場合，医療的な発想に基づけば，極論すると，自力で歩けるように治療や訓練を行って，機能回復することを目ざすことになる。それに対して生活支援では，本人の状態をそのまま受け入れて，車椅子で利用できないような駅の構造（＝生活環境）をかえるべき，すなわち，障害（バリア）を除去するべきだと考えるのである。

● **生活支援の長所と短所**　生活支援では，クライエント自身にかわらなければならないといったプレッシャーを与えることがなく，治療や回復の見込みがもてないような障害をかかえることになったクライエントについても，その生活環境を改善することで対応しようとする。

また，生活環境の改善に向けては，ワーカーとクライエントとがパート

ナーシップに基づいてともに方策を検討することもできるし，選択肢が十分にあれば，クライエントの主体性も尊重され，意向を反映させることもできる。

このように，生活支援では，クライエントにとってやさしい援助を提供することができるのだが，短所も少なくはない。まず，医療とは異なり，援助の対象となる生活環境が広範囲に及ぶため，どこに焦点をあてるべきかが不明瞭になりがちである。そのため，目標設定が困難になったり，また，目標を決めるに際して，クライエントの意向があいまいであったり，決めかねていたり，変更が繰り返されたりすることもあって，決定までに時間のかかることも多い。

さらに，生活環境とは，そもそもほかの人々と共有しているものであるため，環境の改善や変更にはほかの人々の利害がからみ，とりわけ家族や身近な人たちの意向と対立することも少なくない。たとえば，本人が退院や退所による生活環境の変更を強く希望しても，家族には受け入れるスペースやマンパワーがない場合などである。本人が望めばなんでも実現できるわけではなく，利害のからむほかの人たちとの調整が必要となる。

● **政治的課題**　このことは，視野を広げれば，生活支援が政治の問題とつながっているということでもある。街に散在する障害（バリア）を除去するためにかかる費用は，多くの場合は税金でまかなわれる。また，駅にエレベーターを設置すれば，いずれそのコストは運賃に転嫁されるかもしれない。そうした費用負担についての合意形成は，まさに政治的な課題として議論されるべきものである。

このように生活支援とは，クライエントにはやさしい援助活動であるが，同時に，ワーカーにとっては目標の設定や関係者との調整など，とても手間のかかる援助活動でもある。だからこそ，逆にどれほど手間を惜しむことなくクライエントを支援するのかが問われているのだといえる。

社会福祉の個別援助は，日常生活上で生じるさまざまな問題状況を援助対象とし，その改善を目ざすものである。ここでは，その中心的な特徴を生活支援として抽出し，整理してきた。そこで次に，生活支援の具体的な展開過程について，フローチャートにそって説明する。

2 生活支援の展開過程

生活支援を効果的に遂行するためには，一定の段階からなる展開過程にしたがって意図的に進めていくことが望ましい。そこで，展開過程のフローチャート（流れ図）を作成してみると▶図8-1のようになる。

このフローチャートは，まず，開始から終結までの間を大きくアセスメントからモニタリングまでの4段階にまとめ，各段階ごとに共同作業として取り組まれる主要事項を示している。また，援助過程が①から④へと直線的に進められるだけでなく，④のモニタリングによる評価結果によっては，再び①のアセスメントに戻り，再点検やフィードバックに基づいて循環的

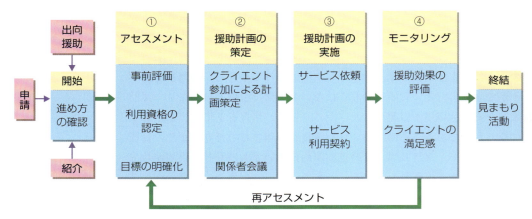

◯ 図 8-1　生活支援展開過程のフローチャート

に進行していくプロセスとして示されている。

　この展開過程は，それぞれの状況に応じて個別に進めていかなければならないので，固定的にとらえてはならない。展開していくうえでの主要な留意点を整理してみると，以下のようになる。

1 開始段階

　援助活動が開始される経路(契機)としては，3つの形態，すなわち「申請」(クライエントがみずから自発的に援助を求めてくる場合)，「紹介」(クライエントが他者から紹介または依頼されて援助を求めてくる場合)，「出向援助(アウトリーチ)」(ワーカーのほうから出向いて積極的にクライエントに援助の手を差しのべていく場合)がある。

　いずれも，最終的には，クライエントによるサービス利用の申し立てに基づいて，社会福祉援助が開始される。クライエントの意向の尊重が出発点になっているのである。ただし，実際には，各種サービスに関する情報が行きわたっていなかったり，申請などの手続きが煩雑であったりすることも少なくない。そのため，ワーカーが情報提供や手続きの代行などによって，サービス利用を促進し，利用の過程を支援することが必要となる。

　申し立てを受け付ける際には，問題解決に向けた本人の姿勢や，主訴と要求などを確認すると同時に，援助活動を進めていくうえでのクライエントの権利，ワーカーの権限などをお互いに確認し，アセスメント以下の手順を行っていくことの同意を得る。

2 アセスメント(事前評価)

● **ニーズの評価**　アセスメントを行うことへの同意が得られたら，生活支援ニーズの評価を行う。アセスメント票については，各機関や施設などによって異なる。クライエント本人に関する生育歴や身体的・知的・精神的な機能や能力といった個人的な側面を中心に評価が行われる場合もあれば，家族構成や職業，収入や住宅状況といった生活環境的な側面についての情報収

B.　個別援助技術（ケースワーク）　　**219**

集が行われることもある。

　このように，ワーカーはクライエントのニーズを客観的に把握するとともに，クライエントや家族による状況のとらえ方やサービス利用に対する意向にも配慮して，クライエントがおかれている状況やかかえている問題の個別化を進めていかなければならない。と同時に，マイナス面だけでなく，問題解決に向けて利用できる社会資源，クライエントのもつ長所や能力，意欲などのプラス面についても確認しておくことが必要である。

●**利用資格の認定**　社会福祉援助には，「生活保護法」や年金制度，介護保険や「障害者総合支援法」，各種手当など，さまざまな法律・制度によってサービス利用の資格要件が定められているものも多い。年齢や所得に制限があったり，要介護度や障害支援区分といった心身の状態に応じて，利用可能なサービスが異なることもある。そのため，アセスメントの段階で必要な情報を収集，確認し，利用資格の要件に合致していることを認定する必要がある。

●**目標の明確化**　こうした手順をふんだうえで，目標の明確化を行う。具体的にあげると，クライエントは確認された問題に対して，自分自身で短期的および長期的にどのように取り組んでいきたいと考えているのか，また，問題解決のためになにが必要と考え，サービス提供機関になにを求めているか，もしくは期待しているか，さらには，ワーカーは，確認された問題に対して，どのような目標をもち，その実現のために，機関がなにを提供できると考えているか，もしくは提供すべきであると考えているのかなどといったことを明らかにし，お互いに確認し合うのである。

3　援助計画の策定

　利用資格が認定されれば，次に，実行可能な目標およびその実現に向けたサービス提供のプログラムについて，ワーカーはその内容や実施方法，期間などを含む**援助計画（ケアプラン）**の作成に取りかかる。その際には，サービスの提供によって得られると予想される成果や費用を明確にすることも重要である。

　また，公的機関や民間サービスのみならず，近隣の人々やボランティアなどによるインフォーマルなサービスの活用も検討する。他機関や施設などのかかわりが予想される場合には，可能な限り担当者にはたらきかけて，**関係者会議（ケア会議）**を開催することが望ましい。関係者会議には，クライエント本人や家族の参加も積極的に推進し，最終的な計画の決定については本人や家族の意向を組み入れて，同意を得なければならない。

　さらに，援助計画は一度作成すればそれですむものではない。ニーズの把握が不正確である場合や，状態やニーズそのものが変化することも少なくないので，一定の期間をおいて定期的に，あるいは状態の変化に対応して，作成し直すことが必要となる。

4 援助計画の実施

　介護サービスをはじめとして，近年の福祉制度改革によって，サービス提供機関や事業所，さらにはサービスの内容や利用頻度などを，クライエントが自由に選択できるようになってきた。そのため，提供機関に関しては，パンフレットやホームページなどでのPRだけでなく，利用者による評価など，クライエントの選択に役だつ情報の提供が求められるようになってきている。

　こうした情報を参照しながら，ワーカーはクライエントとともに援助提供機関を選択し，計画内容や提供機関についてクライエント本人や家族の同意が得られれば，提供機関にサービスの実施を依頼する。サービスの依頼には，クライエントがワーカーの支援を受けながら直接行う方法と，ワーカーが代行する場合とがある。いずれの場合にも，提供されるサービス内容を本人や家族がよく理解できるように説明することが必要であり，最終的には，クライエントの意思決定を尊重しながら，提供機関と利用契約を取り交わすことになる。

5 モニタリング（経過評価）

　援助が開始されると，計画や契約どおりにサービスが提供されているか，なんらかのトラブルが発生していないか，あるいは，提供された援助が期待された効果をあげているかについての点検や評価が行われる。

　ただし，高齢者の日常生活動作の変化などを除くと，援助による直接的な効果を測定することは困難であり，また，児童や障害者など，短期間では効果を確認することのできない分野・領域も多い。そのため，クライエント本人や家族がサービス提供に満足しているかどうかという観点からの評価が重視される。また，提供されている援助によって，「生活の質（QOL）」がどの程度保たれているのかを客観的に評価することも必要となる。

　なお，サービス開始後にクライエントの状況が変化したり，新たにニーズが発生した場合には，再アセスメントのうえ，計画を修正して再度実施するといった柔軟な対応が求められる。

6 終結段階

　当初の課題が達成され，これ以上継続する必要がないと判断される場合には，クライエントの意向をふまえて援助は終結となる。とはいえ，援助終結後も一定期間は見まもり活動（アフターケア）を行うこと，また，得られた成果を維持していくために，必要に応じてフォローアップすることなどについて，クライエントの了承を得ておく。

　実際の援助活動は，こうした展開過程にそって短時間で応急対応的に進められる場合もあれば，クライエントが納得できるよう時間をかけて進められる場合もあり，あくまでもクライエントや状況に応じて柔軟にペースを加減しつつ進められていくものである。

B. 個別援助技術（ケースワーク）　221

　ただし，このフローチャートは，具体的なサービスを活用しながら生活環境を改善していく生活支援の展開過程に基づいており，すべての個別援助にあてはまるというわけではない。そこで次に，生活環境（日常生活）に焦点をあてる生活支援とは異なり，物語（人生）に焦点をあてるナラティブ・アプローチについてもみておくことにする。

3 ナラティブ・アプローチ

1 援助対象としての物語

● **物語とは**　物語（ナラティブ）とは，先にもふれたように，いくつかのできごと（エピソード）を「話の筋（プロット）」によって結びつける形式であって，あるできごとと別のできごととをゆるやかな因果関係によって説明するものである。人は，みずからの人生をふり返り，あるいは，いまを解釈し，未来を展望する際にも物語の形式を採用し，「○○があったから××になって，それによって現在がこうなっており，だからこそ，おそらく将来的には△△になるだろう」といった時間の流れとして物語化することによって，みずからの人生を俯瞰している[1]。

　さらにまた，人はそれぞれに「好き嫌い」を有するが，それらをたとえば「○○だから××が好き（あるいは嫌い）」「△△が好きだから□□を選ぶ（選ばない）」などのように，ある程度の因果関係に基づく物語としてあらわすことがある。そうした嗜好がものの見方や現実の受け取り方，生き方として原則化されていくと，価値観や世界観，ライフスタイルといった大きな枠組みとして構成されることにもなる。

　このように，物語とは，過去から現在，そして未来にいたる時間の流れのなかで自分をとらえていくうえでも，あるいはまた，自分独自の嗜好を原則化した枠組みを構築する際にも，必ず用いられるゆるやかな因果関係を言語化したものなのである。

● **援助対象となる物語状況**　こうした物語を援助の対象とすることとは，どういうことなのであろうか。物語がどのような状況におかれると，援助が必要となるのであろうか。端的にいえば，現実をとらえるべき物語と現実そのものとがかけ離れている場合であって，具体的には，2つの状況に分けることができる。

　1つは，これまでの人生に基づいてつくられた物語が機能不全に陥った場合である。突発的で予想もしなかったできごと（事故や事件など）に直面して，これまでの物語の筋では，説明がまったくできなくなってしまった場合，と言いかえることもできる。これには，従来より「障害受容（中途障害の場合）」とか「自己受容（震災や犯罪の被害，家族との死別・離別など）」などともよばれてきた問題状況が含まれている。

1）稲沢公一：援助関係論入門——「人と人との」関係性．第3章　何が援助の対象なのか．有斐閣，2017.

222 第8章 社会福祉実践と医療・看護

　たとえば，事故などによって，人生の半ばで突然障害をかかえることに
なった場合を考えてみる。医療による治療やリハビリ訓練を最大限に行って
「生活（ライフ）」の側面の1つである身体的な機能の回復維持を目ざし，住
宅の改築や年金の受給，ホームヘルプサービスの派遣などによって「生活
（ライフ）」の生活環境的な側面を整えていったとしても，なお本人は，「ど
うしてこんなことになったのか」と問いつづける。また「これからどうすれ
ばよいのか」と問うてみるものの，その答え（理由・因果関係）をこれまで思
い描いていた人生，すなわち，既存の物語が教えてくれることはない。この
状況では，障害をかかえることになったという現実を受け入れたうえで，新
たな物語へと書きかえていくことが求められるのである。それは，絶望的と
もいえるほどに困難な課題であって，だからこそ，そこにはなんらかの援助
が必要とされるのである。
　もう1つの具体的な問題状況は，その人の人生観や世界観といった大きな
枠組みが現実に合わなくなっている場合である。これにはさまざまな状況が
あり，たとえば，「母親は自分を愛してくれている」という物語に必死でし
がみつこうとして，たとえ虐待を受けても母を責めずに自分を責めてしま
う場合などがある。
　ナラティブ・アプローチが援助対象とするこれらの問題状況は，程度の差
はあれ，いずれも人が生きている物語と現実との乖離を示しており，とりわ
け障害受容のように，両者の乖離が生活に支障をきたすほどになると，援助
が必要とされるのである。

2　物語の特徴

　では，現実とは合わなくなってしまった物語に対して，どのような援助が
行われるのであろうか。端的にいえば，より現実に合う物語へと本人が書き
かえることを支援することといえる。
● **保守的整合性**　複数のできごと（エピソード）をゆるやかな因果関係（プ
ロット）で結ぶ形式である物語は，大きく2つの特徴を有している。1つは，
保守的整合性である。ゆるやかな因果関係がなりたっているということは，
そこには一定の整合性があるということでもある。つまり，矛盾することな
くなんらかの筋にそって，その因果関係を多くの人が納得できるような物語
が望ましいということである。
　もちろん，実際の生活や人生にはあまりにも多くのできごとが複雑に影響
し合いからみ合っていて，そもそも単純な因果関係で説明することなどでき
ない。しかし，人はなんの説明もできないままに日々を過ごしていては，人
生としての流れを実感することもできない。だからこそ，人は物語を必要と
し，なんとか整合性を保とうと努力する。
　物語は，一度つくられると非常に変化しにくい保守性をもつ。障害受容を
はじめとする問題状況でみたように，一度つくられた筋書きや整合性は，現
実に合わなくなった場合でも，それ自体なかなか変化しようとはしない。し
かも，ある人の物語はいったんできてしまうと，ほかの人が別のものを押し

つけたり，無理やり書きかえたりはできない。したがって，物語を書きかえる援助は，けっして容易ではない。

● **相互的構成**　だが，物語には，もう1つの特徴がある。それが**相互的構成**である。

物語は，誰かが聞いてくれてはじめて物語として成立する。「語る−聞く」という関係を思い浮かべると，どちらかといえば，語るほうが自由に語り，聞くほうは受け身に聞かされているといったイメージが浮かびがちである。もちろん，そうした関係も少なくはないのだが，もう一方で，目の前に人がいるのに，その人がまったく話を聞いてくれていないとわかっていながら語りつづけることは困難である。すなわち，人は聞いてくれる人がいると思うから語ることができるのである。物語は，「聞く人」と「語る人」とがお互いにつくり上げていくもの，つまり，相互的に構成していくものといえるのである。

だからこそ，聞く側が，思いつくままに自由に語ってもよく，なにも非難されず，嘲 笑されない，十分に広い「語りの空間」を用意すれば，クライエント本人がこれまで語ることのなかったできごと(例外)にも着目しはじめ，そのできごとを組み入れるために，既存の筋書きを変更する可能性も出てくる。それこそが，保守的整合性ゆえに現実からかけ離れてしまった物語を，書きかえるきっかけとなるのである。

● **物語の書きかえ**　物語の書きかえについては，生活支援とは異なり，ここから先，こうすればこうなるといったフローチャートやマニュアルを明示することはできない。もちろん，現実を無理なく説明している物語とか，本人に力を与えてくれる物語といった大きな方向性を示すことは可能だが，実際的な問題として，物語の書きかえをワーカーが主導的に進めていくことは困難で，どのように書きかえられていくのかは，多くの場合予想できない。そのため，書きかえ支援については，「寄り添う」とか「立ち会う」などの控えめな表現を用いることが多い。

いずれにしても，社会福祉援助に限らず人と向き合う援助は，クライエントがどのように現実を受けとめ，それによってどのようなつらさを，あるいはささやかな喜びを感じているのかといったことを，ていねいに聞きとることから始まるものである。そういう意味で，ナラティブ・アプローチは，直接的な対人援助の原点を「物語」という言葉で表現しているのだともいえる。

● **生活支援とナラティブ・アプローチ**　また，このナラティブ・アプローチは，先の生活支援と対立するわけではない。むしろ，具体的なサービス利用を進めながら本人の物語に耳を傾け，ていねいに物語を聞きとったうえで，それに応じたサービス利用を一緒に検討していくことが求められているのである。理想をいえば，クライエントのおかれている状況やその改善に向けた多様なサービスについて客観的に見きわめる専門的な力量と，クライエントの物語を丸ごと受けとめていくような人間的なあたたかさとが，両輪となって援助が進められることが望ましい。

生活支援とナラティブ・アプローチは，どちらも社会福祉の個別援助技術

224　第8章　社会福祉実践と医療・看護

に含まれている2つの大きな特徴を，拡大してみせてくれているものなのである。

C　集団援助技術（グループワーク）

1　集団の特性

　集団援助とは，社会福祉援助のなかでも，個人ではなく，ある集団を対象として活用される援助である。保育所や児童館で行われる子どもたちの集団遊びから，障害児に楽しんでもらうキャンプ，あるいは障害児をもつ親たちのミーティング，さらには精神障害のある人たちのデイケアプログラム，高齢者デイサービスでのレクリエーションなど，その対象や活動の場は非常に幅広い。とはいえ，対象となるのはどんな集団でもよいというわけではなく，一定の特性を備えた集団である。そこで，まず最初に，集団援助が対象とする集団の特性を整理することから始める。

1　メンバー間の相互作用

　社会福祉援助における集団とは，単なる人間の集まりではない。集団に属する個人を**メンバー**とよぶが，集団では，メンバーの間に一定の**相互作用**がみられなければならない。そのため，たまたま1台のバスに乗り合わせた人々を集団とよぶことはない。集団とは，ばらばらの個人を集めただけでなく，集められた個人の間になんらかの相互作用が発生しており，それによって，集団でなければ出せないなにかが生じている状態なのである。

　メンバー間の相互作用は，お互いに面識があるという程度のものから，言葉を交わすことや意見交換をすること，相互学習や相互援助，なんらかの作業を一緒に行ったり役割分担を決めて活動をすることなど，情緒的なレベルから行動的なレベルまで多岐にわたっている。

　また，相互作用によって生み出される集団特有のものには，ある集団に属しているという帰属感やそれに基づく安心感，一体感などがあり，それによって孤独感が解消されたり，居場所があるとか居ごこちがよいといった感覚を得ることもある。また，みんなで協力してなにかをやりとげたという達成感，さらには，ミーティングなどでみずからを語り，受けとめてもらうことによって自己洞察を深めていくことなども含まれている。

　このように，援助対象としての集団では，まず第1に，メンバー間になんらかの相互作用が発生していなければならない。逆にいえば，ばらばらに集められたメンバー間に，さまざまなレベルの相互作用を生み出していくことが集団援助活動なのである。

C. 集団援助技術（グループワーク）　225

2 目的に応じた形成

　援助の対象であるからには，援助によって，なんらかの目的の実現が目ざされている。すなわち，援助対象としての集団は，なんらかの目的に応じて形成されているのである。これが援助対象としての集団がもつ第2の特性である。

　援助によって実現されるべき目的には，さまざまなものがあげられ，また，目的に応じてプログラム（●表8-2）などの活動内容も選択されることになる。

3 個別性の尊重

　社会福祉援助は，最終的には，クライエント個人，あるいは援助対象としての集団を構成しているメンバー個人に対して，その人のもてる能力を最大限に発揮してもらうこと，すなわち，各人が自己実現することを目ざしている。そのため，集団援助もまたこの原則から外れることはなく，メンバーの個別性を最大限に尊重し，1人ひとりが集団を活用しながら自己実現していけるよう援助していくことを目的としている。

　このことは，「全体（集団）に対して，個（メンバー）が優位にある」とも表現される。もちろん，集団援助が対象とする集団においても，集団の形成を阻害したり，維持を乱したりするメンバーに対しては，なんらかのはたらきかけが必要となる。しかし，たとえばスポーツのチームで，勝利という集団の目的実現のためにある選手を試合のメンバーから外すなどというように，個人が犠牲にされることはない。つまり，スポーツチームでは個人（選手）に対して全体（チームの勝利）が優位におかれているが，集団援助では，集団全体に対して個人が優位におかれ，各メンバーの個別性が尊重されているのである。

●表 8-2　集団援助のプログラム例

レクリエーション	軽スポーツ（バドミントン，ソフトバレー，ダンスなど） 音楽（カラオケ，合唱，楽器演奏など） ゲーム（囲碁，将棋，トランプなど） 文芸（俳句，短歌，自分史など） 野外活動（ハイキング，キャンプ，スキーなど） その他（工芸，手芸，写真，絵画，生け花，茶道，パソコンなど）
話し合い	近況報告，スケジュール決め，テーマにそった意見交換など
日常生活訓練	買い物，料理など
社会参加・体験活動	各種施設・機関などの見学や利用，イベントへの参加，バザー，ボランティア活動など
年中行事	正月，ひな祭り，花見，端午の節句，七夕，暑気ばらい，月見，紅葉狩り，運動会，文化祭，クリスマス，誕生日会など

2 集団援助の独自性

　集団援助が対象とする集団の特性は，メンバー間に相互作用がみられること，目的に応じて形成されること，そして，各メンバーの個別性が尊重されることであった。そこで，これらの特性をふまえて集団援助を簡潔に規定してみると，「集団援助とは，意図的に形成された集団を対象とし，メンバー間の相互作用を活用しながら，各メンバーの自己実現を目ざす過程である」ということになる。

　ただし，援助が意図的であって，ある目的をもっていることや，その目的に応じて技法やプログラムなどが選択されること，最終的に援助対象者１人ひとりの自己実現を目ざしていることなどは，個別援助とも共通している点である。逆にいえば，メンバー間の相互作用を活用する点にこそ集団援助の独自性があるということになる。

　１対１の個別援助では，ワーカーとクライエントとの関係性に，程度の差はあれ，一定の非対等性（上下関係）が含まれる。ワーカーはクライエントに対して，専門的な知識や技能を提供する立場であり，一定の権限をもっているからである。

　これに対して，メンバーどうしは，ともに共通するなんらかの課題をかかえ，援助の利用者として対等の立場にたっている。すなわち，ワーカーとクライエントの１対１関係が「タテの関係」であるとすれば，メンバーどうしは，対等な「ヨコの関係」であるといえる。そして，このヨコの関係による対等性こそは，個別援助がけっして活用することのできないものなのである。

　集団援助の独自性は，いかにヨコの関係を発生させ，活用するかにある。集団援助とは，メンバーどうしの対等性に基づく相互関係を生み出し，さらには，活用していくという機能を有しているのだといえる。

3 集団援助の展開過程

　集団援助の独自性は，メンバー間の相互作用をいかに活用していくかということであるとはいえ，集められたメンバー間にすぐさま有効な相互作用が発生するわけではない。メンバー間の相互作用を生み出していく過程は，点から線へ，線から円へ，円から球へとイメージすることができる。

　つまり，はじめはばらばらに集められたメンバー（点）であるが，メンバーどうしが知り合うことによって少しずつ相互作用（線）が発生し，役割分担なども生まれて集団としてのまとまり（円）ができてくる。さらには，そこまで目ざすかどうかは状況に応じてであるが，集団がみずからの意向によって，（球がころがるように）動き出すようになれば，その集団はワーカーの手を離れていくことになり，集団援助の役目は終了する。

　そこで次に，こうしたイメージにそって，準備期，開始期，作業期，終結期に分けて集団援助の展開過程をみていくことにしよう。

1 準備期

準備期とは，最初の集まりをもつまでの期間をさす。すなわち，集団援助の企画をたてて，メンバーを集めるまでの準備期間である。集団援助を始めるために，あらかじめ検討すべきおもな点を整理すると，以下のようになる。

- 目的：なんのために集団を形成するのかということを明確にしなければならない。まずは目的ありきであり，以下の事項は，目的に応じて選ばれる。
- プログラム（◯ 225 ページ，表 8-2）
- 対象者：たとえば，仲間づくりを目的にするのであれば新しい利用者や孤立しがちな人々が，なんらかの趣味的な活動を取り入れるのであればその活動に興味や関心をもつ人が，作業能力を高めるのであれば一定の作業能力をもつ向上心のある人々が対象となるなど。
- 人数：ワーカー数や活動スペース，道具や機材の数，プログラム内容などによる。
- 呼びかけ方法：積極的な勧誘，広報のみなど
- 回数（終了を予定している場合）
- 頻度：毎週・隔週・毎月 1 回など
- 時間と場所

こうした企画に基づいてメンバーを募集し，参加メンバーが決まってきたら，各メンバーについての情報（生活状況，人がら，ニーズ）を確認して，メンバーの個別化を行う。また，集団援助では，メンバー 1 人ひとりだけでなく今回の集団は女性が多いとか，平均年齢が低いとかといった集団の個別性を確認しておくことも必要となる。

1 回ごとのスケジュールについては，おおよそのプログラム内容だけを決める場合もあれば，休憩のとり方なども含めて，分きざみで進行を検討する場合もある。また同時に，進行に伴うワーカー側の役割分担を決めておくことも必要である。

そのほかにも，資料代などを含めた参加費の徴収，受付の設定，参加者名簿の作成，メンバーの名札づくり，記録の方法（文書，録音，録画など），当日配布資料の準備，休憩時間の茶菓子などをどうするのかといったことも，検討事項である。

このように，準備期においてあらかじめ検討すべき点は，非常に多い。そして，準備の段階で十分に検討され練り上げられるほどに，効果的でスムーズな集団援助を行うことができるのである。

2 開始期

開始期とは，最初の集まりからグループとして動き出すまでの段階をさす。いわば，ばらばらに集められた点（メンバー）の状態から，それらが線で結ばれていくこと（相互作用の発生）を目ざす期間である。開始期にワーカーが留意すべきことは，大きく 3 つに整理することができる。

1 点目は，集団の意義を確認することである。新たに集団援助を開始する

にあたっては，まず，メンバー1人ひとりが求めていることと，この集団の目的とが一致することを確認し，集団に参加することの動機づけを高める必要がある。

2点目は，ワーカーがメンバー1人ひとりと信頼関係を結ぶことである。ばらばらに集められたメンバー間でいきなり相互作用をつくりだそうとするのではなく，その前に，ワーカーが各メンバーとの関係を深め，それを通じてメンバー間の関係をつくっていくことが求められる。

3点目は，開始後の柔軟な対応である。準備期で検討し練り上げた当初の計画に対して，実際の全体的な雰囲気やメンバー各人の様子などに応じて，柔軟に修正や変更をしていく姿勢が必要である。というのも，個別援助以上に集団援助においては，集団全体の雰囲気や相互作用の発生がワーカーの予測をこえたり，制御することが容易ではない場合が少なくないからである。

いずれにしても，慣れない場に参加してきたメンバーの緊張や不安をやわらげることを最優先にしながら，集団援助を進めていかなければならない。

3 作業期

作業期は，目的の実現に向けてメンバー間の相互作用を活性化し，集団としてのまとまりや，はたらきを生み出していく段階である。実際には，開始期と明確な線引きを行うことは困難で，開始期におけるなごやかな雰囲気づくりと並行して相互作用を生み出していくことが必要となる。プログラム活動への参加を通して，集団化が進展していくのであるが，それに伴って，各メンバーが集団内でのみずからの位置づけを意識しはじめたり，さらには，気の合うメンバーどうしでのサブグループなども形成されていく。

この作業期では，集団援助の目的に応じて，ワーカーがとるべき役割が異なってくる。その役割は，大きく分けるとおおよそ次の3つに整理することができる。

①積極的介入者　治療を目的とするグループのように，各メンバーにそれぞれ援助目標が設定されており，その目標にそった望ましい変化をおこさせるためにグループを活用するような場合に必要とされる役割である。メンバーどうしの相互作用を活用しながらも，集団化の進展やグループ全体の目標を達成することよりは，メンバー1人ひとりの個別的な目標の達成を重視して，課題を提示したり，プログラムを主導的に運営するなど，積極的に介入していく点に特徴がある。

②側面的援助者　積極的介入者と違って，みずから介入するというよりは，メンバーどうしの相互作用をできるだけそこなわないよう気を配り，メンバーと一緒になって，ともに活動し，ともに経験し，ともに学びながらメンバーの目標達成を手だすけする役割である。メンバー間の相互作用を活性化したり，集団化を促進する，集団援助の基本的な役割であるといえる。

③媒介的支援者　側面的援助者がメンバーと一緒に活動していくのに対して，どちらかといえば集団から一歩引いた立場をとり，可能な限り各メンバーや集団全体の自主性にまかせようとする役割である。この役割は，作業

期の後期になって，あるいは当初から集団的な活動能力が高くて活発な集団などにおいて，集団全体の自主性をのばす際に，非常に有効な役割であるといえる。

　実際には，これらの役割を明示的に分けることは困難で，集団の個性に応じて，あるいは課題や問題などに応じて，3つの役割それぞれが必要とされる。また，集団化の進展に応じて柔軟に役割を変更していくことも求められる。

4　終結期

　終結期とは，狭い意味では集団の解散に向けての準備を行っていく段階をさすが，より広い意味では，集団自体は継続するもののワーカーが交代したり，ボランティアや実習生がやめていくとき，あるいは，メンバーの誰かがなんらかの理由で抜けなければならないときなども含まれる。

　終結を迎えるにあたっては，突然終結するのではなく，あらかじめ予告することが必要であり，そのうえでメンバー各人のふり返りと感想をひとことずつでも話してもらって，全員で共有する機会をもつことが大切である。さらに，ワーカーとしては，ただの感想で終わらせるのではなく，目標達成という観点から，集団の意義や効果をより客観的に評価しなければならない。

　集団援助が終結しても，「セルフヘルプ・グループ」の項（● 235 ページ）でみるように，メンバーが自発的に新たな集団を形成することもある。その場合には，これまでの直接的なワーカーとしてではなく，間接的な支援者としていつでも相談にのれることなどを確認し合っておくとよい。

D　間接援助技術と関連援助技術

1　間接援助技術

　間接援助技術とは，ワーカーが直接クライエントにはたらきかけるのではなく，社会福祉援助活動が円滑に効率よく行われるように，さまざまな角度からの条件整備を間接的に行う技術の総称である。その範囲は多岐にわたるが，以下のように整理できる。

1　地域援助技術（コミュニティワーク）

　地域住民が自分たちの生活問題を自覚し，その解決や改善をはかろうとすることに対して，側面的に援助する技術である。具体的には，町内会が近隣の施設と連携してバザーや講演会などによる「福祉まつり」を開催する場合のように，住民主体を基本原則として，住民自身が地域における社会資源の開発・利用・調整といった活動に参画していくことを推進する過程が中心となる。また，地域社会内の各種団体，施設，機関などの関係を調整し，協働

を進めていくために，各グループから選出されたリーダー間での協議や合意形成を促進しようとする**インターグループワーク** intergroup work なども含まれる。

2 社会福祉調査法（ソーシャルワーク・リサーチ）

実態把握に基づいて，福祉ニーズを明らかにし，政策や制度の評価・策定に役だつ資料を収集する技術である。市区町村単位など広い範囲を対象とする場合にはアンケート調査などによって量的データを収集する統計的調査が，施設の入所者や通所者などの限られた範囲を対象とする場合は聞きとりや観察に基づいて質的データを収集する事例調査が，さらには，両者を組み合わせて一定の地域における生活状況を詳細に記述する社会踏査（ソーシャル・サーベイ）などが行われる。

3 社会福祉運営管理（ソーシャル・アドミニストレーション）

狭義には，社会福祉施設や機関・団体などの運営管理をさし，経理や人事といった組織構成を整備することや，組織の目標設定およびその達成に向けた効率的な運営を行う技術を意味する。また，広義には，社会福祉の範囲をこえて，所得保障や保健医療，教育・住宅・雇用などの社会政策全般に基づいて社会福祉の施策を運営管理することをさす。

4 社会活動法（ソーシャル・アクション）

社会政策の改革，および，福祉サービスの開発や改善に向けた活動を支援する方法である。地域援助技術と厳密に区分することは困難であるが，地域住民一般の組織化だけでなく，当事者組織や専門職組織，さらには，これらの統合によって活動を展開すること，福祉ニーズやクライエントの生活実態を広く理解してもらうための啓発的な活動なども含まれる。

5 社会福祉計画法（ソーシャル・プランニング）

ケアプランなどのようにクライエント1人ひとりのかかえる個別的なニーズに基づくプランではなく，国や自治体といった一定の範囲における集合的ニーズの把握に基づいて，サービス供給体制の整備計画をたてていく方法である。当事者を中心として，広く地域住民の参画を促しながら地域福祉計画を作成していく過程が重視されている。

また，現在，すべての市町村には，高齢者や障害者を対象とする福祉計画を策定することが法的に義務づけられている。

2 関連援助技術

関連援助技術とは，直接援助技術や間接援助技術を支援するための組織や方法として位置づけられており，直接的な福祉サービスの供給や計画，実施は含まれず，以下の4つの援助技術があげられている。

1 ネットワーク

　ネットワークは，一般的には網の目状のつながりをさすが，関連援助技術としては，人々の連携や関係性を最大限に活用することを意味する。なお，ネットワークをつくっていく過程は，ネットワーキングとよばれることもある。家族や親戚，友人・知人や近隣といった自然発生的な「インフォーマル・ネットワーク」および，医師や看護師，保健師や福祉職などの専門職による「フォーマル・ネットワーク」などを活用して，クライエント1人ひとりの地域生活を支える「ソーシャルサポート・ネットワーク」をそれぞれにつくりだしていくことを目ざしている。

2 ケアマネジメント

　障害者や高齢者の地域生活を総合的に支えるために，さまざまな福祉サービスを一元的に調整する援助技術である。先の生活支援の展開過程にそった流れで進められるが，クライエントのニーズに対応するサービス提供が担当者の個人的な技量に依存しないようマニュアル化されており，標準的なアセスメント票やケア計画書に基づいて実施される。もともとはアメリカやイギリスで開発された手法であるが，わが国でも介護保険制度や「障害者総合支援法」に基づくサービス提供に，こうした考え方が取り入れられている。

3 スーパービジョン

　経験豊富なベテランワーカー（スーパーバイザー）が，経験の浅い未熟練ワーカー（スーパーバイジー）に対して，専門職としての適切な業務遂行が行えるよう指導することである。具体的には，① 職場全体での業務分担のなかで役割や機能を的確に遂行しているかどうかを把握・確認する「管理的機能」，② 業務遂行に必要とされる専門的な知識や技能を伝達する「教育的機能」，③ 業務を行ううえでの不安や自信喪失などの気持ちを支えていく「支持的機能」を果たしている。

4 コンサルテーション

　ある専門職（たとえば福祉職）が特定の問題（病気など）について，別の専門職（医師など）からアドバイスを得ること。スーパービジョンとは違い，特定の領域における専門的な情報・知識・技能の伝達（教育的機能）に限られることが多く，管理的機能は含まれず支持的機能が求められることも少ない。病院などのように多くの職種がチームを組む場合には所属組織内でも行われるが，他職種がいない場合は，組織外にコンサルテーションの場を求めることも少なくない。

E 社会福祉援助の検討課題

社会福祉援助を展開していくためには，基本的には，これまで概観してきたような特徴や過程を理解・確認しながら取り組んでいくことが重要であるが，現実場面においては必ずしもスムーズにものごとが運ぶわけではなく，さらに検討しなければならない多くの課題が残されている。

そこで，実際の援助場面で発生する根本的な問題群を「倫理上のディレンマ」として整理し，さらに，今後これらの問題群に対応していくための手がかりとして，「エンパワメント」「アドボカシー」「セルフヘルプ・グループ」といった主要な理念や活動方針について概観しておくことにする。

1 倫理上のディレンマ

倫理とは，人間関係になんらかの価値（望ましさ）が適用されたものであり，その関係に参加している者の行動を規制し，統制する道徳的な規範である。とはいえ，複雑な現実を前にして，一定の規範ですべてが割り切れるわけではない。そのため，倫理によっても解決できない状態を**倫理上のディレンマ**とよんでいる。ディレンマとは，相反する複数の条件や事態を前にして，どちらとも決めかねることを意味する。いわば，板ばさみの状態に陥ることである。

クライエント個人や家族，小集団などへの直接援助の場面においては，たとえばクライエントが第三者に危害を加えようとしている場合，その情報を第三者の保護のために第三者本人や適切な機関（警察など）に開示すべきかどうかという秘密保持の問題や，あるいは，本人が自己決定したことを本人の利益のためにほかの人が制限してもよいのかどうかという問題などがあげられる。

また，地域援助や社会福祉計画策定などの間接的な援助においては，予算や資源が需要を下まわる程度にしか確保できない場合に，どのような優先順位を設定して資源を分配するのかといった問題や，施設建設などに伴う地元住民の反対運動といった問題などがあげられる。

このように，実際の対人援助場面においては，さまざまなディレンマが生じるのであり，倫理綱領などの整備が急務になっている。だが，いくら倫理的な判断基準を確定しても，判断に苦しむ問題状況はいつでも発生する可能性を秘めており，一義的な正解が存在するわけではない。問題状況に応じて，クライエントはもちろんのこと，上司や同僚などとも対話を重ねて，柔軟な対応を積み重ねていくしかないのである。

そこで，以下では，ディレンマ的な状況のなかでも援助活動を行っていく際の手がかりとなるような，いくつかの考え方や活動を紹介しておこう。まずは，クライエントのもてる力を最大限に発揮してもらうことを目ざし，クライエントの意思表明を尊重するエンパワメントからみていく。

E. 社会福祉援助の検討課題　**233**

2　エンパワメント

1　エンパワメントとは

　エンパワメント empowerment とは，もともと，1950 年代から 60 年代にかけて全米各地で展開された公民権運動（黒人解放運動）のなかで，スローガンとして用いられた言葉であるが，偏見や差別によって本来もっている力（パワー）を剝奪されてきた人々が，自分たちで自分たちの力を取り戻すことを意味していた。

　その後，1970 年代半ばに社会福祉援助理論のなかに取り入れられ，差別的な待遇によって無力な状態に陥っているクライエントの状況を改善していく援助活動の理念として位置づけられた。無力な状態におかれているのは，黒人のみならず高齢者や障害者，児童やホームレスの人々など，社会福祉が援助対象としてきた人々も同様であったため，エンパワメントは 1980 年代以降，社会福祉の援助理念として幅広く支持され，中核的な位置を占めるまでになった。

　現在では，より一般的に「人間のニーズを充足させていくうえで必要とされる社会変革を個人的および政治的に実現する」ことと規定され，そのためには，① ワーカー-クライエント間の連携の確立，② セルフヘルプ活動（◯ 235 ページ）などによる知識や技能の向上，③ 社会資源の確保や創造，④ 政治的レベルでのソーシャル・アクションといった 4 つの次元から構成される包括的な援助活動が必要とされている[1]。

2　エンパワメントと援助活動

　このように，エンパワメントとは，クライエントがみずから問題解決能力を身につけていくように援助することであるのだが，問題解決に必要な能力は，個人的レベルから集団的レベル，政治的レベルにいたるまで広範囲に及んでおり，ここでその全体像を詳述することはできない。

　ただし，こうした多岐にわたる力の基盤として，まず最初に獲得されるべきなのは，本人が意思を表明する力である。というのも，本人の意思が表明されなければ，次になすべきことがみえてこないからである。

　したがって，エンパワメントの視点から援助を考えた場合，ワーカーは，まず第一に，本人の意思表明の力を抑えつけたり奪ったりしないように心がけなければならない。ナラティブ・アプローチの説明でもふれたように，クライエントからの訴えに対して，ワーカーがそれらをとるに足らないものとして耳を傾けなければ，本人は自分の言葉を聞いてもらえないという無力感やあきらめをいだくようになり，結果的に，本人の意思表明をする力が奪われてしまうことになる。

　1）稲沢公一・岩崎晋也：社会福祉をつかむ，第 3 版．unit24　エンパワメント．有斐閣，2019.

そのため，ワーカーは，エンパワメントの第一歩として，本人の声を最大限に聞きとろうという姿勢を示しながら，本人が自分の意思を表明してもよいのだと実感できるように援助しなければならない。そのうえで，本人が自分自身で問題解決に取り組むように支えていくことが必要とされるのである。

3 アドボカシー

1 アドボカシーとは

エンパワメントの第1段階によって，本人が意思表明の力を獲得していけば，次に必要になるのは，その意思を周囲の人々に伝えていくことである。そして，ワーカーが本人の声を聞きとって，それを代弁し，さらに増幅させて，より広い範囲へと伝えていく援助活動が**アドボカシー** advocacy である。

アドボカシーは，「代弁」とも「権利擁護」とも訳されるが，いわば本人の意思実現が阻害されている場合に，それを権利侵害として，本人にかわって，あるいは本人とともに異議をとなえ，その権利を擁護する援助活動である。

2 アドボカシーと援助活動

アドボカシーが社会福祉援助の中心的な活動理念として取り上げられるようになったのは，1960年代の終わりである。当時は，公民権運動のエネルギーや方法論を継承して，公的扶助受給者の権利をまもろうとする福祉権運動が展開された。そこでは，公的扶助の受給制限を職務として行っていた社会福祉専門職たちをはじめ，社会福祉そのものが社会防衛的な役割を果たしているのではないかと批判されていた。

そうした動きのなかで，社会福祉専門職の集まりである全米ソーシャルワーカー協会は，1969年に特別委員会による報告書を提出し，社会福祉専門職（ソーシャルワーカー）は，アドボカシーの活動を行う専門職であるとみずからを位置づけ，そのことを内外に宣言したのであった。

エンパワメントの場合には，個人的レベルから政治的レベルにいたるまで，かなり包括的に問題領域が設定されていたが，アドボカシーが用いられるのは，より具体的な権利をめぐる問題状況である。すなわち，エンパワメントが本人の意思表明に始まるものだとすれば，アドボカシーとは，本人の意思を権利として社会的に実現していく過程であるといえる。

これまで，社会的に弱い立場に位置づけられてきた人々にとって，その願いや思いを表明する声は片隅に追いやられることが多かった。だが，だからこそ，社会福祉援助活動はその過程のなかで本人の声を増幅し，広く社会に伝えていくことを使命としなければならないのである。エンパワメントやアドボカシーは，本人の願いや思いに対する最大の理解者となることが社会福祉援助活動の根本にすえられるべきであることを思いおこさせるものである。

とはいえ，ワーカーが所属する機関や施設などの利益や意向と，クライエ

ントの利益や意向が相反してしまうような事態もけっして少なくない。ある
いは，いくらクライエントの立場にたとうと努力しても，クライエントの気
持ちやかかえるつらさを理解できないという不全感が残る場合もある。

そうした問題に対し，次にふれるセルフヘルプ・グループは，同じつらさ
や問題をかかえ，その解決に向けた利害を共有する活動を展開するものとし
て，現在最も注目されている活動である。

4 セルフヘルプ・グループ

1 セルフヘルプ・グループとは

先にみてきたエンパワメントやアドボカシーの母体ともなっている当事者
主体の小集団が**セルフヘルプ・グループ** self-help group（**SHG**）である。その
活動内容や形態は非常に多彩であるが，少なくとも，なんらかの共通する問
題や課題をかかえている本人や家族といった当事者によって構成されている
ことが特徴である。たとえば，身体障害をかかえているとか，障害児の親で
あるとか，あるいは，アルコール依存症者本人であるなどである[1]。

2 セルフヘルプ・グループの効用

また，この特徴によって SHG は，別名「相互支援グループ mutual-aid
group」ともよばれるように，メンバー間で対面的な相互支援が生じやすい
環境をつくり出す。相互的な支援関係とは，メンバー間で援助する側とされ
る側との入れかわりを生じさせることによって，援助を双方向的あるいは多
方向的なものにすることである。専門職との間では援助される側に固定され
ていたメンバーも，こうしたグループ内では，同じ問題をかかえたピア peer
（仲間）として，ほかのメンバーを援助すること（**ピアサポート**）もできる。

もともと援助については，暗黙の前提として「他人をたすけることは善で
ある」という価値観があるため，援助する側にたつ者は，自分はよい人であ
ると自尊心を高めたり，他人の役にたてるという自己有用感や存在価値感を
もつことができる。援助者役割をとることによるこうした効用は，**ヘル
パー-セラピー原則** helper-therapy principle ともよばれているが，それは，自
尊心向上などによって「援助をする人が最も援助を受ける」ことを意味して
いる。SHG は，立場の共通性を基盤とする関係を利用して援助者役割をメ
ンバー間に配分し，ヘルパー-セラピー原則を最大限活用しようとしている
のである。

さらに SHG は，メンバー相互の立場の共通性を強調することによって，
メンバー間に「われわれ意識」を生み出していく機能も有している。これに
よって，自分たちがかかえている問題を物語の形式にあてはめ，社会的に位
置づけて対外的にアピールする力を得ること，すなわちエンパワメントを行

1）久保紘章・石川到覚編：セルフヘルプ・グループの理論と展開——わが国の実践をふまえて．中央法規出版，1998.

い，さらには，自分たちへの権利侵害に対抗して，権利擁護を自分たちで行うといったセルフ・アドボカシーを展開することもできるのである。

このように，倫理上のディレンマを見すえながら，エンパワメントやアドボカシーがさし示す援助のあり方をふまえ，さらには，SHG活動の意義をいかしていくような社会福祉援助を模索していくことが，今後の検討課題として残されているのである。

F 連携の重要性

これまでの項では，社会福祉援助の共通基盤となる考え方についてふれてきた。では，医療・看護と社会福祉実践は，どのようなつながりをもっているのだろうか。ここからは，現代にいたる社会背景や医療システムの変化も鑑（かんが）みながら，医療・看護・福祉の連携についてみていく。

1 戦後医療を取り巻く変化と社会福祉との関係

1 医療保障としての社会福祉実践

医療と福祉の出会いは古く，洋の東西を問わず宗教的行為のなかで一体的に行われていた。もともと欧米の病院には，貧しい傷病者に対して入院治療を前提として保護し，手厚く処遇する「hospitality」という意味が含まれており，わが国で「病院」の意味として使われる「hospital」は社会事業施設である「救貧院」をさすものだったのである。

わが国の社会福祉のはじまりは，聖徳太子の悲田院（ひでんいん）・施薬院（せやくいん）・療病院などの活動にさかのぼることができるが，仏教は一部の宗派を除き国民生活に密着していなかったため，のちに伝来するキリスト教の救済活動ほど広まることはなかった。その後，本格的な近代医療政策が始まるのは明治時代になってからであるが，富国強兵政策によって資本主義の発展を目ざした当時の政府は，軍事や労働力確保に役だつための医療を重視し，貧困者への医療保護は，天皇の慈悲に基づく慈恵医療を中心に展開された。そのため，戦況が進むにつれて貧困が国民的課題となると，慈恵医療の限界が明らかとなり，多くの人々が医療から見放される事態を引きおこした。

第二次世界大戦の敗戦後，社会保障全体が前進するなかで「医療法」の制定と国民皆保険制度が整備され，今日，わが国の保健医療提供体制は世界でも高水準といわれるまでになった。そのようななかで社会福祉は，経済的問題のために医療にかかれない状況を防止すべく，低所得者に対する医療扶助，無料低額診療事業などのほか，「母子保健法」，「児童福祉法」，「障害者自立支援法」（現障害者総合支援法）などに基づく公費負担制度による医療費援助を推し進めてきた。

2 疾病構造の変化とキュアからケアの医療へ

　第二次世界大戦後の経済・社会の変化は，国民の生活条件の改善をもたらしたが，同時にそれは医療のあり方をかえ，社会福祉との関係にも変化をもたらした。その1つは，疾病構造の変化とそれに伴う医療のあり方の変化である。すなわち，明治から戦後しばらくまでは感染症の時代であり，その後慢性疾患時代に移行してきたという経緯である。

● **感染症時代から慢性疾患時代へ**　赤痢や腸チフスなどの急性伝染病や結核などは，症状が急激で経過が速く，死亡の危険性も大きいものの，条件が整えば自然治癒の可能性もあった。また，一個人の病気にとどまらず，流行・伝染性をもっていたので，短期間に集団で発病する危険性が大きかった。しかしながら，このような伝染病は抗結核薬の発見と開発，胸部外科手術の技術向上と普及，あるいは化学療法薬，抗菌薬の開発などにより激減し，かわって三大死因としてあげられる脳血管疾患，心疾患を含めた循環器系疾患，悪性腫瘍といった生活習慣病や慢性疾患が登場してきたのである。

　生活習慣病は，発病の直接の契機がはっきりせず，徐々に重症化する特性があり，一方で発病すると現在の医療技術では完治がむずかしく，数十年の経過をとることもめずらしくない。また，患者は生産・家計の担い手である成人が主であり，経過中に脳卒中や心筋梗塞などで急死する危険も少なくないのが特徴といえる。悪性腫瘍については，早期発見，治療をしない限り死に直面する性質をもち，ターミナルケアにおいては医学・看護・福祉・心理・宗教・法律・教育など全般にわたる対応がなされるべく「全人的医療」が求められるようになっている。

● **キュアからケアへ**　このような疾病構造の特徴から，医療のあり方もキュア(治療)からケアへと変化し，患者の生活を尊重した医療，生活のなかの医療といったあり方が重視され，その実現のための保健・医療・福祉の一元化や他領域との連携が強調されるようになってきた。

3 疾病の社会化

　疾病構造の変化とともに現代社会を表象する疾病として，労働災害，職業病，医原病，公害病，交通災害，精神病など，社会的要因に起因する疾病であり，また治療と社会的対応が同時に必要であるという意味での社会性の強い疾病をあげることができる。高度経済成長政策のもとで，さまざまな技術革新と合理化，産業構造の変化，労働力の流動化，地域開発などの各種政策が展開されるなか，一方では新たな疾病も生み出されてきたのである。

　具体的には，職場の機械化や自動化による頸肩腕障害やキーパンチャー病，劣悪な労働条件や労務管理の不備によるじん肺，非災害腰痛症，石綿肺などの労働災害・職業病などがあげられる。イタイイタイ病，水俣病，四日市喘息などの公害病，サリドマイド奇形，スモン病，術後後遺症などの薬原病や医原病，さらには，交通事故や，不健康な住居環境，過剰なストレスがたまりやすい社会や労働環境によるうつなどの精神疾患，自殺，過労死，リスト

238 第8章 社会福祉実践と医療・看護

ラなどによる構造的失業で増大したホームレスの感染症，肝疾患などもその例である。これらは社会のあり方に強く影響され，社会との関係を抜きにしては語れない社会病である。

このような現代の疾病構造の変化，職業病・医原病・公害病等の社会病の多発傾向に加え，人権意識の高揚による患者運動の発展などは，制度の改善や社会資源の開発運動などにつながってきた。そして，疾病をつくり出す社会問題やそれに対応しきれていない医療政策を見直させ，患者の立場からの医療追求を目ざすなど，医療における社会福祉実践者の意識や業務内容を変革する力となっていったのである。

4 長寿社会における要介護・認知症高齢者の増加

今日，長寿社会の進展はいわゆる「寝たきり高齢者・認知症高齢者」の増大をもたらし，21世紀のわが国がかかえる大きな課題となっている。

すなわち，少子高齢化に伴い核家族，高齢者のみの世帯などが増加し，とくに要介護高齢者の社会的なケア・対応が，医療・福祉の課題としてのみならず，政治・経済も含めた社会全体の方向性を定めるカギを握っているともいえる状況にある。

一方，高齢者を取り巻く環境としての老老介護や核家族による介護は限界に達しているともいえ，心身の疲れや将来への絶望感から終わりのみえないなかでおきる介護の放棄，寝かせきりなどの高齢者虐待，介護殺人という深刻な事態までもが多発している。

これらの要介護・認知症高齢者は，従来は医療の領域で入院の対象とされてきたが，地域医療・地域福祉，ノーマライゼーションなどの理念のもと，地域の中でケアすることの意義が評価されるようになってきた。そのため，有料老人ホームやグループホーム，通所，訪問介護，短期宿泊などを組み合わせて提供する小規模多機能施設など，自宅以外の多様な居住の場における訪問診療，訪問看護，リハビリテーションなどの提供が求められるようになってきたのである。

2 医療提供システムの変化と新たな連携の課題

1 医療法の改正と医療機能の分化

医療・福祉の関係は，1980年代後半より展開されてきた一連の医療法改正によって，さらに新たな連携体制が求められるようになってきた。それ以前は，高齢者や精神疾患の患者に必要な社会福祉施策も不十分であったため，多くの病院では，家族や社会で受け入れ条件の整わない患者を長期間入院させておき，入院基本料や薬づけ・検査づけなどで薬価差益による収入をあてにするという経営実態が広がっていた。

ところが，1980（昭和55）年の富士見産婦人科病院事件❶を契機に医療の荒廃に対する批判的な世論が高まり，1985（昭和60）年，「医療法」が大きく改

NOTE

❶富士見産婦人科病院事件
富士見産婦人科病院（すでに廃院）の理事長が無資格診療による医師法違反，保健師助産師看護師法違反の容疑で逮捕された事件。元患者らが健康な子宮や卵巣を摘出されたと訴え，乱診・乱療が社会問題化した。

正され（第 1 次医療法改正），これにより医療提供体制の見直しが行われた。1992（平成 4 ）年，1997（平成 9 ）年の医療法改正では，高度急性期医療を専門とする「特定機能病院」，長期療養を受け入れる「療養型病床群」，および急性期病院として地域の中核的役割を担う「地域医療支援病院」が制度化され，医療機関の機能分担が明確になった。そして 2000（平成 12）年の第 4 次医療法改正において，急性期・慢性期など患者の病態にふさわしい医療を提供するための病床区分の再編が行われた。これらの一連の医療法改正や，医療制度改革が目ざしてきたのは「医療費の抑制」であり，それを実現させるためのシステムとしての「連携」が強調されてきたのである。

2 連携型医療の実際

医療システムにおける連携は，診療所の生き残り策としての病診（病院・診療所）連携，さらには病院の在院日数短縮と病床稼働率の維持をはかる目的による病診連携・病病（病院・病院）連携というかたちで増えてきたという経緯がある。しかし近年では，在宅や介護施設への訪問医療および終末期医療を視野に入れ，急性期から回復期，慢性期，在宅療養への切れ目のない医療の流れをつくるネットワーク型の連携へとシフトしてきている。

具体的には，急性期（大学病院や公的病院など）と回復期（リハビリ病院），維持期（療養病床を有する病院・診療所，介護施設，かかりつけ医など）が 1 人の患者の治療計画（クリティカルパス）を共有し，手術や急性期のリハビリは急性期病院で行い，回復期，維持期は後方施設に転院したり退院して，リハビリや療養を行うという提供体制などである。こうした「地域連携クリティカルパス」のほか，「疾患別ネットワーク」「医療からケアまでを包括した地域包括ケアシステム」など，さまざまな取り組みが行われている。

3 地域医療連携時代の課題

このように現代の医療は，入院・保護収容型あるいは病院完結型医療から，かかりつけ医や訪問看護による在宅療養，地域医療など地域完結型医療へとシフトしてきている。その背景にある理由としては，財政難による医療費の抑制や，ノーマライゼーションの理念の実現などとさまざまな見解があるが，いずれにしても地域での生活を継続する体制を保障するには，より一層の医療と介護の一体的な提供が不可欠となる。すなわち，介護予防としての日常生活支援，施設や在宅にかわるサービス付き高齢者住宅，複合型サービス，グループホームの設置，在宅医療を支えるための 24 時間対応の定期巡回・随時対応型訪問介護や訪問看護，終末期を支える医療と介護の連携など，介護予防から終末期までを包括的に支援するシステムである。

これらは，いままでのサービスの拡充をするだけでは十分ではなく，ジェネラルな視点での訪問看護や生活・地域の視点をもち看取りまで対応する医師の育成，行政内部の医療・介護管轄部署の連携，地域の社会資源の開発・育成とそれらの連携体制の構築が重要となる。さらに，同一市町村内とはいえ，小地域ごとの特性も異なるため，地域に合わせたシステムの構築が求め

られる。

　このようなシステム構築のためには，これまでの国や都道府県主導型では限界があり，市町村みずからが中心となって，介護・医療・住まい・生活支援・予防が一体的に提供される地域包括ケアシステムを構築することが求められているのである。

G　社会福祉実践と医療・看護との連携

1　医療ソーシャルワーカーとは

1　医療ソーシャルワークのはじまり

　疾病と障害とに関係した生活問題について，保健医療の場で援助する職種が**医療ソーシャルワーカー** medical social worker，いわゆる **MSW** である。医療ソーシャルワークの原型は，1895 年，イギリスでメアリー＝スチュアートがロイヤルフリーホスピタルで病院慈善係として始めた仕事である。その後20 世紀に入り，1905 年，アメリカのマサチューセッツ総合病院の医師キャボットがソーシャルワーカーの必要性を提唱した。

　わが国における MSW の第 1 号は，1929（昭和 4 ）年聖路加国際病院の浅賀ふさ女史であるといわれるが，彼女もマサチューセッツ総合病院で医療ソーシャルワーク業務の訓練を受けた人であった。

　キャボットは，もともと社会事業施設で働いていたこともあり，ソーシャルワーカーの相談における姿勢や生活状況を把握する視点，また問題行動のある人々とのかかわり方などが医療の場でも参考にできるものとして，MSW という職種が医療現場に必要だと主張した。彼が目的としたのは，生活の視点の導入によって治療の効果を上げることであり，医療ソーシャルワークは医療の一環として位置づけられたのであった。

2　わが国における医療ソーシャルワーカー

　現在，MSW は，保健医療の場，すなわち病院，診療所，介護老人保健施設などで働いている。なかでも，精神科病院，保健所，精神障害者社会復帰施設，精神保健福祉センターなどの精神科領域で働く MSW を，**メンタルヘルス・ソーシャルワーカー**，または**精神科ソーシャルワーカー** psychiatric social worker（**PSW**）とよぶ場合が多い。しかしながら，基本的には相談援助技術（ソーシャルワーク）における共通の価値・知識・技術を基盤とした仕事と役割を果たしており，全体を総称する場合には医療ソーシャルワーカーとよばれている。

　なお，PSW は，1999（平成 11）年より**精神保健福祉士**として国家資格となっている。また，2003（平成 15）年からは，厚生労働省が所管する国立病

院・療養所の MSW は，社会福祉士の資格をもつ者から任用することとなった。

3 医療ソーシャルワーク業務の範囲

MSW の業務内容は，所属医療機関の機能や人員配置などによってさまざまではあるが，その標準的業務の範囲は「**医療ソーシャルワーカー業務指針**」（2002 年改正）のなかで次のように規定されている。すなわち，① 療養中の心理的・社会的問題の解決，調整援助，② 退院援助，③ 社会復帰援助，④ 受診・受療援助，⑤ 経済的問題の解決，調整援助，⑥ 地域活動，である。ここにあるようにその業務範囲は，入院・受診のための援助から，入院，入院外を問わず安心して療養生活を送るための環境調整，退院後の社会復帰・社会参加を含めた生活支援，それに伴う社会的偏見や制度的差別への取り組みと幅広い。

これらの業務は，個々のケースによってどこまで関与するかが異なってくる。たとえば，情報提供や応急処置としての緊急的・一時的な対応で問題が解決する場合もあれば，心理的支援や周囲の人間関係の調整にはじまり，住宅改造，職場復帰へ向けた準備など，物理的環境や人の意識に対するはたらきかけ，生活のための基盤整備といった中・長期的な一連の援助を必要とする場合もある。さらには，ホームレスの人への生活保護適用や，精神科疾患，石綿肺などの労災適用，外国人労働者への医療保障など，制度的に保障がいきわたっていない問題を社会化させ，適用基準の見直しや新たな資源の開発を求める行政交渉や社会へのはたらきかけを行うなど，それぞれのケースがかかえる援助課題によって，ソーシャルワーカーが援助者として関与する期間や方法，はたらきかけの対象が異なってくる。

2 医療・看護・福祉の連携の実際

ここでは，事例を参考に，医療・看護・福祉が実際にどのように連携していくことができるかを考えていきたい。

事例 ❺ 生活保護が必要な肺がん患者

● **【利用者の状況】**

Ｙさん，56 歳，男性。3 人兄妹の次男として生まれた。父はアルコール依存症で兄も酒癖がわるく，母を困らせることが多かったため，Ｙさんが母をかばったり妹のめんどうをみてきた。両親は中学のときに離婚し，以後兄妹とともに母親によって育てられた。家計は大変厳しく，中学卒業後働きだした。37 歳のとき，交際していた女性が妊娠して男児を産んだが，女性は子どもをおいてそのまま行方不明となった。男手ひとつで息子を育ててきたが，息子は高校生のころより非行にはしり，家を出てしまった。

建築，土木，船の清掃など，転職を繰り返しながらなんとか生活してきたが，妹がＹさんの名前で借金をしてしまい，その取りたてが家に来るよう

になった。

入院する1週間ほど前，警察から息子が傷害事件によりI県でつかまったとの電話があり，貯金のほとんどをおろして面会に行った。帰り道，以前よりあった咳(せき)や胸痛が悪化し，電車を乗りついでなんとか帰宅したものの，社会保険に加入しておらず，病院に行くお金もなく，暗い部屋の中で倒れ込むようにして数日間寝ていた。入院当日，偶然たずねてきた友人が発見し，救急搬送されて入院となった。

外来の医者からMSWに連絡があり，「肺がんの患者さんで入院治療が必要だが保険証がないとのことなので対応してほしい」との依頼があった。

【援助経過】
・アセスメント
身体状況：肺がんは進行しており，余命は数年あるいはそれ以内。日常生活動作（ADL）は，移動にふらつき，膝の痛みによる動作の制限などがあるものの基本的には身辺自立している。医師から病名の告知および今後の治療計画について説明があったが，「はい，はい」と応答はするものの「いつ治りますか」「退院したら働きます」と言うなど，病状をよく理解していない様子がうかがえる。また書類の字が「よく見えない」と訴えたり，「字が書けない」と鉛筆を落としたり，同じ質問を繰り返したりしていたが，それが意欲の低下からなのか，視力・筋力・聴力などの低下によるものかは不明。

生活状況：これまでは喫煙の量も多く，アルコールも多飲してきた。長い間家賃を滞納していたため，入院をきっかけに追い出されてしまい，帰る家がなくなってしまった。最近は食事や入浴も十分にできず，救急搬送されたときは衣類も身体もよごれた状態であった。

家族関係：母・妹とは長い間連絡がとれず，住所もわからない。息子は後日釈放され，一度面会に来たがYさんに対して愛着がなく，面倒はみたくないという。

経済問題：借金をかかえている状態となり，貯金も使い果たした。

職業復帰：医師の意見では，肺がんの進行状況から，今後の就労は困難。

本人の意思・希望：もう疲れ果ててしまったので，生活保護を申請したい。またひとり暮らしに戻りたいが，借金の取りたてがこわいので，借金の問題を解決したい。病気はこわいが，治療をがんばって，再び働けるようになりたい。そのためにはタバコもお酒もやめるつもりだという。

・援助計画
短期的目標：生活保護を受給し，経済的な当面の問題を解決する。退院後，単身生活を遂行できるぐらいの体力的回復を目ざす。

中期的目標：効果的な治療のためには安定した住環境での生活が重要となるので，住居を確保したうえで退院し，通院によって病状の管理を行う。

長期的目標：自己破産宣告の申し立てを行い，借金の取りたて問題を解決し，安心した生活を送れるようにする。

【どう援助できるか】
①療養生活の保障：Yさんが安心して入院治療を受けるには，まず医療費問題を解決し，また病棟職員との良好な関係をもつことが大切となる。本人

による生活保護申請が困難な場合，MSW は必要に応じて申請を支援する。医療費負担を少なくするためには，入院後すみやかに福祉事務所に連絡し，生活保護の必要性が認められると受給が決定する。入院したときの Y さんは身なりもきたなく，無保険で仕事や帰る家さえなくなっており，あまり話もしなかったことから「よくわからない患者さん」と病棟職員から不信感をもたれていた。そこで MSW は，生活保護の受給が決定し医療費には問題がないこと，ゆっくり繰り返し話しかけることで会話が可能なこと，退院後の自立生活に対する意思と希望があり，それに向けての準備も進行中であることを伝え，Y さんと病棟スタッフとの信頼関係形成に努めた。

②**退院に向けた準備**：Y さんは再び単身生活が送れるまでに回復した。そこで退院に向けた準備では，転居資金の確保，買い物・通院の便を考慮した新居さがし，日常生活・健康の管理，緊急時体制の確保などが援助課題となった。まず，転居資金や生活費の確保については，MSW が福祉事務所と生活保護の持続について相談・協議し，転居費用も含めて支給されることとなった。住居は，社会福祉協議会などとも相談し，低家賃，公共交通機関での通院が可能，病院・日常の買い物場所に近いことなどを条件に探した。病状の自己管理については看護師より指導が行われ，作業療法士は段差の多い室内でより安全な動作の助言・指導を行うとともに，「退院後，いずれは働きたい」との気持ちを尊重して，体力維持のリハビリを通じて精神的サポートを行った。これらの準備の過程で，MSW は随時 Y さんの意向と不安を確認しながら院内外の関係者と連絡・調整を行い，援助の目的や意識の共有化をはかった。他方，緊急時の体制を病棟医師と確認し，Y さんと関係者に周知した。言うまでもなく，これらの準備は Y さんと一緒に進められなければならない。援助課題の設定から新生活の組みたて方まで，その選択・決定作業が Y さんの意向に基づいて行われたからこそ，Y さん自身が退院後の生活を具体的にイメージすることができ，肺がんをかかえた身体での単身生活を持続させる力につながったといえよう。

③**自己破産宣告**：弁護士への相談は一般的に高額であり，また自己破産手続きは数か月以上要することもある。そのため Y さんの場合は，弁護士の相談費用および手続き完了までに要する期間に対して病状が耐えうるかどうかが課題となった。資力がない人の法律相談に関しては，日本司法支援センター（法テラス）へ相談することができる。同センターを通して紹介された弁護士によれば「破産宣告をする必要性は高くない」とのことであったが，本人の強い希望がありそのまま進めることとした。手続きでは，陳述書の作成，破産の経緯・理由についての説明，免責申立などのため数度の地方裁判所への出頭が求められる。MSW は病状を見まもりながら，陳述書作成の代筆と出頭に付き添い，破産手続きを完了させることを側面的に援助した。最終的に免責が確定し，「これで安心して夜も眠れる」と大きな心理的安定を得ることにつながった。

このように，当初偏見をもたれていた Y さんが，肺がんをかかえての単身・通院生活の継続，借金の清算など1つひとつの問題を解決し，前向きに療養生活を送ってきた姿勢が医療・福祉関係者に感銘を与え，またそれが Y さんの自信となっていったようであった。その後，病状悪化のため再入院

となったが，それがスムーズにいったのも，外来・病棟職員・MSW のチームワークが Y さんを支援する仲間意識を育て，互いの視点を尊重しながら連携を密にする体制ができあがっていたためであろう。

1 援助をするうえでの留意点

● **生活の全体性**　MSW は，患者の「生活の全体性」に着目し，傷病に伴って生じるさまざまな生活問題を具体的に解決・改善すべくかかわっていく。生活の全体性とは，以下のような性質をもつものである。

　第 1 に，病気を生み出す要因ともなる具体的な生活環境・条件，すなわち職業・勤務形態，経済状況，食生活（習慣），教育，人間関係，住居環境などの客観的要素，および人生観や人間観といった価値観などの主観的要素が重層的にからんだものである。

　第 2 に，日々の営みだけではなく世代を通して形成される歴史性，その社会や文化の特質をもつ地域性といった一定の共通性や普遍性と同時に，個人の人生はその人だけに属するという固有性をもつものであること，さらには，過去を背負いながらも，いつのときもそのときが「人生におけるいま現在」という 1 回きりのものであるという性質がある。

　第 3 に，個人の生活とは単一の表情をもつのではなく，家族，職場，趣味，友人，地域活動といったさまざまな場面や人間関係のなかで展開される多面性をもつものである。日々繰り返される生活リズムといった安定性をもちながらも，けっして単純な営為の繰り返しではなく，継続的なかかわりのなかで他者との関係を深めたり，通勤・家事といった日常的な行動にも，新たな発見や工夫が重ねられる発展性や創造性が確実に存在するという性質である。

● **MSW の基本的視点**　このように MSW は，生活の「問題」的な側面だけをみるのではなく，生活に対する多角的で豊かな視点をもつことで，「生活の全体性」を理解することが可能となる。そのことは，患者を治療対象としての限定的な立場から自由にし，疾病をかかえながら新たな生活を再構築するうえで重要となる患者の力，および患者を取り巻く環境の新たな可能性を見いだすことができるのである。

2 傷病に伴う患者・家族の生活問題

　これまでに述べたような視点から，傷病に伴う患者・家族の生活をみると，以下のような諸問題とそれへの対応がみえてくる。

◆ 疾病の要因としての生活問題

● **生活習慣病の背景**　高血圧症，動脈硬化症，脂質異常症，糖尿病などは食事や運動習慣の問題が深くかかわる「生活習慣病」であるといわれている。しかし，生活習慣病とは，単なる患者の意思や生活態度の問題ではなく，みずからコントロールできない労働条件や生活環境がからみ合い，生活が規定された結果発症したものともいえる。たとえば，外食・偏食や多量の飲酒・

喫煙は，その背景として不規則な勤務，または早朝・深夜勤務による生活時間の極端なかたよりや制限，肉体的・精神的負担の大きい労働条件による過度の疲労とストレスなどが考えられる。また，そのストレスを発散するための暴飲・暴食，あるいは接待，同僚との交流など，「仕事としての飲酒文化」があるなかで，結果として日常的な連続飲酒や夜ふかしを重ねてしまうという現実もある。

　事例に登場する Y さんは，土木・建築業や船の清掃などの不安定で劣悪な労働環境での作業に繰り返し従事しており，しかも一方では交際相手との問題や子育ての問題もかかえてきた。その過程では少なくない心理的不安やストレス，それに関連しての飲酒があったことが推測される。加えて，長年の喫煙が肺がんへ及ぼす影響も否定できない。

● **生活問題の把握の効果**　このような生活史や職歴を含めた生活問題の詳細な把握は，当面の効果的な治療・援助のうえで必要であるばかりではなく，それまでの労働に起因する職業病の発見へとつながったり，それを契機として健康維持のためのセルフヘルプ・グループや地域の患者会などへの参加を促すことにつながることもある。さらに，そこでの仲間との出会いが，患者の生活習慣の改善のみならず，労働環境改善のための会社側との交渉や，同様の問題をもつほかの人々の発見や社会的対応の要求へとつながり，ひいてはその領域の全体的な改善につながる場合もある。

◆ 療養に伴う生活問題

● **生活保護の申請**　医療費の負担をはじめとして，傷病を発症したことによってさまざまな問題が生じる。ことに事例のように，貧困と疾病の悪循環がその背景にあり，生活保護申請が必要と判断される人が入院した場合，MSW がまず最初に行わなければならないことは，生活保護の申請である。

　生活保護は申請日からしか適用されないため，入院当日に行うことが鉄則となる。入院当初は診断，検査，集中的な治療が重なることが多く，たとえわずか1日でも医療費は高額となる。生活保護を申請せざるをえない状況におかれた患者がそのような高額な医療費を自費で負担することは困難である。また，本人や医師が医療費を懸念して治療内容を抑えたり，治療の開始そのものを躊躇する場合もある。したがって，必要な医療を安心して進めるためにも医療扶助申請をすみやかに行い，そのことを本人および医療スタッフに伝えなければならない。

● **患者と家族の幅広い問題**　疾病による後遺症や障害を負ったことを受けとめることへの困難さ，難病や慢性疾患のように長期に病とともに生活することに対する不安や葛藤，さまざまな喪失体験などへの相談援助も MSW の役割である。さらに，母親が入院したときの子どもの緊急一時保護，それに伴う学校などとの問題，職場の病気に対する偏見や休職に対する無理解，療養中の家族の生活や失業の可能性など，患者の入院が与える，家族全体の生活リズムやスタイルへの影響に対する不安も少なくない。したがって MSW は，療養中の患者本人のみならず，家族の生活を含めた広範囲な問題

の相談を受け，それらを経済的，心理的，社会的，物質的に解決するための援助が求められるのである。

◆ 疾病・障害に伴う生活設計の再構成をめぐる問題

● **心理的援助と現実的な援助**　傷病を契機としての家族関係の役割の変化，およびそれに伴う心理的葛藤などは，その後の生活や人生をどのように組みたてるかに大きく影響するものであり，患者と家族がこの時期をどのように乗りこえるのかについての援助もまた重要である。

　MSW には，心理的援助のみならず，退院後のリハビリテーション施設や生活訓練施設，長期生活施設への移行の手続きと退院直後の生活支援，あるいは職場や在宅への復帰に必要な住宅改造，今後の収入などの経済問題など，現実的で具体的な諸問題への対処が求められる。ことに長期的な在宅療養や介護などは，医療的ケアと生活が不可分な関係となるため，両者を視野に入れた生活基盤の整備と，それを支えるゆるやかなサポートネットワークの形成，および緊急時の危機介入体制の整備も重要となる。

● **終末期の援助**　悪性腫瘍の場合は，ターミナルケアも視野に入れた対応が必要となる。ターミナルの段階になると，長い間連絡をとらなかった家族でも「最後なら会いたい」という場合もあるし，反対に，「これまでも縁が遠かったので，遺骨も無縁仏としてほしい」と依頼される場合もある。それは善悪の問題ではなく，これまでの人生でつくられてきた人間関係そのものなのである。したがって MSW には，患者本人が，人生最期の場面で家族との問題にどのように向き合い，どのように対処するのかをみずからの意思で決めることを支えながら，同時に家族の思いも受けとめつつ，本人-家族関係の調整をはかっていくことが求められる。終末期という残り時間の少ない特殊な時期はとくに，両者において後悔の残らないような慎重な判断がなされる必要があろう。

H 連携の場面とその方法

1 多職種連携とは

● **連携において求められるもの**　これまでみてきたような，医療・看護・福祉のように多職種の間で行われる連携を，**多職種連携**あるいは**職種間連携**とよぶ。多職種連携とは，単に多種の職種が横並びにつながることではなく，目的や方針を共有し，同じ方向に向かって互いの専門性をいかしながら協力し合うことである。個人の努力では限界がある場合も，チームとして取り組めばメンバーの集合以上の力となることがある。その反面，1 人がどんなにがんばっても，全体の歩調が合わなければ，互いの力やサービスの効果を下げてしまうことになりかねない。

残念ながら，現場ではしばしば業務の領域争いや責任回避が行われることも事実であるが，それは結果的に，サービスを受ける患者が必要な援助を受けられないといった事態をまねくこととなる。したがって，多職種連携によるケアの提供は，各職種が互いの専門性と責任の範囲を理解し尊重し合うことから始まり，仕事の線引きではなく，着目点の違いと領域の重なりとして認識し，自分の専門性を他者との仕事のなかにいかすことが求められる。

● **チームメンバー**　多職種連携には，「チーム医療」のような医療機関内の連携もあれば，「地域ケア」のように医療機関外の機関・組織とチームを組むこともある。チームのメンバーは，問題解決のために協力し合う人々である。効果的な医療とは，専門職のみによって提供されるものではない。医療事務，食事の配膳，清掃，洗濯などを担う人々もまた，患者の療養環境にとって重要な位置を占めるため，こうした人々とのよい協力関係もつくらなくてはならない。また，地域ケアシステムでは，保健・医療・介護の専門職のほかに家族や近隣の住人，ボランティアの人々，福祉用具，住宅等の医療・福祉関連業者など，問題解決に協力する人はすべてチームメンバーとなる。

2　医療機関における連携

1　問題発見の機能

● **医療福祉相談への紹介**　一般に医療機関において医療福祉相談が開始されるのは，患者・家族が直接相談室に訪れる場合のほか，福祉事務所や保健所など，外部の関連機関や一般市民からの紹介による場合などがある。しかしながら最も多いのは，院内の職員，とくに患者と接する時間の長い医師や看護師による紹介である。入院当初，治療を進めるうえでの医師・看護師による基本情報の聞きとりから，患者の経済的問題等の生活問題が発見されることは少なくなく，生活保護の申請につながることの意義は大きい。

● **情報の提供と共有**　「リハビリに対する意欲が低い」「薬剤の説明に対する理解や服薬行動に問題がありそう」などといった各スタッフの「気がかり」や「違和感」などの情報提供から，特別なこだわりや思いをかかえているなどの心理的問題や，家族，職場に関する問題の存在が見いだされることもある。

病棟では治療をする側と受ける側という関係のなか，思うように質問も意見も表明できない患者や家族が，そうしたことがらを医療相談室で語りはじめることがある。患者との関係から聞き得た情報をもらさないという「守秘義務」を原則として遵守しつつ，その情報が患者の治療にとって有効である場合は，医療スタッフと共有することもある。そのためには，各スタッフの問題に対する感受性と，MSW の患者情報に対する，まもるべきものと共有すべきものとを見きわめる力が求められるのである。

2 退院・転院にかかわる業務での連携

● **医療スタッフの役割**　退院し在宅で療養する場合には，在宅医療や在宅介護が受けられる体制を整えての退院が必要となり，そのために各スタッフが準備を進めていくこととなる。たとえば看護師は，日常的に留意すべき病状の観察項目や管理方法を，患者やその家族に伝える。また，人工呼吸器装着の患者の場合には，呼吸器管理や吸引の医療手技について，家族への指導を行う。リハビリスタッフは，移動，排泄，食事の適切な方法の指導や，住環境改善のための業者への指示・助言を行ったりする。これらのアプローチが，患者の安全の確保や心理的援助となり，はじめは退院することに不安を感じていた家族も，退院に向けての準備のなかで前向きな姿勢を取り戻していくことも多い。

● **MSW の役割**　MSW はこうした病棟での準備の状況に対応しながら，介護保険申請や各種在宅サービスの選定について患者・家族と相談し，必要に応じてカンファレンスを設定するなど，関係機関と連絡・調整を行う。

　転院に向けた準備では，MSW は患者の病態像に合った医療機能をさがすだけではなく，保険外負担や部屋代負担などを含めた医療費，家族の面会に要する距離・交通手段・費用などを検討する。さらに長期的な視点として，自宅で療養する可能性があるか，あるいは福祉施設に入所するか，その場合，現時点で必要な手続きはなにかなどの相談が含まれてくる。

　しかしながら，在院日数短縮化が求められている昨今，医学的観点を中心とした退院計画は患者・家族の経済的・社会的問題に対して配慮することなく進められることも多々あり，転院に向けた準備が，患者・家族にとっては単なる追い出しにすぎなくなる可能性をはらんでいる。したがって転院にかかわる業務では，病棟内の医療・看護部門との連携だけでなく，転院先の福祉部門や地域の関係機関とのよい連携を構築していくことが求められる。

3 地域包括ケアシステムにおける他機関との連携

● **地域包括ケアシステム**　地域包括ケアシステムとは，すべての世代の人を対象として，住み慣れた地域でその人の能力に応じ自立した生活を営むことができるよう，医療・介護・介護予防・住まいおよび日常生活支援が包括的に提供される体制を目ざしたものである。すなわち，急性期から回復期，慢性期，生活期まで，治療の段階に応じて切れ目なく医療サービスを受けることができ，他方，日常生活を継続するための，安定した住まいと介護や日常生活を支えるサービスが受けられるという，医療と介護が継続的・包括的につながったケアネットワークシステムである。

　ここで重要なのは，介護予防や本人らしい生活の維持・実現という点では，訪問介護や家事援助といった援助が必要になったあとの制度的なフォーマルサポートのみではなく，生きがいや健康増進につながる趣味や近隣住民間の挨拶・地域活動など，ゆるやかなつながり，その結果としての見まもりネッ

トワークによる支え合いといったインフォーマルサポートの存在とその効果が大きいことである。

したがって，地域包括ケアシステムでは，医療の急性期から慢性期といった縦の関係のみならず，地域における社会福祉関係機関・組織，商工会，住民など，幅広い対象と連携する横の関係を構築していくことが不可欠となる。

● **地域包括ケアシステムと医療機関**　在宅医療や訪問診療部門を有する医療機関は，地域の保健医療機関や福祉機関，関連諸機関・団体と連携することが必要となる。医療機関のソーシャルワーク部門は，こうした地域包括ケアシステムにおける病院機能の窓口的な役割を担い，入院患者の在宅復帰の準備，在宅や施設における患者の緊急入院への対応や，地域の医療機関や保健・福祉機関との連絡・調整業務を行っている。そうしたなかで，病棟の医師や看護師の意見を聞いたり，地域包括ケアシステムとしての協議を行ったりする。

● **連携の具体例**　事例の Y さんのように単身者である場合や，介護認定にいたらない 65 歳未満の人のように在宅介護サービスを利用できない場合は，在宅療養の留意点を本人が理解し実行することが肝要となり，援助者は地域包括ケアシステムを活用して本人の意欲を支えることが重要となる。そのためには，病状の悪化時や緊急時は病院を入院受け入れ機関として位置づけながら，日常の安全確認には MSW のほか，家族，訪問看護師，かかわりのある福祉事務所，民生委員，社会福祉協議会や NPO（NGO），地域の町内会や商店街・郵便局・消防署・交番・ボランティア会員などを含む見まもりネットワークなどのゆるやかなつながりを積極的に活用したい。

他方，患者自身に他者の世話になりたくない，干渉 されたくないとの気持ちがある場合は，あせって無理に見まもり体制をつくるのではなく，すでに関係のできている人から援助を開始するのがよい。その場合，すでに関係のできている人，すなわち事例での主治医，看護師，福祉事務所，MSW などは，本人にとって重要な社会資源となる。これらの職種が本人の体調や気持ちの変化を慎重に見まもり，緊急の場合には迅速な相談・連携をする体制を確保することが重要となる。また，既存の福祉システムに縛られず，たとえば行きつけの喫茶店，銭湯，コンビニエンスストア，散歩コース，病院の売店など，利用者の生活様式のなかから本人を取り巻く支援の関係（社会資源）を見いだし，つなげていく作業も，MSW に求められる援助方法の 1 つである。

● **地域ケア会議**　地域包括ケアシステムにおける協議での MSW の役割として，在宅ケアにかかわる地域の保健・福祉行政の担当者，ケアマネジャー，訪問介護職，訪問看護職，リハビリ職，および患者・家族までが参加したカンファレンスや地域ケア会議を設定することがある。会議ではコーディネーターや司会の役割を果たしたり，相互の意見交換や認識の共有化をはかりながらサービスの調整を行う。

さらには，特定の患者のための連携だけではなく，地域の行政機関，診療所，病院，保健所，訪問介護事業所，薬局，地域包括支援センターなどの各担当者が参加し，地域ケアに関する全体会議，事例検討会，意見交換会，勉

強会などを開催することもある。そうした場には，病院側としては医師や訪問看護師，ソーシャルワーカーなどが参加する。このように，さまざまな活動を通して，地域における保健・医療・福祉の連携が行われているのである。

4 連携の方法

1 連携を支えるコミュニケーション

● **コミュニケーションの重要性**　連携を支えるのは，メンバー間の交流である。しかしながら，それは単に指示，命令や情報伝達にとどまらず，根底には「人」と「人」との良好なコミュニケーションが必要であることを忘れてはならない。職種が異なると，優先すべき課題の順位や関心領域が異なることも少なくない。両者の意見の違いや矛盾を確認し，調整に向けては，相手の専門領域を理解したうえで，相手から発信されるサインの意図を推測し，こちらの理解と意図をあらためて相手に伝えることが必要となる。それには専門職どうしの関係であると同時に，個人対個人としてのコミュニケーションが前提となってくる。そのため，相手がどのように受けとめるのか，相手が自分の意図を理解するためにはどのように伝えればよいのか，などといったコミュニケーション技術も必要とされる。

● **顔のみえる関係**　コミュニケーションをとるうえでより望ましいのは，顔のみえる関係性である。医療機関内では，たとえばカンファレンスなどが，一堂に会し互いを知る機会となるが，地域ケアシステムのなかでは，患者宅にどんな訪問介護員が来ているのか，どんなところでデイサービスを受けているのかを知らないまま，文書やノートを連絡媒体にして在宅サービスが展開することがある。しかし，顔を知っていたり言葉を交わしたことがあるほうが，チームとしての仲間意識をつくりやすいし，相手の性格や立場を考慮した話し合いも可能となる。時間に追われた業務のなかでは，顔を見にいくためだけに行動することはなかなか困難ではあるが，たとえば他職種の訪問時間にこちらの訪問時間を合わせる，別件で近くの訪問があった機会に立ち寄り，声をかけあいさつをするなど，連携する相手と積極的に会う機会をもつようにしたい。

2 情報伝達の方法

● **効率的な伝達方法**　情報伝達の方法には，文書，ノート，メモ，口頭などいろいろあるが，最も効率的な方法は，直接，口頭で伝えることである。病棟や各部署で行われている申し送りは，伝えるべきことを短時間で多人数に伝えることができる。在宅訪問を終えた訪問介護員や訪問看護師が，出先から電話をしたり直接医療相談室に立ち寄り，患者の気になった様子を報告することもある。オンライン会議やビデオ電話も含め，口頭での伝達は，その場で聞き手が理解した内容を確認することができるし，質問をしてさらに必要な情報を引き出すこと，さらには今後の対応について相談することもできる。

一方，文書での連絡や報告は，伝えたという事実が残り「言った」「言わない」などの問題が回避できるが，相手が理解できるように情報を整理する力が求められるし，相手に伝わったかどうかの確認ができないこと，さらには書く時間を要するという問題がある。

● **報告・連絡・相談**　いずれにせよ，連携を効果的に活用するには，こまめな報告，連絡，相談が大切である。

とはいえ，実際には，いつ，誰に，なにを連絡・報告するべきかは，むずかしい問題でもある。患者・家族との関係で知り得たことがらについては，原則として守秘義務がある一方で，のちにそれが問題発見の遅れにつながらないよう対処しておく必要がある。そのためには，たとえば「次回の訪問時に食欲が改善していなかったら主治医に連絡する」というように，いつ，なにを観察・注視すべきで，どのような状態になったら，誰に連絡・相談するのかを明確にしておくことが重要である。

このように他職種との連携は，個人の限界を補完し，柔軟でゆたかな援助を提供することができるが，1人のかかえ込みやコミュニケーションのズレが大きな失敗に発展する危険性もはらんでいる。したがって連携においては，個々人の専門性と役割に対する高い意識と責任感，またみずからをさらけ出し相手を理解しようとするコミュニケーション能力が一層求められるのであり，それに基づく1つひとつの小さな実践の積み重ねから連携を支える確かな関係が生み出されるのである。

📝 work　復習と課題

❶ 看護職が行う援助にはどのようなものがあるか，話し合ってみよう。

❷ 「倫理上のディレンマ」「エンパワメント」「アドボカシー」「セルフヘルプ・グループ」について，それぞれ看護ではどのような場合に関係してくるか，考えてみよう。

❸ 他職種間やさまざまな機関の連携が重視されるようになった社会背景について，まとめてみよう。

❹ 医療ソーシャルワーカーが必要とされる理由について，考えてみよう。

❺ 各専門職種間や医療機関内で連携する際，留意すべき点について話し合ってみよう。

参考文献

1. 川上武：現代日本病人史. 勁草書房, 1982.
2. 久保紘章・副田あけみ編著：ソーシャルワークの実践モデル——心理社会的アプローチからナラティブまで. 川島書店, 2005.
3. グティエーレスほか編著, 小松源助訳：ソーシャルワーク実践におけるエンパワーメント——その理論と実際の論考集. 相川書房, 2000.
4. 高山俊雄：50のケースで考える医療ソーシャルワーカーの心得——時代と向き合う実践記録. 現代書館, 2011.
5. 細川汀ほか編著：現代医療ソーシャルワーカー論——生活問題の認識と社会福祉援助. 法律文化社, 1989.
6. レックス=テーラーほか編, 小松源助監訳：ソーシャルワークとヘルスケア——イギリスの実践に学ぶ. 中央法規出版, 1993.

― 社会保障・社会福祉 ―

第 9 章

社会福祉の歴史

254　第9章　社会福祉の歴史

| 本章の目標 | □ 社会福祉の歴史を学ぶことは，現代の社会福祉施策を本質的に理解するために不可欠である。社会福祉をそのなりたちから学ぶことで，今後の社会福祉の展開を考察することにもつながる。 |
| | □ 本章では，はじめに第二次世界大戦後の福祉国家形成を牽引してきたイギリスについてふれ，その後，日本の各時代ごとの社会的背景と生活支援の特徴を学ぶ。単なる史実の羅列としてではなく，その時代の社会のあり方や生活上の問題，福祉の理念と関連づけた理解を目的とする。 |

A　社会福祉の歴史の見方

● **社会福祉の歴史のはじまり**　社会福祉とは，人々が暮らしを営むなかでさまざまな困難が生じたとしても，その暮らしを継続できるように生活を支える社会的なしくみである。つまり，生活上で生じるさまざまな困難を解決，あるいは軽減するための社会的な方策の1つが社会福祉であるといえる。

　現在では，生活上に生じるさまざまな問題を解決するための多様なしくみがあり，私たちは家族や親族，友人，知人，近隣などの血縁や地縁によるたすけ合い，公的な支援として市町村・都道府県，国によって実施される福祉サービス，私的な組織による支援，民間企業が提供するサービスなどを利用することができる。今日では多様な主体によって社会福祉がなりたっているのである。

　このようなしくみはいつから登場したのだろうか。家族によるたすけ合いはいつの時代にも存在したが，それは私的なたすけ合いであり社会的な方策ではない。慈善事業家による活動も，個人が行う私的なものである。社会的なしくみは，私的に行われていた生活上のたすけ合いに公的な主体が入り込んだとき，つまり国や都道府県・市町村が人々の生活を支えるための方策を公費を使って行ったことに始まる。そのため，ここでは社会福祉のはじまりを，公的機関による生活を支えるための社会的なしくみが登場した時点からと考える。

　生活を支えるしくみの全体像をみることは，多様な主体のそれぞれが，どのような人々をどのような方法で，どの程度支えるのかをみることである。そして生活を支えるしくみの歴史とは，ある時期には家族による支え合いが中心であったり，ある時期には地域社会による支援のしくみが注目されたり，国による支援が強く求められたりといった，その時代の支援の特徴をみることである。言いかえると，それは私的な支援と公的な支援の組み合わせが時間の経過とともにかたちをかえていく歴史であり，その変化の要因をさぐる歴史である。

● **社会福祉の歴史の見方**　公的なしくみとしての社会福祉の登場は，生活上で生じたある困難が個人に解決を迫られる個人的な問題ではなく，公的に解決すべき**生活問題**として受けとめられたことを起点とするものである。そ

の生活問題とは，これまでの歴史においても，現在も，おもに経済的な貧困問題である。ただし，貧困がどのような状態をさすのかは，時代ごとに異なり，貧困が生じる原因への認識も異なる。たとえば，貧困とは生存できないほどの状態をさすのか，あるいは健康で文化的な生活が営めない状態なのかなど，貧困があらわす状況には違いがあり，また怠惰だから貧困であると理解するのか，低賃金だから貧困だと考えるのかといった，貧困の原因のとらえ方もさまざまである。そして，そのとらえ方の違いにより貧困に対する対策も異なる。

さらに，時代の経過とともに生活問題は貧困だけではなく，介護，育児，仕事と家事・育児の両立，虐待などの多様な問題として広がりをもつようになってきた。生活問題が広がり変化すれば，生活を支えるしくみも多様になり変化する。

経済の発展や産業構造の変化，人口構造の変化，都市の発展と地域の変化，民主主義の浸透，災害などの非常事態の発生など，社会を取り巻く状況は変化しつづけている。このような変化のなかで，時代ごとに生じる社会的に解決すべき生活問題の主要なものはなにか，その生活問題が生じる要因はどのように理解されてきたのかを考える。加えて，どのような解決方法をとったのかを確認することで生活を支えるしくみを知り，生活問題の解決に対する責任の所在を考えることが，本章での社会福祉の歴史の見方である。

ここでは，日本とイギリスの2つの国を生活問題という視点からみていく。とくに，日本を中心とする歴史についてみていくが，日本との比較のために，第二次世界大戦後の福祉国家の形成を牽引してきたイギリスの社会福祉について最初に概観する。

B イギリスの社会福祉の歴史

1 イギリスの社会福祉の時期区分

イギリスでは，16世紀には農村人口の都市への流出による都市の人口増加，毛織物輸出の不振による不況などの状況から，貧困者・浮浪者の問題が深刻化していた。公的な救貧対策は，貧困者・浮浪者に対する治安対策と処罰の問題を対象としたことに始まる。その後18世紀には，農村社会から都市化が進んで工業社会に移行し，18世紀後半から1830年代にかけて産業革命がおこると多くの工場労働者があらわれた。彼らは，労働条件が十分でないまま働かされていた。

イギリスでは，17世紀の救貧法の制定から，19世紀の労働者保護立法の制定を経て，20世紀には社会保障制度体系が整備されていく。生活を支えるしくみには，本人の自助，家族，近隣による相互扶助，公的救済と私的な慈善団体の活動があげられる。その活動のしくみがどのような時代背景のも

とで，どのような貧困観に基づき，どのようにはたらいたのかを，次の3つ
の時期区分ごとに概観する。

- 救貧法による自助と治安対策の時代（1601年〜1830年代）
- 自助の強化と国家干渉の時代（1830年代〜1940年代）
- 社会保障の確立と転回の時代（1940年代〜1980年代）

2 救貧法による自助と治安対策の時代（1601年〜1830年代）

● **旧救貧法**　イギリスにおいて，本格的な救貧行政が開始されたのは17世紀のことであり，法律上の整備がなされ，公的に取り組まれていくようになった。1601年に制定された「**エリザベス救貧法**」（旧救貧法）は，16世紀に制定されていたいくつかの救貧制度を国法化したものといわれる。「エリザベス救貧法」以前には，1531年に乞食や浮浪者を処罰する条例が制定されており，その後も浮浪者や怠惰な貧民の処罰条例が出された。この時代は，貧民の増大が暴動や盗難，殺人などを生じさせていると考えられており，治安対策として実施されていた制度が，そのまま「エリザベス救貧法」に引き継がれていった。

　「エリザベス救貧法」では，各教区❶に治安判事が任命した貧民監督官をおき，徴収した税金によって教区単位で救済が実施され，救済の責任は教区にゆだねられた。貧民は定住権のある教区で救済されたが，増大する救貧費に対応するために18世紀にはワークハウス（救貧院）が設置され，その中で貧民を働かせる院内救助が行われた。しかし，院内救助では救貧費を抑えることはできず，院外救助のしくみ（1782年，「ギルバート法」）や賃金補助制度（1795年，スピーナムランド制度）を設けるなどかたちをかえていった。

3 自助の強化と国家干渉の時代（1830年代〜1940年代）

● **新救貧法**　救貧法の見直しにより1834年に「**新救貧法**」が制定された。この法律には次の3つの原則が示された。① 教区ごとに異なる救済のあり方を見直すため，新たに設置された中央委員会が救貧法行政を統制する全国的統一の原則，② 救貧法で救済を受ける水準は自活している最下層の労働者の生活水準よりも低いものでなければならないという劣等処遇の原則，③ 救済はワークハウスのみで行う院内救助の原則である。

　この改正により，救貧行政は地方行政を中央委員会が監督する中央集権化へ転換した。また，劣等処遇の原則は，公的救済に依存する人が自活する人よりも一段下であることを明確にするものであった。院外救助を禁止したことで，救済を受けるには劣悪なワークハウスに入らざるをえなくなった。エンゲルス Friedrich Engels の著書『イギリスにおける労働者階級の状態』では，ワークハウスを「この種の公共の慈善をうけなくても暮らしをたてていける

NOTE

❶**教区**
　教区 parish とは教会を中心とした地域の単位であるが，行政的な役割を担う行政上の区分でもあり，救貧活動も教区単位で行われた。

見込みがまだいくらかでもある者ならだれでも，ふるえあがらせずにはおかないような種類のしろものなのである」として牢獄（ろうごく）と並ぶものと表現されていた[1]。このようなワークハウスに入りたくないなら，人は働いて自活しなくてはならなかった。

● 国家干渉策　19 世紀には，都市はスラム化が進み，不安定雇用の非熟練労働者たちが暮らすようになった。エンゲルスは，労働者階級の生活と労働の状況についても，スラム街は舗装（ほそう）されておらずでこぼこだらけで，悪臭のする汚水たまりがあり，不潔で荒廃しており，家には地下室から屋根のすぐ下まで人が住んでいると述べ，工場労働者たちは低賃金で長時間労働をさせられ，それは子どもにおいても同様であったと記している[2]。1830～1870 年代には，イギリスは世界の工場とよばれ繁栄する一方で，不衛生な環境下で日々の食事にも困る貧困者が存在していた。このように都市の過密で不衛生な住環境は，死亡率の高さ，疾病の蔓延（まんえん）などの問題をかかえていたが，1848 年の「**公衆衛生法**」の制定により都市の環境が整えられた。

　イギリスでは 19 世紀初頭から「**工場法**」が存在していたが，1833 年に本格的な「工場法」が制定され，労働時間の制限，児童労働の禁止などが定められた。このような法の制定は，経済活動や国民生活に対して自由放任な国家のあり方を国家干渉策へと移行させることになった。

● 慈善・博愛活動　慈善・博愛活動は，公的な救済事業とは異なる私的な自発的活動である。慈善はキリスト教に基づく神と人間との間の愛の具現化である隣人愛，慈悲心，思いやりに基づく行為であるのに対して，博愛は人類愛に基づく組織的な救済活動である。両者は「民間非営利の自発的な弱者救済行為」と広く定義できる[3]。このような活動は，18 世紀半ば以降，貧困者，病人，障害者，孤児，未亡人，高齢者などのさまざまな対象に，医療，教育，職業訓練・斡旋（あっせん），金，物資などの多様なかたちの救済を行っていた。しかし，救済の重複などの非効率をまねき，貧民の救済への依存心を増幅させてしまうと考えられ，1869 年には**慈善組織協会** Charity Organization Society がつくられ，慈善団体間の調整がはかられるようになった。慈善組織協会では，貧民を選別し，救済にあたいする貧民を救済の対象とし，救済にあたいしない貧民については救貧法による公的救済によることとした。

　救済にあたいする貧民とは，就労可能であり，自助と節約に基づいた勤勉な生活を送ることに努めている貧民である。救済にあたいしない貧民とは，怠惰や浮浪などによる貧民であった。民間の慈善活動は自立可能な勤勉さを備えた貧民を救済の対象とし，公的な救貧法は更生不可能な貧民に懲罰的に対応するものであった。

　慈善組織協会では，貧困家庭を戸別に訪問する活動により，貧困状態を把握し記録した。貧困者を個別に理解しようとするこのような活動が，現代の

1）フリードリヒ・エンゲルス（1845）著，マルクス＝エンゲルス全集刊行委員会訳：イギリスにおける労働者階級の状態 2．p.241，大月書店，1971．
2）フリードリヒ・エンゲルス（1845）著，マルクス＝エンゲルス全集刊行委員会訳：イギリスにおける労働者階級の状態 1．p.91，大月書店，1971．
3）金澤周作：チャリティとイギリス近代．p.3，京都大学学術出版会，2008．

社会福祉の援助方法の1つとされるケースワークにつながっていった。

社会改良としての活動には，知識人たちが貧困地区に住み込み，物質的な援助，環境改善，教育などを行う**セツルメント運動**があった。貧困地区に建てられた**トインビー・ホール**（1884年設立）では知識人が貧困な労働者たちとの交流をはかり，地域の改良に努めた。

●**2つの貧困調査**　イギリスの貧困者の実態が，この時期の2つの貧困調査によって明らかにされた。1886〜1902年にかけてブース Charles Booth はロンドンで**貧困調査**を行い，全17巻の報告書『ロンドン市民の生活と労働』をまとめた。調査では，ロンドン市民のうち30.7％が貧困層の生活状態であることが明らかになり，そのうち生活維持が困難な極貧や最下層の者が全体の8.4％を占めていた。そしてその原因は，飲酒や浪費などの個人の習慣によるものよりも，低賃金や不安定就労などの雇用の問題であったことが明らかにされた[1]。

ラウントリー Benjamin Seebohm Rowntree は，1899年から3回にわたりヨーク市で貧困調査を行い，『貧困——都市生活の研究』（Poverty：a study of town life, 1901年）を発表した。ラウントリーは，貧困の基準を栄養学に基づいた栄養基準から導き出して**貧困線**（貧乏線）を設定し，肉体的生存の維持が困難な貧困状態を第1次貧困，突然の出費がなければ肉体的生存を維持できる程度の状態を第2次貧困とした。そして，ヨーク市の約3割が貧困状態であり，第1次貧困ではその原因の5割以上が低賃金であることを明らかにした。さらに，労働者のライフサイクルは一生のうちに3回は第1次貧困線以下の生活水準に落ち込むことを示した（❍図9-1）。

これら2つの調査結果は，貧困が社会問題として成立していることを人々に理解させることになった。貧困は個人の資質が原因ではなく，社会構造上生じる問題であるため，社会的に解決する課題であると位置づけられるようになったのである。

●**新救貧法改正の検討と社会立法の成立**　救貧法改正の動きが出てくるなかで，1905年に設置された救貧法および貧困救済に関する王立委員会では，新救貧法による救済の実施状況が調査され，「救貧法」の改正の可否についての検討がなされた。当時の自由党政府は社会保険制度の導入と救貧法の存続の道を選び，労働者の生活を改善するためのいくつかの社会立法が成立した。

リベラル・リフォームとよばれるこの改革は大蔵大臣ロイド=ジョージ David Lloyd George と商務長官チャーチル Sir Winston Leonard Spencer-Churchill によって進められた。1908年には「老齢年金法」が制定され，70歳以上のイギリス人で20年以上イギリスに在住する場合に，無拠出の年金が給付された。このほかに，1906年には「労働争議法」，1906年には「学校給食法」，1909年には「職業紹介所法」が制定された。さらに1911年には「国民保険法」が制定され，医療保険と失業保険が成立した。

1）Booth, C.: *Life and labour of the people in London, volume II.* p.21, Macmillan & Co., 1892.

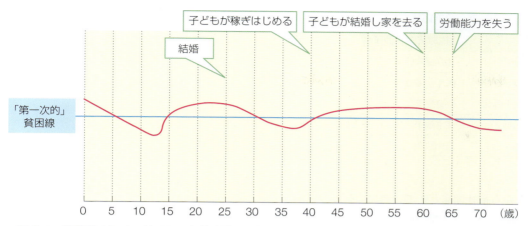

◉図9-1　労働者のライフサイクルと貧困線の関係
(B.S.ラウントリー〔1901〕著，長沼弘毅訳：貧乏研究．p.152，千城，1975による，一部改変)

4 社会保障の確立と転回の時代（1940年代～1980年代）

● **ベヴァリッジ報告**　ベヴァリッジ報告とは，「ゆりかごから墓場まで」の総合的な福祉国家へと導く戦後の社会保障のあり方を示したプランで，第二次世界大戦中の1942年に発表された。報告書の正式名称は「社会保険および関連サービス」で，ベヴァリッジ William Henry Beveridge が取りまとめた。当時のイギリスは，欠乏・疾病・無知・不潔・無為という5つの課題をかかえており，これらの課題を解決することが必要であった。そのため，それぞれに対する対応策を包括的に実施し，社会保険制度を中心にした国家によるナショナルミニマム（◉48ページ）の保障を計画した（◉表9-1）。

　労働党政権のもとで，児童手当を支給する「家族手当法」（1945年），失業・疾病・寡婦・退職などによる所得の中断に対して保障する全国民対象の「国民保険法」（1946年），業務上の傷害・傷病による給付金を定めた「国民保険（業務災害）法」（1946年），原則として無料の医療を保障する「国民保健サービス法」（1946年），「国民扶助法」（1948年）などが成立した。「救貧法」は完全に廃止され，完全雇用政策と社会保障制度の具体化によって，イギリスは福祉国家として歩みはじめた。

● **貧困の再発見**　社会保障制度の整備により，人々は子どもの養育にかかる費用が援助され，医療費の負担が軽減され，貧困であれば扶助を受けられるようになった。貧困な状態の人々が減少したといわれるようになったが，エイベルスミス Brian Abel-Smith とタウンゼント Peter Townsend は1953～1954年と1960年の貧困層の変動を調査し，貧困世帯の割合が10.1%から17.9%に，極貧世帯が2.1%から4.7%に上昇していることを明らかにした[1]。

---

1) Abel-Smith, B., Townsend, P.: *The Poor and The Poorest*. p.57-58, G. Bell and Sons. 1965.

表 9-1　5 大巨悪への対応策

巨悪	対応する社会政策
欠乏(want)	社会保障政策
疾病(disease)	医療保障政策
無知(ignorance)	教育政策
不潔(squalor)	住宅政策
無為(idleness)	雇用政策

(ウィリアム・ベヴァリッジ著, 一圓光彌監訳:
ベヴァリッジ報告──社会保険および関連サー
ビス. p.5, 法律文化社, 2014 をもとに作成)

このことから福祉国家として社会保障制度を整備してきたイギリスにおいて,貧困が消滅したのではなかったことがわかった。

● 小さな政府　1970 年代のオイルショックとインフレーション, 70 年代半ばの失業率の上昇のなかで, 1979 年には保守党のサッチャー Margaret Hilda Thatcher が首相となった。以後, 11 年以上にわたるサッチャー政権では,福祉国家として人々の生活保障を拡充するのではなく,政府の支出抑制をはかり,人々に自助努力を促す方向へと転回していった。このような新自由主義に基づく社会保障の改革は,市場原理を導入して効率性を重視するものであった。具体的には完全雇用を維持することをやめ,財政負担の大きい福祉国家体制を維持することを放棄し,小さな政府を目ざした。さらに住宅・教育・医療などの社会サービスの民営化を推進し,市場による競争を促した。その後,イギリスでは 1980 年代には多様な供給主体によって,人々が在宅での生活が継続できるような在宅サービスを提供するための**コミュニティ・ケア**を推進した。これは,国家ではなくコミュニティを主軸にすえたサービス提供であった。

C　日本の社会福祉の歴史

1　日本の社会福祉の時期区分

　ここでは,おおむね 1870 年代以降の日本の社会福祉の歴史を学ぶ。明治初期は,日本が近代国家として欧米に追いつくために国としての基盤づくりを始めた時期であり,社会福祉につながる貧困者救済についても国の制度として確立した時期である。そのため,ここでは明治初期を日本の社会福祉のスタートとする。そして,この章での歴史の終わりの設定を 2000 年とおき,さまざまな社会状況,経済状況の変化のなかで存在してきた社会福祉がある一定のかたちに決まるまでの約 130 年間を取り上げる。

　ここでは時代の経過をふまえ大きく 4 つの時期に分けている。以下は,各時期区分の特徴である。

1 自助と慈善事業の時代（1870年代〜1910年代）

この時代は，生活を支えるしくみは私的活動中心で，慈善事業による養育院や育児院などの設置が行われており，公的な救貧事業は対象者が限定的で貧困に陥ったあとの事後的な対応を行っていた。生活上の問題は貧困であり，おもな貧困者は身寄りがなく働けない人や養育者のいない児童などであった。

労働者を対象とした疾病保険としての貧困予防の対策が海外からの影響で構想されつつあったが，実施にはいたらなかった。

やがて，公的な救貧事業は教育的発想のもと，よく教えよく導き国家の良民にさせる感化救済事業という名称で実施されるようになった。

2 防貧の視点の登場（1910年代〜1945年）

公的な制度の整備が始まり，生活上の問題である貧困のとらえ方に変化がみられたことで，対象となる人々の範囲や制度の目的も変化し，予防の視点が導入され，防貧事業が始まった時代であった。

働くことができない人だけでなく，低賃金労働者の生活問題を解決するための経済保護事業が実施され，また貧困が都市や農村の問題としてとらえられるようになった時代でもあった。この時期の取り組みは，慈善や感化とは異なるものとして，社会事業とよばれた。

3 社会保障の確立（1945年〜1973年）

生活を支えるしくみとして，貧困に対する国家責任による保障としてナショナルミニマムという概念が確立した。公的扶助は，社会保険でカバーできない生活上の困難を補うセーフティネットとして位置づけられた。

民間の慈善団体は，その多くが社会福祉法人として国や地方公共団体の補助と監督を受け，措置制度のもとで行政主体の社会福祉事業を担った。その事業の対象は貧困者や働くことができない者であった。

高度経済成長のもとで，社会保障制度が整備され拡大された時代である。

4 自助と自己責任の時代（1974年〜2000年）

オイルショック後の経済の低成長のもとで，社会保障制度に国が予算を多額に投入することはなくなり，自助と互助を中心とした福祉社会の形成を目ざした。

少子高齢化が進展し，家族形態や就労のあり方が変化したことで多様な生活課題が生じ，社会福祉は生活問題全般に対応するしくみとして，多くの人に必要とされるようになった。公的・私的・営利・非営利など多元的な主体により提供された福祉サービスを利用者が選択できるしくみとし，市場原理を導入し自己責任の論理が組み込まれた。

近代以降の社会福祉の流れをみると，いつの時代でも自助を原則としたしくみであったが，この時期は自助がより強調される時代となった。

2 自助と慈善事業の時代：救貧事業のはじまり（1870年代〜1910年代）

● **恤救規則**　1870年代は，日本が近代国家として，これまでの幕藩体制による各藩による統治から，国家としての統治へと改めた時期であった。貧困者救済においても，藩ごとの救済のしくみから，国家による全国統一のしくみへとかわっていった。

1874（明治7）年につくられた**恤救規則**は，近代日本の社会福祉の歴史のスタートとなった。恤救規則は府県にあてて布達された窮民救助対策であり，その救済行政は内務省が担当した。

恤救規則では，救済は親族や地域の人々の間での相互のたすけ合いによることが前提であった。しかし，緊急に対応すべき頼るべき身寄りがない窮民は，50日以内の分は規則に照らして府県で救済し，その詳細は内務省に問い合わせることという内容であった。対象となる窮民は，極貧で単身であり，障害により働けない者や70歳以上で病気や老衰により働けない者，病気により働けない者，身寄りがない13歳以下の子どもであり，これらの者に対して金銭が給付された。

この規則は，極貧で身寄りのない者を対象としており，対象者が非常に限定されていた。このことを**制限救助主義**といい，貧困者救済対策としては効果的なものではなかった。

恤救規則以外の救済制度として，1897（明治30）年に制定された「伝染病予防法」**❶**，1899（明治32）年の「行旅病人及行旅死亡人取扱法」**❷**，同年の「罹災救助基金法」**❸**があった。恤救規則の制限的な救済と，個別の各法による救済が明治期には公的な制度として存在していた。

● **慈善事業**　このような制度はあったものの，多くの貧困児・者が救済されず取り残されていた。公的なしくみが不十分である一方で，慈善事業家による**養育院**や**孤児院**などが設立され私的な救済活動が行われていた。1874（明治7）年にカトリック信者の岩永マキによって設立された浦上養育院や1879（明治12）年に仏教徒らによって東京につくられた福田会育児院による孤児の救済活動があった。1887（明治20）年にはキリスト教を信仰する石井十次により岡山孤児院が創立され，濃尾大地震や東北地方での凶作による孤児たちを救済し，また里親委託を行い多くの子どもの養育を行った。

知的障害児への教育を担った施設としては，石井亮一によって設立された滝乃川学園がある。石井は，当初は濃尾大地震で被災した孤児の女児を教育するための孤女学院を1891（明治24）年に開設し，その後の1897（明治30）年には滝乃川学園と名称を変更し，知的障害児専門の施設とした。貧困児童教育の領域では，野口幽香と森島峰による1900（明治33）年の二葉幼稚園の設立があった。のちに保育園となるこの施設は，東京のスラム街に分園を設立し，貧困家庭の子どもに対する保育を行った。

児童保護のほか，非行少年を教え導く感化教育機関として，池上雪枝に

NOTE

❶伝染病予防法

伝染病については，明治初期から痘瘡の流行があり，1875（明治8）年の「悪病流行ノ節貧困ノ者処分方概則」では府県の地方官が必要に応じて医員を派遣して貧民患者の施療にあたらせることが規定されていた（厚生省医務局編：医制百年史，記述編．p.129，ぎょうせい，1976）。「伝染病予防法」は，1880（明治13）年制定の伝染病予防規則が改正されたもので，コレラ，腸チフス，赤痢，ジフテリア，発疹チフス，痘瘡，ペスト，猩紅熱の8つの伝染病が規定され伝染病患者への対処法等が明記されていた。

❷行旅病人及行旅死亡人取扱法

1882（明治15）年の行旅死亡人取扱規則が改正されたもので，その所在地の市町村長が救護すべきこと，費用負担は本人または扶養義務者とすること等が規定された。

❸罹災救助基金法

府県が罹災救助基金をたくわえること，罹災救助のための支出費目等の規定があり，これによって「備荒儲蓄法」（1880〔明治13〕年制定）が廃止された。

よって大阪に設立された池上感化院や，高瀬真卿による私立予備感化院（のちの東京感化院）があった。

貧困地域の改善を目ざしたセツルメント運動では，1897（明治30）年に東京神田三崎町にキングスレー館を開設した片山潜が，キリスト教思想を背景に，幼稚園，日曜講演，料理教室，市民夜学校，英語教育などをその事業内容として実践した。

● **社会保険制度の構想**　貧困者の救済が慈善事業家中心に担われていた時代に，社会的なしくみによる救済の必要を説いた官僚たちがいた。そのひとりに医師として働いたのち，内務省に入省した後藤新平がいる。ドイツ留学を経て内務省衛生局長についた後藤は，労働者の医療保険や貧民救済に関する社会制度の必要性を説き，その導入を目ざした。1893（明治26）年の大日本私立衛生会の常会では疾病保険に関する演説を行い，1895（明治28）年には伊藤博文に日清戦争の賠償金の使途として施療院や孤児棄児教育院の設立，「貧民教育法」の制定などを含んだ明治恤救基金案を建白した。なかでも労働者に対する医療保険構想では，貯蓄のない者が疾病にかかれば，家族に災いが及ぶことになるので，これを防ぐには疾病保険しかないと考えていた。

後藤は，貧困の原因がけがや病気による所得の喪失・中断であること，また保険の導入の提案であることから，けがや病気は労働者たちの共通のリスクであるという視点をもっていた。このような視点は，恤救規則が対象とした労働能力のない者ではなく労働者を対象としたこと，また貧困に陥ったあとの事後救済ではなく貧困を未然に防ぐこと，つまり防貧に特徴があった。しかし，大正期後半になるまで後藤の提案が実行されることはなかった。

さらに後藤はドイツの「疾病保険法」を紹介し，日本にもその必要性を説いた。ドイツは世界で最初に社会保険制度を導入した国であり，19世紀末の宰相ビスマルク Eduard Leopold von Bismarck-Schönhausen の時代に，加入の対象は労働者に限定されていたが，医療，労災，老齢・障害の3つの領域の保険をあいついで制定していた❶。

● **貧困観**　当時の日本の貧困者救済は恤救規則と家族や慈善事業によるものであったが，それでは貧困者を十分に救済することができなかった。そこで恤救規則を改正する動きがあり，1890（明治23）年の第1回帝国議会には窮民救助法案が提出された。この法案は，窮民救助の責任を市町村が担うものとして，府県の費用補助や国庫補助も規定されていたのであったが，廃案となった。廃案の理由は，当時市町村の責任で府県や国の補助により貧困者救済を行うことに議員からの批判があったからである。

貧困者の救済に対して公的な取り組みが中心にならなかった背景には，当時の貧困観がある。なにものにも依存せずに自力で生活を営む自助があたり前であった時代において，貧困であることは十分に努力しなかったことと受けとめられていた。働くことができる場合には自助は当然のことであり，貧困は怠惰や浪費や多子といった個人の性質や状況に依拠していると理解されていた。そのため，国家が貧困の責任を負うべきものとは考えられていなかった。

NOTE

❶ドイツで1883年に制定された「疾病保険法」は，医師の無料診断や労働不能時の賃金を補償したものであり，1884年に制定された「労災保険法」では治療費や労働不能の場合の生活保障が定められた。ついで，1889年には「廃疾・老齢保険法」が制定され，労働不能時の生活保障や老齢年金の給付が規定された。これらの保険は統合され，1911年には労働者の単一の保険として「ライヒ保険法」となった。

● **社会調査の進展**　このような貧困に対する考え方は，日清戦争後の産業革命期に社会調査が進むにつれて変化する。1899（明治32）年に刊行された横山源之助による『日本之下層社会』は，産業革命後の下層社会に住む職工，人足，小作，車夫などの細民の様子，織物業，マッチ工場，生糸業，機械工場の労働者の状況，小作人の生活状況を実態調査などから明らかにした。

　労働者に関する農商務省商工局から刊行された調査報告書としては，『職工事情』（1903〔明治36〕年）がある。日本の繊維産業を支えた女工の労働時間や賃金などの労働状況，雇用関係などの実態，職工の労働状況や住居などが調査されており，厳しい労働状況が浮きぼりにされた。調査によってあらわれた労働者の生活や労働の実態からは，労働条件の改善などの公的な施策の必要性が明らかになった。

● **国家の良民を目ざすこと**　貧困者を救済する国家の方針は，1908（明治41）年ごろに**感化救済事業**という言葉であらわされるようになる。「感化」は，不良少年の更生のために教育や指導を通してよい影響を与えることであり，1900（明治33）年には「感化法」が成立していた。「感化法」は，満8歳から16歳未満の不良少年を感化院に入院させるもので，感化院では不良少年たちに独立自営ができるような職業教育を行った。この感化という言葉が，政府によって国民を独立自営の良民とするために広く使用されるようになった。救済事業と感化が結びついたのは，感化により国民が国に頼らずに独立自営の良民となるべきであるとの意識をもたせるためであった。恤救規則を改正して公的な救済義務を認めて救済対象を拡大することは，貧民の増加を招いてしまうと考えられていた。

　内務省地方局は感化救済事業講習会❶を年1回開催し，全国の慈善事業家や官公吏員たちに向けて，慈善事業のあり方や方向性を講義し，慈善事業に従事する者を国家的に教育するようになった。また，中央政府主導で慈善事業の組織化がはかられ，1908（明治41）年には中央慈善協会❷が結成された。物価を安定させたり工業を発展させたりするためには，勤勉に働く人間を作ること，国家にとって1人でも役だつ人間をつくることが必要であり，感化救済事業として登場した。良民形成は，国家にとって利益になるとともに，貧困者だけでなくすべての人々にかかわる事業として意識されるようになった。

　内務省が1917（大正6）年末に示した感化救済事業は，不良少年や非行少年に対する感化院での教化，孤児院・育児院・保育所・養老院での保護，貧困者のための医療・食事・居所・仕事の提供，失業者に対する職業紹介や居所の提供，貧困児童や障害のある児童に対する教育などで，当時の事業数の合計は729であった[1]。

● **国家の統治機能としての貧民救済**　日露戦争後は恐慌のために労働争議が急増し，社会主義が台頭するなかで反政府勢力への監視と弾圧が行われ，1911（明治44）年に大逆事件がおこった❸。このような不穏な状況下で天皇が

NOTE

❶感化救済事業講習会
　第1回目は1908（明治41）年に東京で開催され，その後は地方でも年に数回ずつ実施された。1920（大正9）年には社会事業講習会と名称をかえ，1922（大正11）年の第29回が最後となった。

❷中央慈善協会
　現在の社会福祉法人全国社会福祉協議会の前身。初代会長は渋沢栄一であった。

NOTE

❸大逆事件
　1910（明治43）年5月に明治天皇暗殺計画が発覚して社会主義者らが逮捕されたことに始まり，多くの社会主義者や無政府主義者らが取り調べられ，首謀者とされた幸徳秋水ら26名が被告となり1911（明治44）年1月18日に24名に死刑判決が下され，同月24，25日に12名の死刑が執行された事件。

1）事業の項目や数は，内務省地方局：感化救済事業一覧．1917による。

「済生 勅語」を出し150万円を下賜し，それと民間からの寄付により，1911（明治44）年に施薬救療の事業を行う恩賜財団済生会が設立され，貧困者の医療を民間組織が実施することとなった。天皇中心の国家体制を目ざした政府は，皇室の慈恵と救済事業を結びつけることで，天皇による国民統治のしくみをかたちづくるとともに，貧民救済を国家責任ではなく慈恵として位置づけようとした。

　この時期の救貧事業は，慈善事業家による感化と皇室の慈恵，そして恤救規則が担っていた。政府は国家に頼らない国民の育成を目ざし，救済が必要な国民が皇室に対する恩や感謝の気持ちをもつようにしむけていた。国家が慈善事業にまで介入し，国民と慈善事業をコントロールした時代であった。

3　防貧の視点の登場：公的な整備が始まり，対象が拡大する時期（1910年代〜1945年）

● **行政機構の整備**　この時期には，国の行政機構の整備がなされた。1917（大正6）年に内務省地方局に救護課が設置され，軍事救護❶を担当する部門となり，その後は社会課，社会局へと行政機構が拡大されていった。社会局は全額国庫負担の軍事救護とならんで貧困者・高齢者・病人・被災者の救済や児童保護に対応する国家機関であった。

● **米騒動**　社会経済状況の変化としては，米価高騰があった。それにより人々の生活困窮は限界に達し，1918（大正7）年7月に富山県下では漁村の女性たちが，県外への米の積み出しを阻止しようと暴動をおこした。この**米騒動**は，各地に広がり，軍隊による鎮圧がなされるほどの大きな暴動であった。工場労働者については，1917（大正6）から1919（大正8）年にかけて労働争議の数が飛躍的に増え，賃金の値上げを要求していた。第一次世界大戦後の成金のぜいたくな生活と比べ，物価高騰により労働者たちには生活困窮状況が続いていたのであった。

● **防貧事業の登場**　従来からある恤救規則は貧困者救済のしくみであるが，身寄りがなく働くことができない人を対象としており，働くことができる人は対象外であった。しかし，米騒動や労働争議を通して，多くの人々が働いていても生活困窮状態にあることが明らかになり，救済事業は働くことができない人だけでなく働いている人にも必要であると理解された。

● **経済保護事業**　このような状況下で，救済事業の新たなしくみとして**経済保護事業**が登場した。この事業は，働いているが厳しい生活状況にある低所得労働者の生活を支えるもので，防貧の役割をもつものであった。救済事業は対象者を広げ，さらに従来の救貧の役割だけでなく貧困を事前に予防する防貧の役割をもつものに拡大した。

　経済的保護事業は『社会事業要覧』（1919年）によれば，職業紹介，貧困者を仕事につかせるための授産，宿泊保護，住宅供給，公設市場，簡易食堂，公設浴場，公益質屋の8つの事業から構成されていた❷。職業紹介や授産などは個別には明治期後半から実施されていたが，低所得者対策として大正期

NOTE

❶ 1904（明治37）〜1905（明治38）年の日露戦争では多くの人々が戦争に動員されており，応召された下士兵卒の家族援護，傷病兵に対する保護が行われた。1904年の下士兵卒家族救助令，1906（明治39）年の「廃兵院法」などがあったが，1917（大正6）年に公布された「軍事救護法」は傷病兵の家族や遺族，下士兵卒の家族，遺族に対する全額国費による救護を定めたものであった。

NOTE

❷ 授産は技能習得させ貧困者を就労させることを目的とした事業である。宿泊保護は住居のない貧困者を宿泊させ養育院や感化院などへの入院手続きをとったり就職の世話をしたりする事業，公設市場は日用品廉売を行っており，当時の新聞記事によると米穀類，みそ・しょうゆ，薪炭，野菜，荒物等を市価より1割から2割ほど安価に販売していた。

の半ばに社会事業の1つの領域となった。低所得者は，衣食住を中心とした消費にかかわる生活上の課題をかかえている人とみなされ，防貧事業の対象者となった。これらの事業は，主として都市部に住む人々を中心とした対策であった。

● **社会保険制度**　防貧の役割を果たす**社会保険**も，この時期に成立した。1922（大正11）年に，日本最初の医療保険である「健康保険法」が制定され，10人以上が従事する企業の労働者への医療保険として1927（昭和2）年から実施された。適用範囲の限定，給付期間の制限，家族給付の欠如などの問題をかかえながらも，保険のしくみが制度化された。

● **方面委員制度**　このような社会制度の整備とともに，防貧対策としての**方面委員制度**がつくられた。大阪府では1918（大正7）年に林市蔵知事のもとで，大阪府嘱託の小河滋次郎が立案した方面委員制度を設け，委員に任命された市区町村官吏や民間の篤志家などが地区ごとに居住者の生活状態調査を行い住民の相談に応じた。

　この大阪府の制度をモデルとした方面委員制度が，全国各地に普及していった。なお，この制度の先駆をなしたのは，岡山県で1917（大正6）年に笠井信一知事のもとで実施された済世顧問制度や，翌年の東京府慈善協会による救済委員の設置であった。

● **思想的背景**　貧困者救済に対するこの時期の考え方の背景には，**社会連帯思想❶**があった。社会局長の田子一民は1922（大正11）年の著書『社会事業』のなかで，社会事業は社会連帯の思想を出発点としなければならないと述べ，家族のような深い関係を社会の他人どうしの関係にまで拡大することを，日本における社会連帯とした。このような考えは社会事業が公的な責任に基づくものではなく，人々の慈悲の心にゆだねられていることを示した。

● **社会状況**　当時の社会状況をみると，大都市への人口流入が進み，都市への人口集中が進む一方で，1923（大正12）年の関東大震災後の混乱を経て，都市部においては治安や公衆衛生，住宅，労働などを含んだ下層社会の問題への対応に迫られていた。1929（昭和4）年から1932（昭和7）年までの間に失業者数は約20万人増加し，失業率も4.3%から6.9%に上がった。大阪市では，毎朝5時半には1,200人から1,300人の日雇い労働者が3か所の職業紹介所に集まっていたとされるが，職を得られる者は100人前後であり，1日の賃金が1円20銭から50銭では家族とともに木賃宿に泊まることもできずに野宿する者も多かった[1]。社会事業は，都市部で生じた目に見える新しい社会問題への対応策を中心に取り組まれた。

● **農村問題への対応**　一方，農村では小作争議❷の数が徐々に増えていったが，農村問題は凶作時の小作料の問題だけでなく，保健衛生や子どもの教育などの農民の生活全般の問題へと広がってきた。1920（大正9）年ごろから農村社会事業という言葉が登場し，農村問題への取り組みが行われるようになった。そのような状況下で1929（昭和4）年の世界恐慌の影響により，当

NOTE

❶社会連帯思想

　社会福祉の歴史ではフランスの政治家のブルジョア Bourgeois, Léon の著書『*Solidarité*』（1896年）がよく知られている。この思想には，人は社会に誕生したときから享受することになる祖先が築いた遺産を将来に引き継ぎ発展させる義務を負うという前提がある。その義務とは，災害・事故・貧困などの社会的リスクへの補償の分担であり，人が自由を尊重される社会の構成員であるためには，この分担のしくみを正義に基づいて実現させなければならないとする。ただし，自由や正義の発想をもたなかった当時の日本では，この思想がもたらされた際に強い道徳的規範と連帯責任を強調するものとなった。

NOTE

❷小作争議

　小作人が小作料の引き下げを要求する集団行動のこと。1935（昭和10）年ごろまで小作争議の件数は全国的に増加していた。

1）中村隆英：昭和恐慌と経済政策．p.124，講談社，1994．

時の日本の輸出商品の中心であった絹製品の輸出が激減し，繭の価格が下落したことで，繭を生産していた農村では収入が激減する事態となった。さらに 1930（昭和 5）年には米価暴落が生じ農業恐慌となった。凶作による飢饉が生じ，多くの農家では多額の負債をかかえ，娘の身売りによって現金を得ることもあった。農村社会事業は医療，保育，児童保護などを中心に実施されたが，農村の貧困問題に対応できなかった。

● **救護法**　働くことができない人への救済のあり方も見直され，「**救護法**」（1929〔昭和 4〕年 4 月公布，1932〔昭和 7〕年 1 月実施）が成立した。65 歳以上の老衰者，13 歳以下の幼者，妊産婦，不具廃疾❶，疾病，傷病その他精神または身体の障害により働けない者で，貧困のために生活できない者が対象であった。

「救護法」は，公的救助義務を認め，恤救規則と比べて扶助内容が増え，養老院・孤児院・病院を救護施設と定め，被救済者数，救護費支出総額も大幅に増大した。1931（昭和 6）年の恤救規則による救助人員数は 1 万 8118 人だが，翌年度末の救護法施行後の救済人員数は約 17 万件となり，公的な貧困者救済の対象者は大幅に増加した（●表 9-2）。

しかし，「救護法」には救護の請求権はなく，受給によって選挙権が剝奪された。「救護法」の救済機関は被救護者の居住地の市町村であり，市町村は救護事務に方面委員をあて，民間の方面委員の役割は大きくなっていった。「救護法」の実施により，57 年間続いた恤救規則は廃止され，方面委員は隣保相扶に基づき互いにたすけ合う精神によって救護事務にあたることになった。

● **社会事業と戦争の関係**　1930 年代半ば以降，社会事業は戦争との関係を強めていき，農村で行われていた社会事業は戦争遂行のための人口確保と食糧増産を目的とするものとなっていった。村で行われていた相互扶助的な行為は，農村社会事業として，農繁期託児所，共同炊事，共同浴場などとして再編成され，農機具の共同購入や副業の奨励がなされた。農民が現金収入を得るための救農土木事業なども実施された。さらに保健施設を設置し，一般国民を教え導く社会教化事業が実施され，農民には生産性を上げるために生活の合理化と自力更生が求められた。

この時期，戦争に伴う人口政策との関係から，出生数増加，妊産婦・乳幼児の保護が重視されるようになった。1937（昭和 12）年には「母子保護法」が成立し，13 歳以下の子どもをもつ配偶者のいない母親が貧困のために生

NOTE

❶不具廃疾とは身体障害のことであり，救護法施行令では，身体障害のためにつねに介護を要する者，自分のことを自分でできない者を救護の対象としている。なお，現在ではこの用語は使用されていない。

●表 9-2　恤救規則と救護法の救済人員と救助金

	年次	救済人員	救助金
恤救規則	1930（昭和 5）	17,403 人	727,384 円
	1931（昭和 6）	18,118 人	624,228 円
救護法	1932（昭和 7）	172,708 件	3,607,934 円
	1933（昭和 8）	213,462 件	5,176,214 円

（内閣統計局編：日本帝国統計年鑑〔第 53 回〜第 55 回〕をもとに作成）

活できず，また子どもを養育できない場合には扶助を受けることができた。同年に成立した「保健所法」では，**保健所**が国民体位を向上させるために地方において保健上必要な指導を行う所と規定された。保健所では衛生思想を育て，栄養改善，妊産婦や乳幼児の衛生に関する事項などの指導を行った。

● **戦時下の制度整備**　1938（昭和13）年には**厚生省**が設置され，厚生省には体力局・衛生局・予防局・社会局・労働局がおかれ，国民保健，社会事業，労働に関する事務を管理した。傷病兵とその家族，遺族などへの扶助は，「軍事扶助法」に基づき実施され，施療については1941（昭和16）年の「医療保護法」の成立により，貧困者への医療保護が規定された。医療保護は，貧困のため生活困難で医療・助産を受けることができない者に医療券を発行して医療を受けさせるもので，費用負担や事業者に対する規定，方面委員が補助機関であることが明記された。「医療保護法」により，「救護法」「母子保護法」の医療保護は廃止され，国家による医療の管理と統制が進められた。

1942（昭和17）年には「戦時災害保護法」が制定され，戦時の戦闘行為による被害をうけた遺族・家族に対し，救助・扶助・給付金の支給という3種の保護が規定された。この法律は，戦時の緊急対応策であり全額国庫負担であった。また，「救護法」や「母子保護法」と同様に素行が著しく不良，または著しく怠惰なときには扶助をしないことが規定されていた。

● **民間社会事業の経営状況**　公的な整備が進められる一方で，先駆的で実験的な事業を行ったり，公的社会事業からもれている者を保護したりする事業としてその役割が重視されていた民間社会事業（慈善事業）団体は，寄附金の減少により財政上の課題をかかえていた。1938（昭和13）年に成立した「社会事業法」では，民間の慈善事業団体が政府からの補助金を受けられるようにしたため，経営困難に陥っていた多くの民間団体は事業運営資金を確保できた。その反面，国により指導監督されることとなった。

4　社会保障の確立：社会福祉の登場（1945年〜1973年）

● **敗戦後の緊急措置**　第二次世界大戦の敗戦によって，日本は1952（昭和27）年まで連合国軍総司令部（GHQ）の占領下におかれ，民主化・非軍事化の改革方針に基づいた福祉改革が行われた。敗戦後の最初の貧困対策は，1945（昭和20）年12月15日に閣議決定された生活困窮者緊急生活援護要綱であった。生活援護の対象となるのは，国内の生活困窮者および著しく生活困窮している失業者，戦災者，海外引揚者，在外者留守家族，傷痍軍人とその家族，軍人の遺族であった。生活の状況に応じて，医療や衣類などの生活必需品や食料の給付，生業の指導斡旋などの緊急措置がとられた。

● **生活保護法の成立**　1946（昭和21）年2月27日に出されたSCAPIN775❶「社会救済」では，無差別平等，国家責任，最低生活保障の3原則が示された。これに基づき旧「生活保護法」が1946年9月に公布され，その第1条には国家責任と無差別平等の原則が示された。だが，この法律では怠惰な者

― NOTE ―

❶ SCAPIN
連合国軍最高司令官 Supreme Commander for the Allied Powers からの指令のこと。

や素行不良な者は保護が認められていなかった。これらの点を改善し，また1946年11月に公布された日本国憲法の第25条に示された「すべて国民は，健康で文化的な最低限度の生活を営む権利を有する。国はすべての生活部面について社会福祉，社会保障及び公衆衛生の向上及び増進に努めなければならない」とする生存権と国の生活保障の規定をふまえて，新「生活保護法」が1950(昭和25)年に制定された。このことにより，国家が国民に保障する生活の最低基準である**ナショナルミニマム**の概念が日本でも明確になった。

● **福祉3法体制の整備**　1947(昭和22)年には，戦災孤児や浮浪児の保護を含めたすべての児童を対象とした「児童福祉法」が制定された。この法律では，国と地方公共団体は，児童の保護者とともに，児童を心身ともに健やかに育成する責任を負うことが規定された。

　1949(昭和24)年12月には身体障害者の更生を援護し，その更生のために必要な保護を行うことを目的とする「身体障害者福祉法」が制定された。「生活保護法」を含め，戦後の**福祉3法体制**が整えられた。

● **50年勧告**　1950(昭和25)年には社会保障制度審議会により，「**社会保障制度に関する勧告**」(**50年勧告**)が出され，そのなかで戦後の日本の社会保障のあり方として，社会保障を社会保険，生活保護，公衆衛生および医療，社会福祉からなるものとしてその実施が促された。社会保険を中心に，社会保険でカバーできない場合には生活保護がセーフティネットの役割をもつことになり，国家責任のもと，国が人々の生活を主体的に支えるしくみが生み出されていった。

● **民間社会福祉事業の状況**　民間社会福祉事業の状況については，「社会事業法」(1938〔昭和13〕年)に規定された民間の社会事業団体への補助が，戦後には打ち切られた。民間の慈善団体に公金を支出できないことが日本国憲法の第89条に定められ，公私を分離し，公的な責任で救済事業を実施することが求められたためである。

　公私の社会福祉施設数は1947(昭和22)年3月1日の調査によると，全国で4,819のうち，公営は1,775，民営は3,044であった(● 表9-3)。戦災にあった児童の保護施設や引揚者の施設が公営として設置されたため，戦前と比べると公営が増加したといわれるが[1]，それでも民営施設の数は多く，安定的に事業を運営するためには民営施設が助成金を受けられるしくみをつく

● 表9-3　**1947年の公営・私営の社会福祉施設数**　　　　　(1947〔昭和22〕年3月1日時点)

	生活保護事業	経済保護事業	医療保護事業	児童保護事業	少年保護	隣保事業	司法保護事業	その他の事業	合計
公営	331	669	238	465	31	23	6	12	1,775
私営	382	743	295	1,337	62	78	92	55	3,044
計	713	1,412	553	1,802	93	101	98	67	4,819

(財団法人日本社会事業協会社会事業研究所「日本社会事業年鑑」昭和22年版による)

1) 財団法人日本社会事業協会社会事業研究所：日本社会事業年鑑(昭和22年版)．p.84-87，1948.

る必要があった。

● **社会福祉事業法の成立**　1951（昭和26）年に制定された「社会福祉事業法」は，社会福祉に関するさまざまな事項を定めた法律であり，そこには社会福祉法人，共同募金，社会福祉協議会などの規定がある。

● **社会福祉法人**　社会福祉法人は行政による厳しい規制と監督を受ける法人であり，社会福祉法人の認可を受けると公的な助成が受けられ，また通常よりも有利な条件で貸付金を受けることができた。「社会福祉事業法」の制定により，戦前から活動していた民間社会福祉事業の多くは社会福祉法人としての認可を受けた。

● **共同募金**　共同募金については，民間社会福祉事業の財源確保のために，これまで一部の富裕層に限られていた寄付行為を国民全体が行うものと位置づけた。「国民たすけあい運動」として，一般の人々にも募金活動が促進され，募金がたすけ合いであることを強調し，町内ごとの戸別訪問によりなかば強制的に募金が集められることもあった。国民が社会福祉事業に，募金というかたちで参加することが求められた。

● **社会福祉協議会**　社会福祉協議会は，地域で自主的に福祉活動に取り組む民間社会福祉事業の推進をはかる組織であり，市区町村・都道府県に設置された。それらを統括する中央組織としての全国社会福祉協議会は，社会福祉事業の調査や連絡・調整をはかり，社会福祉事業に関する普及と宣伝を行っている。

● **国民の生活の課題**　1956（昭和31）年12月に発刊した『厚生白書』では，はたして戦後は終わったかが問われ，国民の生活状態が検証され，都市の生活状態は戦前の水準には及んでいないと記された。日本経済が高度経済成長をなしとげる一方で，大企業と小・零細企業の二重構造やエネルギー転換による炭坑労働者の失業，経済優先策による公害の発生など，人々の生活は不安定であった。生活に対して中流意識をもつ人が増えた一方で，経済成長の恩恵を受けなかった人々，つまり零細農家，零細自営業，日雇労働者，家内労働者，完全失業者および無職などの世帯，母子世帯と老齢世帯の生活課題は残されたままであった。

　生活保障水準も低く抑えられており，1957（昭和32）年から1967（昭和42）年にわたって続いた**朝日訴訟**は，生活保護基準の低さを不服とした朝日茂さんがおこしたものであった。裁判で朝日さんは敗訴したが，新聞などで大きく取り上げられたことで，多くの人に人間らしく生きる権利意識が高まった。

● **社会保障制度の整備**　社会保険制度では，**医療**と**年金**が整備された。1961（昭和36）年4月には，**国民皆保険・国民皆年金体制**が整い，医療と年金が制度上はすべての国民にいきわたるしくみができた。このことにより社会保険を基盤とした生活を支えるしくみができ，社会保険のしくみで網羅されない人々には生活保護による生活保障を行うしくみとなった。

● **福祉6法体制の整備**　福祉3法についで，さらに次のような法律が整備された。現在の「知的障害者福祉法」は「精神薄弱者福祉法」という名称で1960（昭和35）年に制定され，18歳以上の知的障害者への福祉サービスが規

C. 日本の社会福祉の歴史 **271**

○ 表 9-4 公営・私営の社会福祉施設数の推移

<table>
<tr><th colspan="2"></th><th></th><th>総数</th><th>保護施設</th><th>老人福祉施設</th><th>身体障害者更生援護施設</th><th>婦人保護施設</th><th>児童福祉施設</th><th>うち保育所</th><th>精神薄弱者援護施設*1</th><th>母子福祉施設</th><th>その他の社会福祉施設</th></tr>
<tr><td rowspan="21">施設数</td><td rowspan="3">1970
(昭和45)年
12月末</td><td>総数</td><td>23,917</td><td>400</td><td>1,194</td><td>263</td><td>61</td><td>20,484</td><td>14,101</td><td>204</td><td>52</td><td>1,259</td></tr>
<tr><td>公営</td><td>15,769</td><td>218</td><td>803</td><td>160</td><td>43</td><td>13,629</td><td>8,817</td><td>61</td><td>37</td><td>815</td></tr>
<tr><td>私営</td><td>8,148</td><td>182</td><td>391</td><td>103</td><td>15</td><td>6,855</td><td>5,284</td><td>143</td><td>15</td><td>444</td></tr>
<tr><td rowspan="3">1971
(昭和46)年
12月末</td><td>総数</td><td>25,227</td><td>378</td><td>1,329</td><td>274</td><td>61</td><td>21,588</td><td>14,806</td><td>242</td><td>50</td><td>1,305</td></tr>
<tr><td>公営</td><td>16,033</td><td>179</td><td>792</td><td>135</td><td>33</td><td>13,897</td><td>9,142</td><td>50</td><td>13</td><td>844</td></tr>
<tr><td>私営</td><td>9,194</td><td>199</td><td>537</td><td>139</td><td>28</td><td>7,601</td><td>5,664</td><td>192</td><td>37</td><td>461</td></tr>
<tr><td rowspan="3">1972
(昭和47)年
10月1日</td><td>総数</td><td>26,740</td><td>383</td><td>1,507</td><td>305</td><td>63</td><td>22,790</td><td>15,555</td><td>283</td><td>54</td><td>1,355</td></tr>
<tr><td>公営</td><td>17,148</td><td>172</td><td>869</td><td>145</td><td>35</td><td>14,948</td><td>9,667</td><td>57</td><td>17</td><td>905</td></tr>
<tr><td>私営</td><td>9,592</td><td>211</td><td>638</td><td>160</td><td>28</td><td>7,842</td><td>5,888</td><td>226</td><td>37</td><td>450</td></tr>
<tr><td rowspan="3">1973
(昭和48)年
10月1日</td><td>総数</td><td>29,065</td><td>357</td><td>1,676</td><td>333</td><td>61</td><td>23,979</td><td>16,411</td><td>323</td><td>55</td><td>2,281</td></tr>
<tr><td>公営</td><td>18,867</td><td>161</td><td>924</td><td>148</td><td>31</td><td>15,887</td><td>10,288</td><td>62</td><td>15</td><td>1,639</td></tr>
<tr><td>私営</td><td>10,198</td><td>196</td><td>752</td><td>185</td><td>30</td><td>8,092</td><td>6,123</td><td>261</td><td>40</td><td>642</td></tr>
<tr><td rowspan="3">1974
(昭和49)年
10月1日</td><td>総数</td><td>31,114</td><td>352</td><td>1,905</td><td>359</td><td>60</td><td>25,361</td><td>17,341</td><td>375</td><td>61</td><td>2,641</td></tr>
<tr><td>公営</td><td>20,384</td><td>150</td><td>1,026</td><td>146</td><td>31</td><td>16,963</td><td>10,932</td><td>70</td><td>18</td><td>1,980</td></tr>
<tr><td>私営</td><td>10,730</td><td>202</td><td>879</td><td>213</td><td>29</td><td>8,398</td><td>6,409</td><td>305</td><td>43</td><td>661</td></tr>
<tr><td rowspan="3">1975
(昭和50)年
10月1日</td><td>総数</td><td>33,096</td><td>349</td><td>2,155</td><td>384</td><td>60</td><td>26,546</td><td>18,238</td><td>430</td><td>60</td><td>3,112</td></tr>
<tr><td>公営</td><td>21,682</td><td>148</td><td>1,131</td><td>148</td><td>31</td><td>17,809</td><td>11,545</td><td>75</td><td>14</td><td>2,326</td></tr>
<tr><td>私営</td><td>11,414</td><td>201</td><td>1,024</td><td>236</td><td>29</td><td>8,737</td><td>6,693</td><td>355</td><td>46</td><td>786</td></tr>
<tr><td rowspan="3">1980
(昭和55)年
10月1日</td><td>総数</td><td>41,931</td><td>347</td><td>3,354</td><td>530</td><td>58</td><td>31,980</td><td>22,036</td><td>723</td><td>75</td><td>4,864</td></tr>
<tr><td>公営</td><td>26,722</td><td>137</td><td>1,626</td><td>142</td><td>29</td><td>21,028</td><td>13,311</td><td>100</td><td>16</td><td>3,644</td></tr>
<tr><td>私営</td><td>15,209</td><td>210</td><td>1,728</td><td>388</td><td>29</td><td>10,952</td><td>8,725</td><td>623</td><td>59</td><td>1,220</td></tr>
</table>

＊1 現在の知的障害者援護施設
（「厚生白書」昭和46〜51年版をもとに作成）

定された。1963（昭和38）年には「老人福祉法」が制定され高齢者を「生活保護法」による救貧の対象から福祉サービスの対象へと変化させた。さらに，母子家庭への支援の必要の声が高まるなか，1964（昭和39）年には「母子福祉法」が制定された。これら3つの法律の制定によって，先の福祉3法と合わせて**福祉6法体制**となった（○ 19ページ）。

● **社会福祉サービスの展開** 法律上の対象者は拡大し福祉サービスも広がる一方，社会福祉施設の数は少なかった（○表9-4）。そのため，長期収容施設などの整備が進められ，1971（昭和46）年度を初年度とする社会福祉施設緊急整備5カ年計画が策定された。

1970年代は，入所施設の整備とともに高齢化や核家族化の進行による家族機能の低下への対応としてコミュニティの形成が課題となり，自主性・主体性をもつ地域社会の住民を前提とした生活環境の向上が求められた。社会

福祉は，国民の生活の向上のための望ましいコミュニティを意図的に形成することを課題として，地域の社会資源の開発整備を総合的に進め，住民による活動を通しての社会的結合によるコミュニティ意識を形成させることが重要だとされた。

● **福祉元年**　1971(昭和46)年には「児童手当法」が成立し，社会手当のしくみによる児童の養育への現金給付が行われ，さらに1973(昭和48)年には老人医療費支給制度が実施され，70歳以上の医療費が無料となった。そのほか，「健康保険法」の改正により扶養家族の自己負担率が5割から3割に引き下げられ，高額療養費支給制度が始まった。さらに年金額の水準も引き上げられ「5万円年金」が実現し，物価スライド制が導入された。1973年度の予算編成において社会保障関係費が増加したことからこの年を「**福祉元年**」とよんだ。

5 自助と自己責任の時代：国家の役割の縮小 (1974年〜2000年)

● **福祉見直し**　1970(昭和45)年に総人口に占める65歳以上の割合である高齢化率が7%をこえ，日本は高齢化社会となった。その社会状況に合わせて，年金額の増大，老人医療費支給制度(老人医療費の無料化)の実施などの社会保障の充実がはかられたが，その後急速に福祉縮小に方向転換をすることになった。1973(昭和48)年の第一次オイルショックにより，日本経済は不況となり，1974(昭和49)年には実質経済成長率がマイナス成長となったことで，財政上の課題が生じたからであった。これまでは経済成長により国の財政がゆたかだったため，福祉国家を目ざすことが可能であったが，1970年代の2度にわたるオイルショックにより経済成長率が低下したことを契機として，福祉を見直し，福祉関係費用の支出削減が目ざされるようになった。

● **日本型福祉社会**　政府は社会福祉の拡大した対象とサービスに対して，社会福祉の見直しの必要に迫られ，「日本型福祉社会」の建設を目標に掲げた。日本型福祉社会とは，1979(昭和54)年からの「新経済社会7カ年計画」のなかで述べられた，「個人の自助努力と家庭や近隣・地域社会等の連帯を基礎としつつ，効率のよい政府が適正な公的福祉を重点的に保障する」社会のことである。これは戦後から社会保障制度の整備に力を入れて福祉国家を目ざしてきた方向性とは異なる路線であった。

　第二次世界大戦後に日本が進めてきたのは，完全雇用を目ざし，社会保障制度を発展させることであり，福祉国家の建設であった。しかし，雇用の安定は経済成長があってこそ可能であり，社会保障制度は財源が確保できてこそ，その充実に向けた制度設計ができる。日本経済の不況により，これらが前提ではなくなったために，社会保障における国の役割は拡大から縮小へと方向転換することになった。

● **社会福祉の改革**　1980年代以降の行財政改革のもとで，生活保護費の国庫負担割合や社会福祉施設入所に対する措置費の国庫負担割合を引き下げた。

それとともにサービスを受ける者や扶養義務者から費用徴収を行い，サービス提供にはボランティアを育成し活用することとなった。1973(昭和48)年から実施された老人医療費の無料化は，1982(昭和57)年成立の「老人保健法」により，一部自己負担となる。

　社会福祉を担うのは国民であると位置づけ，『厚生白書(昭和55年版)』には，福祉社会の建設のために福祉マインドの普及があげられた。学校教育，ボランティア活動を通して，福祉マインドの醸成をはかることが求められたのであった。

　さらに，国民生活の複雑化による福祉需要の高まりと拡大に対応するための費用がますます増大することから，所得にかかわりなく需要に応じて福祉サービスを提供すべきであるとされた。それに加えて，能力と受益に応じて費用を一部負担させる方法を取り入れることも検討すべきこととされた。福祉サービスの普遍化に伴い，福祉が低所得者を対象とした無料サービスととらえる考え方を改めさせる方向に進むことになった。

　さらに進んで『厚生白書(昭和61年版)』では，超高齢社会に向けた社会保障制度再構築のために，自助・互助・公助の適切な役割分担として，個人の自助が基本であるとされた。そして，家族，地域社会による互助のしくみを整えることが必要とされ，公的部門は自助や互助を支援する役割と位置づけられた。生活を支えるしくみは公的部門中心ではなく，自助と互助という私的な関係のなかで行うことがあらためて強調されたのであった。

● **措置から契約へ**　福祉サービスの提供は，戦後から措置制度のもとで行われてきたが，時代の移りかわりとともに行政主体でサービスを提供する措置のしくみが見直された。措置から契約への移行は，1997(平成9)年の「児童福祉法」の改正による保育所の利用に始まり，その後，「介護保険法」(1997年制定，2000〔平成12〕年実施)に基づく介護サービスの利用など福祉サービス全般に拡大する。この場合，契約とは利用者がサービスを選択して契約を結び，サービスを購入するというしくみであり，サービスは民間営利企業も含む多元的なサービス提供主体によるものとなった。このような市場原理を導入した福祉サービスの提供は，新自由主義の経済理論の影響を受けており，「大きな政府」といわれる福祉国家とは逆に「小さな政府」を目ざす方向に進んでいる。

● **社会福祉の可能性**　生活を支えるしくみは，公的部門以外に民間非営利団体(NPO)，営利企業，家族や近隣住民が多様で多彩なサービスを提供するものとなり，問題に対応するために必要なサービスが存在しない場合は，要求し，あるいはみずからがサービス提供の担い手となることが可能となった。そして，子どもの貧困への支援，被災者支援，矯正施設退所後の支援，犯罪加害者家族支援，派遣労働者の解雇後の支援などの社会的支援の必要な課題に対して，社会福祉は新たな支援を創出するものとしての役割をもつことになった。

● **自己責任の論理**　多様な生活課題が発見され解決方法がつくられていく一方，自助できない人への風あたりは強い。1990年代以降，制度やサービ

スを利用して生活する人に対して，自助努力が足りない人として，過度に自己責任をしいる自己中心的な責任の追及がなされる現状がある。自助がむずかしい人の生活保障に対する社会的な責任の所在が問われないまま，自己責任の論理のもと自助が強調されている。

work 復習と課題

❶ イギリスの社会福祉の歴史を，時代区分ごとに整理してまとめよう。

❷ 日本の社会福祉の歴史を，時代区分ごとに整理してまとめよう。

❸ これまでの社会福祉の歴史をふまえて，今後日本の社会福祉制度がどのような展開になっていくと考えられるか，また，どのような展開になることが望ましいか，話し合ってみよう。

参考文献

1. 池田敬正：日本社会福祉史．法律文化社，1986.
2. 遠藤興一：史料でつづる社会福祉のあゆみ．不昧堂出版，1991.
3. 厚生省五十年史編集委員会編：厚生省五十年史．中央法規出版，1988.
4. 福澤直樹：ドイツ社会保険史——社会国家の形成と展開．名古屋大学出版会，2012.
5. 室田保夫編著：人物でよむ近代日本社会福祉のあゆみ．ミネルヴァ書房，2006.

巻末資料

日本社会福祉近現代史年表（1868〜2021）

年号	社会福祉基本事項	社会の動向	諸外国の動向
1868 （明治元）	• 大阪府救恤場開設	• 明治維新	
1869	• 東京府三田救育所開設		• ロンドン慈善組織協会設立（英）
1870	• 脱籍無産者復籍規則	• 天然痘流行 • 種痘館開設	• 普仏戦争
1871	• 京都府窮民授産所開設 • 行旅病人取扱規則 • 棄児養育米に関する達書	• 廃藩置県	• ドイツ帝国成立。ビスマルク初代宰相に就任 • パリコミューン
1872	• 東京市養育院開設		
1873	• 三子出生貧困者へ養育料給与方規則	• 地租改正	
1874	• 恤救規則	• 種痘規則	
1875	• 窮民一時救助規則 • 京都府癲狂院開設	• 内務省に衛生局設置	
1876		• 天然痘予防規則	
1877 （明治10）	• 博愛社（のちの日本赤十字社）設立		• バッファローに慈善組織協会設立（米）
1879	• 東京府癲狂院開設	• コレラ流行 • 琉球処分	
1880	• 備荒儲蓄法制定	• 伝染病予防規則 • 自由民権運動	
1882	• 行旅死亡人取扱規則		
1883			• 疾病保険（独）
1884			• 労災保険（独） • フェビアン協会設立 • トインビーホール開設（英）
1885		• 内閣制度確立	
1886		• 日本薬局法制定 • 学校令	• ブース貧困調査開始（英）
1887 （明治20）	• 石井十次，岡山孤児院設立		
1889		• 大日本帝国憲法制定	• 年金保険（独）
1890		• 第1回帝国議会	
1891	• 石井亮一，孤女学院開設	• 濃尾大地震	
1894		• 日清戦争	
1897 （明治30）	• 片山潜，キングスレーホール開設	• 伝染病予防法制定	
1899	• 横山源之助「日本之下層社会」刊 • 行旅病人及行旅死亡人取扱法制定 • 水難救護法，北海道旧土人保護法，罹災救助基金法制定 • 留岡幸助，家庭学校開設		• ラウントリー，ヨーク市調査開始（英）
1900	• 感化法制定	• 精神病者監護法制定	
1904		• 日露戦争	
1906	• 廃兵院法制定		
1907 （明治40）		• 癩予防法制定	
1908	• 第1回感化救済事業講習会 • 中央慈善協会設立		• 児童法制定（英） • 老齢年金法制定（英）
1909			• 王立救貧委員会報告（英）

年号	社会福祉基本事項	社会の動向	諸外国の動向
1910		• 大逆事件 • 韓国併合	
1911			• 国民保険法（英） • 辛亥革命（中）
1913 （大正2）		• 日本結核予防協会設立	
1914		• 第一次世界大戦（〜1918）	
1915		• 看護婦規則	
1916		• 工場法施行	
1917	• 岡山県済世顧問制度設置 • 内務省に救護課設置 • 軍事救護法制定		• リッチモンド「社会診断」刊（米） • ロシア革命
1918	• 大阪府方面委員制度設置	• 米騒動 • 精神病院法制定	• 婦人参政権（英）
1919	• 国立感化院開設	• 結核予防法制定	• ワイマール憲法（独）
1920	• 内務省救護課，社会局となる		• 婦人参政権（米） • 失業保険法制定（英）
1921 （大正10）	• 中央慈善協会を中央社会事業協会に改組		
1922	• 少年法，矯正院法制定	• 健康保険法制定	
1923	• 盲学校及聾唖学校令	• 関東大震災	
1924	• 東大セツルメント設立		
1925	• 細井和喜蔵「女工哀史」刊	• 普通選挙法，治安維持法制定	
1926 （昭和元）	• 児童愛護会設立 • 経済保護施設設置盛ん		
1927	• 公益質屋法制定 • 聖路加国際病院で医療社会事業を開始	• 花柳病予防法制定	
1929	• 救護法制定		• 世界恐慌
1930	• 奥むめお，婦人セツルメント設立 • 東京に最初の無産者診療所開設	• 昭和恐慌	
1931	• 全日本方面委員連盟結成 • 全国養老事業協会設立	• 満州事変 • 東北地方大飢饉	
1932	• 東京市立光明学校開設	• 五・一五事件	• ニューディール政策（米）
1933	• 児童虐待防止法，少年教護法制定	• 国際連盟脱退	• ヒトラー内閣（独）
1934	• 母子愛育会設立 • 傷兵院法制定		
1935 （昭和10）	• 東京市，京橋区にわが国最初の公立保健所設置		• 社会保障法制定（米）
1936	• 方面委員令	• 二・二六事件	• ラウントリー，第二次ヨーク市調査開始（英）
1937	• 母子保護法，軍事扶助法制定	• 保健所法制定 • 日中戦争 • 国家総動員法	• 寡婦・孤児老齢年金法制定（英）
1938	• 厚生省設置 • 国民健康保険法制定 • 社会事業法制定		
1939	• 結核予防会設立		• 第二次世界大戦
1940	• 国民優生法制定	• 大政翼賛会発会 • 国民体力法制定	
1941	• 医療保護法制定 • 厚生省社会局を生活局に改称 • 人口政策確立要綱 • 労働者年金保険法制定	• 太平洋戦争勃発	

日本社会福祉近現代史年表　**277**

年号	社会福祉基本事項	社会の動向	諸外国の動向
1942	• 戦時災害保護法制定 • 社会事業を厚生事業と改称 • 国民医療法制定		• ベヴァリッジ報告（英） •「社会保障への途」（ILO）
1943		• 戦争死亡傷害保険法制定	
1944	• 厚生年金保険法制定		
1945 （昭和20）	• 戦災孤児保護対策要綱 • 厚生省に社会局再設 • GHQ覚書「救済並びに福祉計画に関する件」 • GHQ覚書「公衆衛生に関する覚書」 • 生活困窮者緊急生活援護要綱閣議決定 • 厚生省，「救済福祉に関する件」GHQに報告	• 戦争終結の詔書放送 • 婦人の参政権成立	• 国際連合発足 • 家族手当法制定（英）
1946	•「社会救済」に関するGHQ覚書発表 • 民生事務所開設 • 浮浪児その他児童保護等の応急措置 • （旧）生活保護法制定 • 民生委員令 • 主要地方浮浪児等保護要綱	• 日本国憲法制定	• 国民保健事業法制定（英） • 国民保険法制定（英） • UNICEF（国連児童基金）発足
1947	• 厚生省に児童局設置 • 労働基準法制定 • 保健婦助産婦看護婦令制定 • 保健所法制定 • 災害救助法制定 • 児童福祉法制定 • 第1回共同募金	• 日本国憲法施行 • 教育基本法，学校教育法，地方自治法，国家公務員法，警察法制定 • 改正民法公布	• 国民扶助法制定（英）
1948	• 優生保護法制定 • 少年法，少年院法制定 • 国立光明寮設置法制定 • 民生委員法制定 • 医師法，医療法，保健婦助産婦看護婦法制定 • 里親家庭制度開始	• 経済安定9原則	• WHO（世界保健機関）設立 • 世界人権宣言（国連）
1949	• 生活保護法施行規則に不服申立制 • 厚生省設置法制定 • 国立身体障害者更生指導所設置法制定 • GHQ，厚生行政に関する6項目提案発表 • 母子福祉対策要綱 • 身体障害者福祉法制定	• シャウプ勧告	• 児童憲章（国連） • 中華人民共和国成立
1950	• 精神衛生法制定 • 新生活保護法制定 • 社会福祉主事設置 • 社会保障制度審議会，「社会保障制度に関する勧告」を提出	• 警察予備隊創設	• 朝鮮戦争
1951	• 社会福祉事業法制定 • 福祉事務所発足	• 対日平和条約調印 • 日米安全保障条約調印 • 結核予防法制定	
1952	• 社会福祉法人全国社会福祉協議会連合会発足 • 母子福祉資金の貸付等に関する法律制定	• 対日講和条約発効 • 国連総会日本加盟決議	
1953	• 社会福祉事業振興会法制定		• 保健教育福祉省設置（英）
1954		• 自衛隊法制定	

年号	社会福祉基本事項	社会の動向	諸外国の動向
1955 (昭和30)	• 世帯更生資金貸付制度発足	• 経済自立5か年計画 • 森永粉ミルク中毒事件	
1956	• 売春防止法制定 • 第1回「厚生白書」発表	• 日本正式に国連加盟 • ソ連と国交回復	• スエズ戦争
1957	• 低所得者の医療費貸付制度創設 • 朝日訴訟開始		
1958	• 国立精神薄弱児施設(秩父学園)設置 • 家庭奉仕員制度大阪で実施 • 新国民健康保険法制定		• 身体障害者雇用法制定(英)
1959	• 国民年金法制定	• 最低賃金法制定	• 児童権利宣言(国連) • ノーマライゼーションの理念を法制化(デンマーク)
1960	• 精神薄弱者福祉法制定 • 東京都,家庭奉仕員制度実施 • 身体障害者雇用促進法制定 • 国立教護院(鬼怒川学園)設置	• 日米安保新条約調印 • 三池労組スト • 国民所得倍増計画	
1961	• 社会福祉施設職員退職手当共済法制定 • 児童扶養手当法制定 • 国民皆保険実現	• 小児マヒ流行	
1962	• 東京都で家庭奉仕員制度発足	• 看護婦不足深刻化	• キューバ危機
1963	• 老人福祉法制定	• サリドマイド系睡眠薬による奇形児出産 • 地方自治法改正(業務委託)	• ナーシングホーム法(英)
1964	• 母子福祉法,重度精神薄弱児扶養手当法制定		• 貧困戦争(米) • 経済機会法制定(米) • 公民権法(米)
1965 (昭和40)	• 母子保健法制定 • 社会保障研究所設立	• 日韓基本条約	• メディケア・メディケイド(米)
1966	• 特別児童扶養手当法(重度精神薄弱児扶養手当法の改正)制定		• 補足給付制度(英) • 文化大革命(中) • 社会保障省設立(英)
1967	• 身体障害者相談員,家庭奉仕員等の創設	• 公害対策基本法制定	• 第3次中東戦争
1968	• 最高裁,朝日訴訟上告審打ち切り判決 • 国保7割給付	• 小笠原諸島復帰	• シーボーム報告「地方自治体と福祉サービス」(英)
1969		•「新全国総合開発計画」	
1970	• 心身障害者対策基本法制定 • 厚生省「社会福祉施設整備5か年計画」	• 東京で光化字スモッグ発生	• 地方自治体社会福祉法制定(英)
1971	• 児童手当法制定 • 中央社会福祉審議会「社会福祉士法」制定試案発表	• 中高年者雇用促進措置法	• ドルショック
1972	• 東京都老人総合研究所設立 • 児童手当制度創設 • 身体障害者福祉工場	• 日中国交正常化実現 • 沖縄返還	• 自立生活センター設立(米) • ニクソン訪中
1973	• 70歳以上の老人の医療費無料化開始 • 通勤災害を労災保険給付の対象化 • 高額療養費制度創設 • 年金物価スライド制導入 • 公害健康被害補償法制定	• 金大中事件 • 第1次石油危機 •「福祉元年」	• 社会保障法改正(米) • 第4次中東戦争
1974	• 特別児童扶養手当制度創設	• 雇用保険法	• フォード政権(米)
1975 (昭和50)	• 国際婦人年	• 国家財政の歳入欠陥 • 教育・医療・福祉施設保母育児休業法	• ベトナム戦争終結

年号	社会福祉基本事項	社会の動向	諸外国の動向
1976		• 国債発行急増	• 南北ベトナム統一
1978		• 第 2 次石油危機	• イラン革命の動き
1979	• 国際児童年 • 養護学校義務化		• サッチャー政権(英) • ソ連アフガニスタン侵攻
1980	• 武蔵野市福祉公社設置	• 過疎地域振興特別措置法	• イラン・イラク戦争(～1988)
1981	• 国際障害者年 • 母子福祉法改正，母子及び寡婦福祉法と改称 • 生活保護 123 号通知	• 「財政再建元年」 • 第 2 次臨時行政調査会設置 • 同第 1 次答申 • 難民条約批准	• レーガン政権(米) • ミッテラン政権(仏) • 社会サービス法(スウェーデン)
1982	• 老人保健法	• 地域改善対策特別措置法	• バークレー報告(英)
1983	• がん対策関係閣僚会議「対がん 10 か年総合戦略」決定		• 大韓航空機撃墜 • 国連障害者の 10 年
1984	• 退職者医療制度 • 医療費本人 1 割負担 • 社会福祉・医療事業団法		• ガンジー首相暗殺(印)
1985 (昭和 60)	• 補助金問題等検討会報告		• ゴルバチョフ書記長選出(ソ)
1986	• 年金関係法改正(基礎年金制導入) • 行革一括法(機関委任事務整理法) • 長寿社会対策大綱	• 労働者派遣法 • 男女雇用機会均等法	• チェルノブイリ原子力発電所事故(ソ)
1987	• 社会福祉士及び介護福祉士法制定 • 精神保健法(精神衛生法の改正) • 福祉関係 3 審議会「施設費用徴収基準のあり方」意見具申	• 臨床工学技士法 • 義肢装具士法 • 地域雇用開発等促進法	• 米ソ，中距離核戦力全廃条約調印
1989 (平成元)	• 福祉関係 3 審議会合同企画分科会「今後の社会福祉のあり方について」 • 民間事業者老後保健福祉施設整備促進法 • 高齢者保健福祉推進 10 か年戦略(ゴールドプラン) • 児童の権利に関する条約	• 消費税導入(3%)	• 天安門事件 • ベルリンの壁崩壊 • 東西冷戦終結宣言 • 日米構造協議
1990	• 福祉関係 8 法改正	• 宇野政権 • 海部政権 • バブル経済崩壊	• アメリカ障害者法制定(米) • 湾岸危機 • メージャー政権(英) • 東西ドイツ統一
1991	• 育児休業法		• ソ連邦崩壊 • 湾岸戦争 • 欧州連合(EU)創設合意
1992	• 福祉人材確保法		• ブラジルで地球サミット開催 • エーデル改革(スウェーデン)
1993	• 福祉関係 8 法改正完全実施 • 障害者基本法(心身障害者対策基本法の改正)	• 細川連立政権	• クリントン政権(米)
1994	• 21 世紀福祉ビジョン • エンゼルプラン • 新ゴールドプラン • 地域保健法(保健所法の改正) • ハートビル法	• 羽田政権 • 村山連立政権	• 南アフリカ，マンデラ大統領選出
1995	• 障害者プラン • 精神保健福祉法(精神保健法の改正)	• 阪神・淡路大震災 • オウム真理教事件続発	• 世界貿易機関(WTO)発足

年号	社会福祉基本事項	社会の動向	諸外国の動向
1996	• らい予防法廃止 • 厚生年金保険法改正（特別支給の老齢厚生年金の定額部分の支給開始年齢を段階的に引き上げ） • 厚生省「障害者保健福祉部」設置 • 基礎年金番号の実施	• 橋本内閣成立 • O157 感染症拡大 • HIV 訴訟・和解 • 厚生省汚職	
1997	• 児童福祉法改正（保育制度の改正等） • 医療保険制度改革（本人8割給付） • 介護保険法制定（5番目の社会保険） • 特定非営利活動促進法制定 • 臓器移植法制定	• 消費税率引き上げ（5%）	• ブレア政権（英） • 香港返還 • 地球温暖化防止京都会議
1998 （平成10）	• 社会保障に関する日本国とドイツ連邦共和国との間の協定	• 長野オリンピック開催 • 民主党の創立 • 小渕政権	• 金大中韓国大統領就任 • インドネシア，スハルト大統領辞任 • シュレーダー政権（独）
1999	• 感染症法施行	• 脳死移植法実施 • 国旗・国歌法成立 • 国際高齢者年	• 欧州単一通貨（ユーロ）参加11か国で発足
2000	• 年金制度改正（厚生年金の給付水準を5%引き下げ，特別支給の老齢厚生年金の報酬比例部分の支給開始年齢を段階的に引き上げ） • 介護保険法施行 • 成年後見制度施行 • 児童虐待の防止等に関する法律成立 • 児童手当法の一部を改正する法律成立 • 社会福祉基礎構造改革関連法案成立 • 健康保険法等の一部改正法成立（2001年より高齢者定率1割負担〔上限つき〕，高額療養費制度の見直し） • 雇用保険法改正	• 森政権 • ヒトゲノム解読完了，米・英・日で同時発表	• プーチン大統領就任（露） • 南北朝鮮首脳会談 • ドイツ，原発全廃へ • 中東和平交渉決裂
2001	• 厚生労働省設置 • DV防止法（配偶者からの暴力の防止及び被害者の保護に関する法律成立）	• 小泉政権 • 省庁再編	• ブッシュ政権（米） • 米同時多発テロ（9.11） • アフガニスタンタリバン政権空爆
2002	• 健康保険法の改正（高齢者定率1割負担，老人医療の対象者および公費負担割合を段階的に引き上げ等） • 児童扶養手当制度改正 • 母子及び寡婦福祉法の改正法成立 • 健康増進法制定 • ホームレス自立支援法	• サッカーワールドカップ日韓共催 • 日朝首脳会議	
2003	• 被用者保険本人負担3割 • 健康保険・厚生年金で総報酬制実施 • 雇用保険法改正 • 介護報酬・介護保険料改定 • 支援費制度実施 • 次世代育成支援法，少子化社会対策基本法制定 • 児童福祉法改正	• SARS 発生	• イラク戦争
2004	• 年金制度改正（基礎年金国庫負担割合引き上げ保険料水準固定方式，マクロ経済スライドの導入など） • 児童手当法の一部を改正する法律成立（支給対象を小学3年生までに拡大） • 児童福祉法改正 • 子ども・子育て応援プラン		• アテネオリンピック

日本社会福祉近現代史年表 **281**

年号	社会福祉基本事項	社会の動向	諸外国の動向
2005	• 介護保険法改正法成立および一部施行（10月〜）		• メルケル政権（独）
2006	• 障害者自立支援法成立 • 介護保険法改正法施行 • 障害者自立支援法施行 • 高齢者虐待防止法 • 医療制度改革関連法成立	• 安倍政権	• 北朝鮮核実験 • 国連障害者の権利条約採択
2007		• 福田政権	
2008 （平成20）	• 老人保健制度廃止 • 後期高齢者（長寿）医療制度実施	• 麻生政権	• 北京オリンピック • 金融危機，世界同時不況
2009	• 基礎年金の国庫負担割合を1/2に引き上げ	• 鳩山民主党連立政権 • 新型インフルエンザ流行	• オバマ政権（米）
2010	• 子ども・子育てビジョン • 子ども手当支給開始 • 障害者自立支援法改正	• 菅政権	
2011	• 介護保険法改正 • 障害者虐待防止法成立	• 東日本大震災 • 東京電力福島第一原子力発電所事故 • 野田政権	• アラブの春 • 欧州経済危機
2012	• 新児童手当制度施行 • 障害者総合支援法成立（障害者自立支援法改正） • 社会保障と税の一体改革関連法案（子ども・子育て支援関連3法案，年金関連2法案など）成立	• 安倍政権	• 日中関係悪化 • オランド政権（仏）
2013	• 生活保護法改正法成立 • 社会保障制度改革国民会議報告書提出 • 障害者差別解消法成立 • 社会保障改革プログラム法成立		• クーデター（エジプト） • 習近平国家主席（中）
2014	• 母子及び寡婦福祉法改正，母子並びに父子及び寡婦福祉法と改称 • 難病の患者の医療に関する法律成立 • 医療介護総合確保推進法（医療法，介護保険法などの改正）成立	• 消費税率引き上げ（8%）	• ウクライナ情勢緊迫
2015	• 持続可能な医療保険制度を構築するための国民健康保険法等の改正法成立	• 安全保障法制	• シリアなどの難民問題
2016	• 社会福祉法改正法成立 • 児童福祉法改正法成立 • 障害者総合支援法改正法成立		• 国民投票でEU離脱支持が過半数（英）
2017	• 介護保険法等改正法成立		• トランプ政権（米） • マクロン政権（仏）
2018	• 生活困窮者自立支援法等の改正法成立	• 働き方改革 • 出入国管理法等の改正法成立	• 米朝首脳会議 • 米中貿易摩擦
2019	• 子ども・子育て支援法等の改正法成立 • 児童福祉法等の改正法成立	• 消費税率引き上げ（10%）	
2020	• 社会福祉法等改正法成立	• 菅政権	• 新型コロナウイルス感染症世界的流行 • 香港国家安全維持法（中） • EU離脱（英）
2021	• 健康保険法等の改正法成立（後期高齢者の自己負担見直し等）	• コロナ禍のなかで東京オリンピック・パラリンピック開催 • 岸田政権	• バイデン政権（米） • ミャンマークーデター（国軍政権掌握） • アフガニスタンから米軍撤退 • ショルツ連立政権（独）

索引

数字・欧文

1.57 ショック　200
5 万円年金　272
21 世紀における国民健康づくり運動
　　46
50 年勧告　269
2025 年ビジョン　42
activities　169
ADHD　**176**, 182
ADL　171
body functions and structures　169
CIL　172
DINKs　200
disability　168
DPC　76
DRG/PPS　**56**, 76
DV　198
DV 対策　198
DV 防止法　198
environmental factors　169
GDP　36
handicap　168
ICF　169
ICIDH　168
iDeCo　**115**, 126
IL 運動　172
ILO　2
ILO102 号条約　3
impairment　168, 169
LD　**176**, 182
limitation of activity　169
M 字型雇用カーブ　38
MSW　240
narrative　214
NPO　249, 273
participation　169
personal factors　170
PSW　240
QOL　171
restriction of participation　169
SCAPIN　268
SHG　235

あ

アウトリーチ　218
浅賀ふさ　240
朝日訴訟　270
アセスメント，生活支援の　218
アドボカシー　234

い

『イギリスにおける労働者階級の状
　態』　256
育児および介護の「社会化」　36
育児・介護休業法　201
育児休業，介護休業等育児又は家族
　介護を行う労働者の福祉に関する
　法律　201
育児休業給付　132
池上感化院　263
池上雪枝　262
医原病　237
石井十次　262
石井亮一　262
意思決定支援　188
遺族基礎年金　119
遺族給付　135
遺族厚生年金　123
遺族年金保険　115
遺族補償給付　135
委託制度　7, 13, 16
一次判定，要介護認定の　91
一時扶助　144
一次予防　46
一般就労　184
医療　8
医療介護総合確保推進法　43, **88**
医療介護総合確保法　106
医療計画　46
医療ソーシャルワーカー　240
医療ソーシャルワーカー業務指針
　　241
医療提供体制　46
医療的ケア児　179
医療的ケア児及びその家族に対する
　支援に関する法律　179
医療的ケア児支援法　179

医療費適正化基本方針　71
医療費適正化計画　71
医療福祉相談　247
医療扶助　142, **145**
医療保険制度
　――の概要　62
　――の種類　57
医療保護施設　142
医療保護法　268
医療保障制度　8
　――の沿革　52
　――の類型　56
岩永マキ　262
インクルーシブな教育　**172**, 182
インクルージョン　172
インターグループワーク　230
院内救助　256
インフォーマルサポート　**96**, 249
インフォーマル・ネットワーク
　　231

う

浦上養育院　262
運営適正化委員会　107

え

エイベルスミス　259
エリザベス救貧法　256
エンゲルス　256
援助　212
援助計画，生活支援の　219
援助つき雇用　185
エンゼルプラン　201
エンパワメント　189, **233**

お

応益負担　**7**, 177
応能負担　7
大きな政府　273
岡山孤児院　262
小河滋次郎　266
恩賜財団済生会　265

か

介護医療院　**94**, 98

介護休業給付　132
介護給付　92
　──, 障害者総合支援法による
　　　　　　　　　　　　　179
介護サービス計画　95
介護支援専門員　95, **98**, 188
介護施設整備法　107
介護施設入所者加算　143
介護施設入所者生活費　144
介護実習・普及センター　160
介護認定審査会　91
介護の「社会化」　36
介護福祉士　25
介護扶助　142, **145**
介護報酬　99
介護保険
　──の財政　102
　──の被保険者　90
　──の保険者　89
　──の保険料　104
介護保険事業計画　106
介護保険施設　98
　──の人員基準　98
介護保険審査会　**92**, 107
介護保険制度　84
　──創設の背景　84
　──の概要　89
　──の課題　108
介護保険法　**14**, 273
介護保険料加算　143
介護補償給付　135
介護保障の歴史　84
介護予防サービス　95
介護予防支援　96
介護予防・日常生活支援総合事業
　　　　　　　　　　100, 163
介護予防認知症対応型共同生活介護
　　　　　　　　　　　　　95
介護予防のマネジメント　100
介護療養型医療施設　93, **98**
介護老人福祉施設　93, **98**
介護老人保健施設　93, **98**
皆保険　57
加給年金　121
核家族化　193
学習障害　**176**, 182
確定給付企業年金　115
確定拠出年金　115, **126**
笠井信一　266
加算, 生活保護の　142
過疎化　32
家族出産育児一時金　68
家族の変化　34

家族埋葬料　68
片山潜　263
活動　169
活動の制限　169
家庭環境の変化　193
家庭児童相談室　195
寡婦年金　120
寡婦福祉資金　22, **198**
感化院　264
感化救済事業　261, **264**
感化法　264
環境因子　169
患者負担　65
患者申出療養　67
間接援助技術　229
関連援助技術　230

き

基幹相談支援センター　190
企業年金　115, **126**
基準および程度の原則　141
機能障害　168, 169
キャボット　240
キャリーオーバー制度　115
旧救貧法　256
休業給付　135
休業補償給付　135
救護課　265
救護施設　142
救護法　267
救済委員　266
求職者給付　130
求職者支援制度　155
救貧院　256
教育訓練給付　130
教育扶助　142, **144**
協会けんぽ　57, **61**
教区　256
共済組合　57
共済年金　116
共助　45
共同生活援助　179
共同募金　270
業務災害　133
居宅介護支援　95
居宅サービス, 介護保険の　94
ギルバート法　256
緊急保育対策等 5 か年事業　201
キングスレー館　263
金銭給付, 生活保護の　142

###

組合管掌健康保険　57

クライエント　215
グランドデザイン案　176
グループホーム, 認知症高齢者の
　　　　　　　　　　　　　161
グループワーク　224
軍事扶助法　268
訓練等給付　179

け

ケア会議　219
ケアハウス　161
ケアプラン　**95**, 219
ケアマネジメント　95, 188, **231**
ケアマネジャー　95, **98**, 188
経済状況の変化　36
経済成長率　37
経済保護事業　261, **265**
軽費老人ホーム　161
ケースワーク　**216**, 258
健康診査, 母子保健法による　195
健康増進法　46
健康づくり対策　46
健康で文化的な最低生活保障の原理
　　　　　　　　　　　　　140
健康日本 21　46
健康保険　57, **60**
　──の対象　60
　──の適用　60
　──の保険者　61
健康保険組合　61
健康保険法　**52**, 266
憲法第 25 条　4, **48**, 139, 147
権利擁護　234
　──, 利用者の　107
権利擁護事業　162

こ

広域特別支援連絡会　184
公営住宅制度　139, **154**
公営の国民健康保険　57
　──の対象　61
　──の費用負担　69
　──の保険者　61
公害病　237
高額介護合算療養費　74
高額介護サービス費　96
高額介護予防サービス費　96
高額療養費制度　54, **67**
後期高齢者医療広域連合　**72**, 163
後期高齢者医療制度　57, 71, **72**
後期高齢者支援金　74
高機能自閉症　**176**, 182
公共職業安定所　130

合計特殊出生率　29
公衆衛生　7
公衆衛生法　257
公助　45
工場法　257
更生施設　142
厚生省　268
厚生年金　120
厚生年金基金　115
厚生白書　270
公的年金　115
公的扶助　**6**, 8, 112, **139**, 261
行動援護　179
高年齢求職者給付　130
高年齢雇用継続基本給付金　131
高年齢雇用継続給付　131
高年齢再就職給付金　131
公費負担医療　77
合理的配慮　172, **173**, 177, 182
行旅病人及行旅死亡人取扱法　262
高齢化社会　**30**, 272
高齢化の国際比較　31
高齢化率　30
　──，都道府県別　34
高齢者
　──の健康　158
　──の所得　159
高齢者医療制度　70
高齢社会　30
高齢者虐待　162
高齢者虐待の防止，高齢者の養護者
　に対する支援等に関する法律
　　　　　　　　　　　　　162
高齢者虐待防止法　162
高齢者生活福祉センター　160
高齢者総合相談センター　160
高齢者の生きがいと健康づくり推進
　事業　162
高齢者の医療の確保に関する法律
　　　　　　　　　　　　71, 163
高齢者福祉　7, **158**, 159
ゴールドプラン　13
国際障害者年　171
国際障害分類　168
国際生活機能分類　169
国際労働機関　2
国民医療費　79
　──の構造　80
国民皆年金　42, **124**
国民皆年金体制　270
国民皆保険　42, **54**, 270
国民健康保険　52, 57, **60**
国民健康保険団体連合会　**77**, 107

国民たすけあい運動　270
国民年金　117
国民年金基金　117
国民年金保険料　117
国連・障害者の10年　171
孤児院　262
互助　**45**, 273
個人因子　169
個人型確定拠出年金　**115**, 126
個人年金　115
個人年金保険　126
個人の変化　34
子育て安心プラン　202
子育て支援　200
子育て世代包括支援センター　195
国家責任による最低生活保障の原理
　　　　　　　　　　　　　140
後藤新平　263
子ども・子育て応援プラン　202
子ども・子育て関連3法　202
子ども・子育て支援　202
子ども・子育て支援制度　202
子ども・子育て支援法　194, **202**
子ども・子育て支援法及び就学前の
　子どもに関する教育，保育等の総
　合的な提供の推進に関する法律の
　一部を改正する法律の施行に伴う
　関係法律の整備等に関する法律
　　　　　　　　　　　　　202
子ども・子育てビジョン　202
子ども手当　127
子どもの貧困　209
子供の貧困対策に関する大綱　210
子どもの貧困対策の推進に関する法
　律　210
個別援助技術　215, **216**
コミュニティ・ケア　260
コミュニティワーク　229
米騒動　265
雇用継続給付　131
雇用状況の変化　38
雇用保険制度　129
雇用問題　40
雇用率制度　184
コロニー　13
混合診療の禁止　66
コンサルテーション　231

さ

サービス付き高齢者向け住宅　161
在職老齢年金　123
敗政検証　125
済世顧問制度　266

済生勅語　265
在宅介護支援センター　160
在宅患者加算　143
在宅サービス　15
在宅福祉事業，高齢者の　160
在宅療養　239
サッチャー　260
参加　169
参加の制約　169
産業構造の変化　37

し

支援費制度　14, 20, **174**
自己責任　274
仕事と子育ての両立支援等の方針
　　　　　　　　　　　　　203
仕事と生活の調和憲章　**41**, 202
仕事と生活の調和推進のための行動
　指針　41
自助　**45**, 273
次世代育成支援対策　201
次世代育成支援対策推進法　201
施設サービス　15
　──，介護保険の　93
施設福祉，高齢者の　160
慈善活動　257
慈善組織協会　257
持続可能な社会保障制度の確立を図
　るための改革の推進に関する法律
　　　　　　　　　　　　　43
市町村介護保険事業計画　106
市町村合併　34
市町村老人福祉計画　107
失業率　38
疾病保険法　263
指定居宅サービス事業者　97
私的年金　115
児童
　──の現状　192
　──の定義　192
自動安定化装置　5
児童委員　25
児童家庭支援センター　196
児童家庭福祉　192
児童虐待
　──の現状　205
　──の定義　205
児童虐待対策　204
児童虐待の防止等に関する法律
　　　　　　　　　　　　　204
児童憲章　193
児童厚生施設　196
児童自立支援施設　196

児童心理治療施設　196
児童相談所　20, 23, **194**, 195
児童手当　8, **127**
児童手当法　272
児童の権利に関する条約　204, **209**
児童の権利に関する宣言　209
児童買春，児童ポルノに係る行為等
　の規制及び処罰並びに児童の保護
　等に関する法律　199
児童発達支援センター　196
児童福祉　7
児童福祉司　**20**, 25
児童福祉施設　194
児童福祉法　11, 20, 174, 193, **194**,
　　　　　　　　　　269, 273
　──の対象　194
児童扶養手当　8, **127**, 198
児童扶養手当法　198
児童養育加算　143
児童養護施設　196
ジニ係数　38
慈悲心　257
死亡一時金　120
死亡数　30
社会活動法　230
社会教化事業　267
社会事業　261
社会事業法　**268**, 269
社会手当　8, 112, **126**, 139, 152
社会的入院　14, 70, **86**
社会的不利　168
社会踏査　230
社会福祉　4, 7
　──の財政　22
　──の時期区分　260
　──の従事者　25
　──の組織　23
　──の動向　47
　──の法制度　11
　──の歴史　254
　──の歴史，イギリスの　255
　──の歴史，日本の　260
社会福祉運営管理　230
社会福祉援助　212
社会福祉援助技術　215
社会福祉基礎構造改革　**47**, 174
社会福祉協議会　18, **23**, 270
社会福祉行政　23
社会福祉計画法　230
社会福祉サービス　9
社会福祉士　**25**, 241
社会福祉士及び介護福祉士法　**13**,
　　　　　　　　　　　　213

社会福祉事業　15
社会福祉事業法　**13**, 270
社会福祉施設　271
社会福祉施設緊急整備5カ年計画
　　　　　　　　　　　　271
社会福祉主事　17, **25**
社会福祉調査法　230
社会福祉法　**17**, 213
社会福祉法人　18, **25**, 270
社会保険　**5**, 112, 139
社会保険診療報酬支払基金　77
社会保険制度　266
社会保険庁　126
社会保険方式　42
社会保障
　──と社会福祉　4
　──の機能　4
　──の体系　5
　──の内容　8
　──の目的　4
社会保障給付費　9
社会保障将来像委員会第一次報告
　　　　　　　　　　　　4
社会保障制度　2
　──の概要　3
　──の動向　41
社会保障制度改革国民会議　42
社会保障制度審議会　4
社会保障制度に関する勧告　269
社会保障・税番号制度　45
社会保障と税の一体改革　**42**, 88
社会保障費用統計　9
社会保障への途　2
社会連帯思想　266
就学前の子どもに関する教育，保育
　等の総合的な提供の推進に関する
　法律の一部を改正する法律　202
住居確保給付金　155
就職促進給付　130
住所地特例　90
住宅扶助　142, **145**
集団援助　224
　──のプログラム　225
集団援助技術　215, **224**
重度訪問介護　179
就労移行　184
就労移行支援　187
就労継続支援　187
就労支援，障害者の　184
就労自立　187
就労定着支援　181
宿所提供施設　142
授産施設　**142**, 187

恤救規則　262
出向援助　218
出産育児一時金　68
出産手当金　68
出産扶助　142, **146**
出生数　29
ジュネーブ宣言　208
守秘義務　247
障害一時金　135
障害基礎年金　119
障害給付　135
障害厚生年金　123
障害支援区分　179
障害児入所施設　196
障害児福祉手当　128
障害者
　──の定義　165
　──の分類　165
障害者加算　143
障害者基本計画　175
障害者基本法　**175**, 177
障害者虐待の防止，障害者の養護者
　に対する支援等に関する法律
　　　　　　　　　　　　178
障害者虐待防止法　178
障害者権利条約　173
障害者雇用促進法　182, **185**
障害者差別解消法　181
障害者就業・生活支援センター
　　　　　　　　　　　　185
障害者自立支援法　14, **176**, 184, 189
障がい者制度改革推進会議　173,
　　　　　　　　　　　　177
障害者総合支援法　14, 177, **178**
　──の検討課題　181
障害者手当　128
障害者の権利宣言　170
障害者の権利に関する条約　173
障害者の雇用の促進等に関する法律
　　　　　　　　　　　　185
障害者の日常生活及び社会生活を総
　合的に支援するための法律　14,
　　　　　　　　　　177, **178**
障害者福祉　7, **165**
　──の関連施策　182
　──の理念　170
障害者プラン　175
障害種別の格差　174
障害特別一時金　135
障害特別支給金　135
障害特別年金　135
障害年金　135
障害年金保険　115

障害の国際分類　168
障害補償一時金　135
障害補償給付　135
障害補償年金　135
生涯未婚率　30, 35
障害を理由とする差別の解消の推進に関する法律　182
小規模作業所　187
小規模多機能型居宅介護　95
少子化社会対策基本法　201
少子化社会対策大綱　202
少子化対策　200
少子化対策推進基本方針　201
少子高齢化　11, 30
小児慢性特定疾患　78
小児慢性特定疾病　197
少年法　200
傷病手当金　68
傷病特別支給金　135
傷病特別年金　135
傷病年金　135
傷病補償年金　135
将来推計人口　31
ショートステイ　16
職業訓練受講給付金　155
職業病　133, 237
職種間連携　246
職場適応援助者事業　185
助産施設　196
『職工事情』　264
所得再分配　5, 38
所得調査　139
所得保障制度　8, 112
　——のしくみ　112
　——の役割　112
ジョブコーチ　185
自立支援医療　78, 179
自立支援協議会　190
自立生活運動　172
自立生活援助　181
自立生活センター　172
私立予備感化院　263
資力調査　6, 112, 139, 149
シルバー110番　160
新エンゼルプラン　201
新オレンジプラン　161
新救貧法　256
人口減少社会　28
人口の変化　28
審査支払機関，診療報酬の　77
新障害者基本計画　175
新障害者プラン　175
心身機能・身体構造　169

申請保護の原則　141
新待機児童ゼロ作戦　203
身体障害　165
身体障害者　165
身体障害者更生相談所　20, 23
身体障害者手帳　20, 166
身体障害者福祉司　20, 25
身体障害者福祉法　11, 20, 173, 269
診断群別包括支払制度　76
診断群別包括支払方式　56
診療報酬　76
　——のしくみ　76
　——の審査支払　77
診療報酬明細書　77

す

スーパーバイザー　231
スーパーバイジー　231
スーパービジョン　231
健やか親子21　197
スティグマ　6
ストーカー行為等の規制等に関する法律　199
ストレングスモデル　189
スピーナムランド制度　256

せ

生活困窮者緊急生活援護要綱　268
生活困窮者自立支援制度　139, 154
生活困窮者自立支援法　154, 155
生活困窮者対策　155
生活支援　214, 216
　——とナラティブ・アプローチ　223
　——の展開過程　217
生活支援員　25
生活支援ハウス　160
生活の質　171
生活福祉資金貸付制度　139, 152, 155
生活扶助　142
生活保護　8, 139, 241, 245, 269
　——の実施　147
　——の種類　142
　——の費用　147
　——の方法　142
生活保護基準　146
生活保護実施上の原則　141
生活保護制度　6, 19, 139
　——の基本原理　140
　——のしくみ　139
　——の目的　139

生活保護制度および低所得者対策の動向　155
生活保護法　11, 19, 139, 268
生活問題　254
　——，貧困・低所得者の　138
政管健保　61
生業扶助　142, 146
制限救助主義　262
生産年齢人口　30
精神衛生法　174
精神科ソーシャルワーカー　240
精神障害　167
精神障害者　167
精神薄弱者福祉法　174, 270
精神保健及び精神障害者福祉に関する法律　14, 174
精神保健福祉士　25, 240
精神保健福祉手帳　168
精神保健福祉法　174
精神保健法　174
税制適格退職年金　115
生存権　139
成年後見制度　107, 108
政府管掌健康保険　54, 61
セーフティネット　154
世帯単位の原則　141
世帯の変化　34
積極的介入者　228
セツルメント運動　258, 263
セルフヘルプ・グループ　235
船員保険　57
前期高齢者　72
専業主婦世帯　35
全国健康保険協会　54, 61
全国健康保険協会管掌健康保険　57
全国社会福祉協議会　24
戦時災害保護法　268
全社協　24
選定療養　66

そ

早期発見の努力，児童虐待の　204
総合支援資金貸付　155
相互支援グループ　235
相互的構成，物語の　223
葬祭扶助　142, 146
葬祭料　68
総人口の変化　28
総世帯数　34
相対的貧困率　48
　——，子どもの　209
ソーシャル・アクション　230

索引

ソーシャル・アドミニストレーション　230
ソーシャル・サーベイ　230
ソーシャルサポート・ネットワーク　231
ソーシャル・プランニング　230
ソーシャルワーカー　215
ソーシャルワーク・リサーチ　230
側面的援助者　228
措置から契約へ　273
措置制度　7, 13, 16

た

第1号被保険者
　——，介護保険の　90
　——，国民年金の　117
第1号保険料，介護保険の　104
第1次貧困　258
第1次ベビーブーム　29
第1種社会福祉事業　15
第1類費，生活保護の　142
第2号被保険者
　——，介護保険の　90
　——，国民年金の　117
第2号保険料，介護保険の　106
第2次貧困　258
第2次ベビーブーム　29
第2種社会福祉事業　16
第2類費，生活保護の　142
第3号被保険者，国民年金の　117
第5次地方分権一括法　34
待機児童解消加速化プラン　203
待機児童ゼロ作戦　203
大逆事件　264
第三者評価事業　24
退職者医療制度　54, **70**
対人社会サービス　7
代理受領　**65**, 92
タウンゼント　259
高瀬真卿　263
滝乃川学園　262
田子一民　266
多職種連携　246
脱退一時金　120
縦のケアマネジメント　184
短期入所サービス　94
男女の役割分担　35

ち

地域医療　239
地域医療構想　43
地域援助技術　229

地域介護・福祉空間整備交付金　107
地域完結型医療　46
地域ケア会議　**101**, 249
地域子ども・子育て支援事業　202
地域作業所　187
地域支援事業　100
地域社会の変化　32
地域生活支援事業　180
地域における医療及び介護の総合的な確保の促進に関する法律　106
地域における医療及び介護の総合的な確保を推進するための関係法律の整備等に関する法律　43, **88**
地域における公的介護施設等の計画的な整備等の促進に関する法律　107
地域の自主性及び自立性を高めるための改革の推進を図るための関係法律の整備に関する法律　34
地域福祉計画　18
地域包括ケア　87
地域包括ケアシステム　**44**, 89, 248
地域包括支援センター　96, **101**
地域保健対策検討会　47
地域保健法　47
地域密着型サービス　95
小さな政府　**260**, 273
知的障害　167
知的障害者　167
知的障害者更生相談所　23
知的障害者福祉司　25
知的障害者福祉法　13, **21**, 174, 270
地方型ケアハウス　160
地方分権　34
チャーチル　258
中医協　76, 93
注意欠陥多動性障害　**176**, 182
中央慈善協会　264
中央社会保険医療協議会　**76**, 93
中小企業退職金共済制度　115
超高齢社会　30
長時間労働　41
長寿医療制度　57, 71, **72**
直接援助技術　215

つ

通勤災害　133
通告の義務，児童虐待の　204
通所サービス　94
通所施設　15
積立方式　116

て

定期健康診断　135
定期巡回・随時対応型訪問介護看護　95
デイサービス　16
低所得　138
低所得者対策　**152**, 155
データヘルス計画　47
出来高払い　59
伝染病予防法　262

と

トインビー・ホール　258
東京感化院　263
東京府慈善協会　266
同行援護　179
特定健康診査　47, **72**, 163
特定施設入居者生活介護　**94**, 160, 161
特定保健指導　47, **72**, 163
特別支援学校　182
特別支援教育　176, **182**
特別支援教育コーディネーター　184
特別支給の老齢厚生年金　122
特別児童扶養手当　8, **128**
特別障害給付金　128
特別障害者手当　8, **128**
特別養護老人ホーム　93
特例子会社　185
都市化　32
都道府県介護保険事業支援計画　106
都道府県福祉人材センター　18
都道府県老人福祉計画　107
ドメスティック・バイオレンス　198
共働き世帯　35
トライアル雇用　185

な

ナショナルミニマム　**48**, 259, 261, 269
ナラティブ　**214**, 221
ナラティブ・アプローチ　221
　——，生活支援と　223
難病対策　78
難病の患者に対する医療等に関する法律　**78**, 179

に

ニート　40

二次判定，要介護認定の　91
日常生活支援総合事業　100
日常生活動作　171
日本型福祉社会　272
日本年金機構　126
『日本之下層社会』　264
入院患者日用品費　144
入院時食事療養費　66
乳児院　196
乳児家庭全戸訪問事業　197
入所施設　15
妊産婦加算　142
認知症介護研究・研修センター
　　　　　　　　　　　　　　161
認知症高齢者グループホーム　95,
　　　　　　　　　　　　　　161
認知症高齢者対策　161
認知症サポーター　161
認知症施策推進総合戦略　161
認知症施策推進大綱　162
認知症初期集中支援チーム　162
認知症対応型共同生活介護　95,**161**

ね

ネグレクト　205
ネットワーキング　231
ネットワーク　231
年金制度改正　124
年金分割　123
年金保険制度　8,**115**
　　──の課題　126
　　──の財政方式　116
　　──のしくみ　116
　　──の歴史　124

の

能力障害　168
ノーマライゼーション　13,**170**
ノーマライゼーション7か年戦略
　　　　　　　　　　　　　　175
野口幽香　262

は

媒介的支援者　228
配偶者からの暴力の防止及び被害者
　の保護等に関する法律　198
配偶者暴力相談支援センター　198
博愛活動　257
働き方改革　41
働き方改革を推進するための関係法
　律の整備に関する法律　41
発達障害　182
発達障害者支援センター　176

発達障害者支援法　176
林市蔵　266
バンク＝ミケルセン　170
晩婚化　29

ひ

ピアサポート　171,**235**
ビスマルク　263
非正規雇用　40
必要即応の原則　141
ひとり親家庭　198
評価療養　66
被用者保険　57
　　──の費用負担　68
標準報酬月額　68
費用負担
　　──，公営の国民健康保険の　69
　　──，被用者保険の　68
貧困　48,**138**,255
　　──の世代間継承　154
『貧困──都市生活の研究』　258
貧困線　258
貧困調査　258
貧困・低所得者対策　155
貧困問題　255

ふ

ブース　258
フォーマルサポート　**96**,248
フォーマル・ネットワーク　231
付加給付　68
賦課方式　116
福祉3法　13
福祉3法体制　269
福祉6法　13,**19**
福祉6法体制　271
福祉関係8法改正　13
福祉元年　272
福祉工場　187
福祉事務所　17,**23**,149
福祉的就労　184
福祉見直し　272
福祉用具　**16**,94
福田会育児院　262
父子家庭自立支援給付金　22
父子福祉資金　22,**198**
富士見産婦人科病院事件　238
婦人相談所　198
二葉幼稚園　262
不服の申し立て，生活保護の　149
フリーアクセス　76
フリーター　40

へ

平均初婚年齢　30
平均標準報酬額　121
ベヴァリッジ報告　2,**259**
ヘルパー-セラピー原則　235

ほ

保育士　25
保育士確保プラン　203
保育施策　203
保育所　20,**196**
保育の無償化制度　203
包括的・継続的ケアマネジメント
　　　　　　　　　　　　　　100
包括的支援事業　100
放射線障害者加算　143
防貧事業　261,**265**
方面委員制度　266
訪問看護療養費　66
訪問サービス　94
ホームヘルプサービス　16
保険医　76
保険医療機関　76
保険医療機関及び保険医療養担当規
　則　76
保健医療の動向　46
保険外併用療養費　66
保険者　61
　　──，介護保険の　89
　　──，健康保険の　61
　　──，公営の国民健康保険の　61
保険者機能（の強化の必要性）　59
保健所　268
保健所法　268
保険診療のしくみ　75
保護施設　142
保護請求権無差別平等の原理　140
保護の補足性の原理　140
母子栄養強化事業　197
母子および父子ならびに寡婦福祉
　　　　　　　　　　　　　　　7
母子及び父子並びに寡婦福祉法
　　　　　　　　　　　13,**22**,**198**
母子加算　142
母子家庭自立支援給付金　22
母子健康手帳　195
母子健康包括支援センター　195,
　　　　　　　　　　　　　　197
母子生活支援施設　196
母子福祉資金　22,**198**
母子福祉法　271
母子・父子休養ホーム　22

母子・父子自立支援員　22, **198**
母子・父子福祉センター　22
母子保健法　195
母子保護法　267
保守的整合性，物語の　222
補装具　179

ま

埋葬料　68
マイナンバー　45
マクロ経済スライド　**115**, 125

み

ミーンズテスト　6, **149**
未婚化　30
民間非営利団体　273
民生委員　**25**, 153

め

メアリー=スチュアート　240
メリット制　133
メンタルヘルス・ソーシャルワー
　カー　240

も

物語　**214**, 221
森島峰　262

や

薬原病　237
薬価基準　76

ゆ

有料老人ホーム　161

よ

養育医療　197

養育院　262
要介護度　92
要介護認定　91
養護老人ホーム　160
要支援認定　91
幼児教育・保育の無償化制度　203
幼保連携型認定こども園　196
横山源之助　264
予防給付　92

ら

ライヒ保険法　263
ライフスタイル　35
　――の変化　35
ラウントリー　258

り

罹災救助基金法　262
リハビリテーション　171
リベラル・リフォーム　258
療育　174
療育手帳　167
利用施設　15
利用者負担，介護保険制度の　96
療担規則　76
療養給付，労災保険の　135
療養の給付，医療保険の　65
療養補償給付　135
臨時特例つなぎ資金貸付　155
隣人愛　257
倫理上のディレンマ　232

れ

レクリエーション　225
レセプト　77
連携型医療　239

ろ

ロイド=ジョージ　258
労災保険　132
老人医療費　70, **79**
　――の原則無料化　14, **54**, 70, 86,
　　　　　　　　　　　　　　273
老人医療費支給制度　272
老人クラブ　162
老人福祉計画　107
老人福祉事業の供給体制の確保に関
　する計画　107
老人福祉センター　162
老人福祉法　13, **21**, 271
老人保健事業　163
老人保健制度　70
老人保健法　54, **163**, 273
労働者災害補償保険制度　52, **132**
労働保険　6
労働保険制度　129
労働力率　38
老齢基礎年金　118
老齢厚生年金　120
老齢年金保険　115
老老介護　**84**, 238
『ロンドン市民の生活と労働』　258

わ

ワーカー　215
ワーキングプア　154
ワークハウス　256
ワーク・ライフ・バランス　41
ワーク・ライフ・バランス憲章
　　　　　　　　　　　　　　202

2022年版「系統看護学講座」 全70巻

専門分野　全32巻

- 基礎看護学［1］看護学概論
- 基礎看護学［2］基礎看護技術Ⅰ　2021年改訂
- 基礎看護学［3］基礎看護技術Ⅱ　2021年改訂
- 基礎看護学［4］臨床看護総論　2022年改訂
- 地域・在宅看護論［1］地域・在宅看護の基盤　2022年新刊
- 地域・在宅看護論［2］地域・在宅看護の実践　2022年新刊
- 成人看護学［1］成人看護学総論　2022年改訂
- 成人看護学［2］呼吸器
- 成人看護学［3］循環器
- 成人看護学［4］血液・造血器
- 成人看護学［5］消化器
- 成人看護学［6］内分泌・代謝
- 成人看護学［7］脳・神経
- 成人看護学［8］腎・泌尿器
- 成人看護学［9］女性生殖器
- 成人看護学［10］運動器
- 成人看護学［11］アレルギー　膠原病　感染症
- 成人看護学［12］皮膚
- 成人看護学［13］眼
- 成人看護学［14］耳鼻咽喉
- 成人看護学［15］歯・口腔
- 老年看護学
- 老年看護　病態・疾患論
- 小児看護学［1］小児看護学概論　小児臨床看護総論
- 小児看護学［2］小児臨床看護各論
- 母性看護学［1］母性看護学概論　2021年改訂
- 母性看護学［2］母性看護学各論　2021年改訂
- 精神看護学［1］精神看護の基礎　2021年改訂
- 精神看護学［2］精神看護の展開　2021年改訂
- 看護の統合と実践［1］看護管理
- 看護の統合と実践［2］医療安全
- 看護の統合と実践［3］災害看護学・国際看護学

専門基礎分野　全11巻

- 人体の構造と機能［1］解剖生理学　2022年改訂
- 人体の構造と機能［2］生化学
- 人体の構造と機能［3］栄養学
- 疾病のなりたちと回復の促進［1］病理学　2021年改訂
- 疾病のなりたちと回復の促進［2］病態生理学
- 疾病のなりたちと回復の促進［3］薬理学　2022年改訂
- 疾病のなりたちと回復の促進［4］微生物学　2022年改訂
- 健康支援と社会保障制度［1］医療概論　2021年新刊
- 健康支援と社会保障制度［2］公衆衛生
- 健康支援と社会保障制度［3］社会保障・社会福祉　2022年改訂
- 健康支援と社会保障制度［4］看護関係法令　2022年改訂

基礎分野　全9巻

- 物理学
- 化学
- 生物学
- 統計学
- 社会学
- 心理学
- 教育学　2021年改訂
- 文化人類学　2021年改訂
- 人間関係論

別巻　全18巻

- 臨床外科看護総論
- 臨床外科看護各論
- 救急看護学
- がん看護学　2022年改訂
- クリティカルケア看護学
- リハビリテーション看護
- 緩和ケア
- 家族看護学
- 栄養食事療法
- 臨床検査
- 臨床放射線医学　2021年改訂
- 臨床薬理学
- 看護史
- 総合医療論　2022年改訂
- 看護倫理
- 看護研究
- 看護情報学　2021年改訂
- 精神保健福祉　2022年改訂

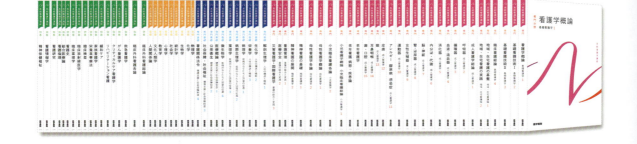